Suchtproblematik

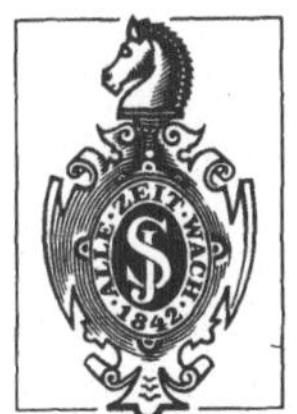

Wir danken dem Bundesministerium für Jugend, Familie, Frauen und Gesundheit und dem Bayerischen Staatsministerium für Arbeit und Sozialordnung für die finanziellen Zuwendungen, die zur Durchführung der Tagung 1989 gewährt worden sind.

Darüber hinaus hat das Bundesministerium für Jugend, Familie, Frauen und Gesundheit beachtliche Mittel zum Ankauf des Berichtsbandes zur Verfügung gestellt. Für diese Zuwendung bedanken wir uns ebenfalls.

Hamm, im Dezember 1990   Deutsche Hauptstelle gegen die
                             Suchtgefahren (DHS)

K. Wanke   G. Bühringer (Hrsg.)

Grundstörungen der Sucht

Mit 17 Abbildungen und 18 Tabellen

Springer-Verlag

Berlin Heidelberg New York
London Paris Tokyo
Hong Kong Barcelona
Budapest

Professor Klaus Wanke
Univ.-Nervenklinik
W-6650 Homburg/Saar

Dr. Gerhard Bühringer
IFT Insstitut für Therapieforschung
Parzivalstraße 25
W-8000 München 40

Bericht über das 8. Wissenschaftliche Symposium der Deutschen
Hauptstelle gegen die Suchtgefahren (DHS) in Tutzing 1989

ISBN-13: 978-3-540-53424-2   e-ISBN-13: 978-3-642-95644-7
DOI: 10.1007/978-3-642-95644-7

19/3020-543210 – Gedruckt auf säurefreiem Papier

Vorwort der Herausgeber

Bereits im Jahre 1837 erschien die 5. Auflage der *Anatomy of Drunkeness* von Doktor Robert Macnisch, in der es heißt:

> Es gibt Personen, die sich nie der Trunksucht ergeben, und Andere, bei denen dieses trotz aller Verhinderungsmittel der Fall sein wird. Einige sind Trunkenbolde aus eigener Wahl, und Andere infolge ihres Geschickes. Die Ersteren haben eine angeborne, in ihrer *Constitution* begründete Neigung für geistige Getränke und trinken con amore. Sie erfreuen sich an dem wilden Lärm der Trinkstuben ... Der Trunkenbold der zweiten Klasse erhielt nie von Natur die Anlage zu diesen Ausschweifungen. Er ist vielleicht von nüchternem und mäßigem Temperamente, aber das Unglück hat ihn gebeugt, und statt demselben männlich zu widerstehen, sucht er es im Zustande der Berauschung zu vergessen. Es treibt ihn ein Übermaß der Empfindlichkeit, eine absolute Verzweiflung, und die Trunkenheit ist bei ihm eine *Folge* des Unglücks.

Schon vor mehr als einhundertundfünfzig Jahren wurden also die psychologischen Bedingungen süchtigen Verhaltens bereits in enger Verschränkung mit biologisch-konstitutionellen Vorgängen und mit psychosozialen Wechselwirkungen gesehen. 1972 hat Wieser am Beispiel des Alkoholismus herausgestellt, im Vorfeld und unter später Abhängigen finde sich „die gesamte Systematik der Neurosenlehre und der medizinisch-psychologischen Charakterlehre und Typologie nebst einer beträchtlichen Anzahl durchschnittlicher Charaktere".

Nun sind Abhängigkeitsprozesse hochkomplex und eingebunden in die individuelle Lebensgestaltung: Wie ein Fluß aus zahlreichen Quellen seinen Ursprung nehmen kann, dann aber einen unverwechselbaren Verlauf zeigt, bieten die Suchten eine unterschiedliche Pathogenese und münden schließlich in eine gemeinsame Endstrecke ein, in der im Sinne von Bürger-Prinz „die typenbildende Kraft der Krankheit" wirksam wird.

Lange Zeit wurden daher die *gemeinsamen* Aspekte süchtigen Verhaltens und seiner Behandlung betont. Dabei mögen die Seltenheit prospektiver empirischer Erhebungen zur prämorbiden Situation Abhängiger, das Fehlen einer allgemein anerkannten Persönlichkeitstheorie und hemmende Einflüsse der Nosologie eine Rolle gespielt haben. *Heute* werden Unterschiede in Genese und Symptomatik stärker akzentuiert als in der Vergangenheit. Es wird von einer Individualisierung der Therapie gesprochen, deren zunehmende Differenzierung bis zu höchst kontroversen Behandlungsansätzen führen kann.

So stellt sich auch von daher die Frage, ob es störungsbezogene Grundmuster der Abhängigkeit gibt, typische Störungen, die bei Suchtkranken häufig vorkommen. Auf welchen Ebenen sind sie definierbar – etwa somatisch, psychisch oder sozial? Sind Grundstörungen vorgegebene Determinanten oder Folgen? Sind sie kausale, auslösende oder modifizierende Faktoren? Bestehen charakteristische Konstellationen? Gibt es integrative Ansätze, vergleichbar etwa dem zusammenfassenden Modell von Engel? Kann man, z. B. bei Psychosen oder bei Schmerzsyndromen, von „endogenen" Grundmustern sprechen, die zu sekundärer Abhängigkeit führen? Welche Möglichkeiten lassen sich aufzeigen, Grundstörungen zu operationalisieren, zu diagnostizieren, zu behandeln? Zweifellos besteht ein Bedarf an theoretischer Fundierung – sei es auch nur, um nicht in einen reinen Pragmatismus zu verfallen. So sollen im folgenden zunächst Basisinformationen und Sichtweisen zum Konzept der Grundstörung vermittelt werden. Der Vertiefung spezieller Aspekte dienen dann die folgenden Beiträge. Nach den gemeinsamen neurobiologischen Mechanismen werden psychologische und soziale Konzepte für Grundstörungen dargestellt. Der Begriff der „sekundären Abhängigkeit" als Folge psychiatrischer Erkrankungen wird v. a. am Modell der Psychosen entwickelt. Abschließend werden Grundstörungen am Beispiel der Forschung zur Raucherentwöhnung betrachtet. Letztlich stellt sich die Frage, ob Grundstörungen nur ein spekulatives, vielleicht ein notwendiges, Konstrukt sind, ein statistisches Kunstprodukt oder aber der Zugang zu einer Schatzkammer gesicherter Einzelfakten.

Homburg/Saar, im Juni 1991   G. Bühringer
                                                            K. Wanke

Autorenverzeichnis

Block, Marion, Dipl.-Psych.
    Klinik und Poliklinik für Psychiatrie, Universität Münster,
    Albert-Schweitzer-Str. 11, 4400 Münster

Böning, Jobst, Prof. Dr.
    Psychiatrische Klinik und Poliklinik, Universitäts-Nervenklinik,
    Füchsleinstr. 15, 8700 Nürnberg

Bohse-Wagner, Nikolaus, Dr.
    Friedhofsweg 13, 6600 Saarbrücken

Buchkremer, Gerhard, Prof. Dr.
    Klinik und Poliklinik für Psychiatrie, Universität Münster
    Albert-Schweitzer Str. 11, 4400 Münster

Bühringer, Gerhard, Dr.
    IFT Institut für Therapieforschung
    Parzivalstr. 25, 8000 München 40

Burian, Helmut, Prof. Dr.
    Anton Proksch-Institut, Abteilung für Drogenabhängige
    Husarentempelgasse 3, A-2340 Mödling

Busch, Helmut, Prof. Dr.
    Klinikum der Justus-Liebig-Universität,
    Abt. für Psychiatrische Krisenintervention und Abhängigkeiten
    Am Steg 22, 6300 Gießen

Ferstl, Roman, Prof. Dr.
    Institut für Psychologie an der Universität Kiel
    Olshausenstr. 40, 2300 Kiel

Feselmayer, Senta, Dr.
   Anton Proksch-Institut
   Mackgasse 7−9, A-1237 Wien

Hänsel, Dietmar, Dr.
   Fachkrankenhaus Ringgenhof
   Riedhauser Str. 57−93, 7983 Wilhelmsdorf

Heigl-Evers, Anneliese, Prof. Dr.
   Klinisches Institut für Psychiatrie und Psychosomatik
   der Universität
   Moorenstr. 5, 4000 Düsseldorf 1

John, Ulrich, Dr.
   Medizinische Universität zu Lübeck, Klinik für Psychiatrie
   Ratzeburger Allee 160, 2400 Lübeck

Kindermann, Walter, Dr.
   Projektgruppe Rauschmittelfragen
   Corneliusstr. 15, 6000 Frankfurt 1

Miehle, Konrad, Dipl.-Psych.
   Psychiatrisches Landeskrankenhaus Bad Schussenried
   Postfach 125, 7953 Bad Schussenried

Otto, Monika, Dr.
   Psychiatrische Klinik und Poliklinik, FU Berlin
   Eschenallee 3, 1000 Berlin 19

Rehms, Wolfgang, Dipl.-Psych.
   Klinik und Poliklinik für Psychiatrie, Universität Münster
   Albert-Schweitzer-Str. 11, 4400 Münster

Rist, Friedebald, Prof. Dr.
   Fachgruppe Psychologie der Universität Konstanz
   Postfach 5560, 7750 Konstanz

Rommelspacher, Hans, Prof. Dr.
Universitätsklinikum Charlottenburg, FU Berlin
1000 Berlin

Schmidt, Lutz, Dr.
Psychiatrische Klinik und Poliklinik, FU Berlin
Eschenallee 3, 1000 Berlin 19

Soyka, Michael, Dr.
Psychiatrische Klinik und Poliklinik der Universität München
Nußbaumstr. 7, 8000 München 2

Springer, Alfred, Prof. Dr.
Ludwig Boltzmann-Institut für Suchtforschung
Mackgasse 7−9, A-1237 Wien

Stögbauer, Elisabeth, Dipl.-Psych.
Klinik und Poliklinik für Psychiatrie, Universität Münster
Albert-Schweitzer-Str. 11, 4400 Münster

Wanke, Klaus, Prof. Dr.
Universitäts-Nervenklinik
6650 Homburg/Saar

Weithmann, Gerd, Dipl.-Psych.
Psychiatrisches Landeskrankenhaus Weißenau
der Universität Ulm
7980 Ravensburg-Weißenau

Inhaltsverzeichnis

I. Positionen zum Konzept der Grundstörung

Zur Neurobiologie und Psychopathologie süchtigen Verhaltens

J. Böning

Einleitung und Problemaufriß

Der auf wiederholte Handlungen und auf Zeit angelegte Vorgang süchtigen Verhaltens gehört zu den spezifisch menschlichen Herausforderungen schlechthin. Als keineswegs schicksalhaftes Krankheitsgeschehen entwickelt er sich im Schnittpunkt neurobiochemischer, individualpsychologischer und sozialer Bereiche. Dies zwingt gleichermaßen zu einer Detailanalyse wie zu einer Integration von extrem unterschiedlichen Untersuchungs- und Beobachtungsebenen, deren Beziehungen zueinander ständig wechseln. Außerdem unterliegen sie in ätiopathogenetischer Hinsicht den nicht kontrollierbaren neurobiologischen Regelprinzipien zirkulärer Kausalität.

Das wird besonders deutlich, wenn jüngste neurobiochemische, humangenetische und verhaltensbiologische Forschungsergebnisse in ein möglichst widerspruchsfreies Mosaik süchtigen Geschehens eingefügt werden sollen, welches wir uns aus empirisch gesicherten Einzelbefunden zusammengesetzt haben. Nur das forschungsstrategische Toleranzprinzip eines erkenntnistheoretischen Pluralismus garantiert über alle divergierenden Theorienbildungen und Hypothesen hinweg jenen wissenschaftlichen Minimalkonsens, der auch süchtiges Verhalten in der Vielzahl seiner psychischen und somatischen Aspekte und Widersprüche besser verstehen läßt. Auf dem Hintergrund eines systemtheoretischen Paradigmas, in dem jedes menschliche Verhalten als somatopsychische „Daseins-Einheit" im Sinne eines bedingungslosen Monismus aufzufassen ist (Feer 1986), erweist sich eine derartig integrative Sichtweise als wissenschaftlich effektiv wie auch als human.

Dennoch ist das notwendigerweise antipolare Spannungsverhältnis zwischen dem Versuch des naturwissenschaftlichen Erklärens und erkenntnistheoretischen Verstehens eines psychopathologischen Phänomens und seiner inhaltlichen Deutung ein prinzipiell nicht lösbares Problem. Es kann weder durch Verzicht auf die Erlebnisqualität noch durch Außerachtlassung neurobiologisch-hirnphysiologischer Grundlagen überwunden werden. Finalanalytisches Verstehen und kausalanalytische Erklärung von derartig komplexen psychophysischen Interaktionen setzt zumindest einen begrifflichen Bezugsrahmen voraus, der auch dem ontologischen und biographischen Status süchtiger Verhaltenspathologie Rechnung trägt. Allerdings muß das hierzu vorliegende und empirisch mühsam erworbene Wissen in bezug auf die verschiedenartigen biologischen Instanzen geordnet werden. Nur so kann man den Zuordnungsregeln und Gesetzmäßigkeiten, welche dem suchtinhärenten Geschehen zugrunde liegen, besser gerecht werden.

Neuroethologie der Struktur- und Funktionsgenese

Insbesondere die neuroethologischen Einsichten zur Onto- und Phylogenese menschlichen Verhaltens verdeutlichen, daß auch für die Entstehung und den Verlauf von Suchtverhalten der an bestimmte Hirnareale gebundenen funktionellen Organisation und Repräsentation von Verhaltensmerkmalen eine zentrale Bedeutung zukommt. Schließlich stellen an genetisch determinierte Hirnstrukturen gebundene Funktionssysteme und die ihnen zuordenbaren spezifischen Leistungen etwas Fundamentales in den ontogenetischen und reifungsbiologischen Entwicklungsstufen menschlichen Verhaltens dar (Conrad 1963). Zu einer evolutionären Struktur- und Funktionsgenese gehört weiter, daß die daran gebundenen emotionalen, affektiven und kognitiven Modi und Verhaltensmerkmale genetisch kontrolliert werden. Allerdings sind sie aufgrund der neuronalen Plastizität und Bahnungsfähigkeit auch veränderbar durch „molekulares Lernen am Substrat". Mit jedem verstärkend wirkenden Lernprozeß läuft das Phänomen der neuronalen Bahnung ab und trägt zur Bildung neuer Verhaltensengramme bei. Dabei stellt eine hochkomplizierte „Funktionsgemeinschaft" bestimmter verhaltensdeterminierender Neurotransmitter (Katecholamine, Serotonin) und verhaltensmodulierender

Neuropeptide (Endorphine) und β-Carboline die molekularbiologische Basis dar.

Bei allem genetisch verankerten und biochemisch gesteuerten Verhaltensrepertoire sind die erworbenen süchtigen Verhaltensmuster also immer auch als Ausdruck einer funktionellen Verkopplung der dynamischen Struktur des Gehirns mit dem ebenso dynamischen Prägungseinfluß der Umwelt zu interpretieren. Da das menschliche Gehirn gleichzeitig als ein sich innerorganismisch selbstregulierendes Organsystem in Erscheinung tritt (Singer 1986), ist es auch fähig, in Abhängigkeit vom jeweiligen sozialen Kontext spezifisch zu lernen. Im neuroethologischen Konzept der Emotionen, Affekte und des Sozialverhaltens werden „Gefühle" als subjektive Korrelate angeborenen Instinkt- und Triebverhaltens aufgefaßt (Ploog 1986). Die Mehrzahl der nicht bewußtseinsfähigen, instinkt- bzw. triebgesteuerten Vorgänge wird organismusintern, d.h. autonomhomöostatisch reguliert. Sie unterliegen dem für triebhafte Schwankungen charakteristischen zeitlichen Verlaufsmuster wellenförmiger Zyklen. Im von Anfang an antagonistisch zueinander in Beziehung stehenden „Lust-Unlust-System" sind spezifische Emotionen an das Funktionssubstrat bestimmter Neuronenbahnen gebunden.

Die revolutionierende Bedeutung der Emotions-, Kommunikations- und Interaktionsforschung (Krause 1983, Papousek et al. 1986, Ploog 1986) stützt jedenfalls auch für die Frage süchtiger Verhaltensmuster den empirisch evidenten Sachverhalt, daß die Auseinandersetzung zwischen der zentralnervösen Selbstregulation des Individuums und der sozialen Struktur der Umwelt das Resultat einer komplexen Interaktion von neurobiologischen Lernprozessen ist. Indes bleibt ein Transfer vom Verhaltenscode zum hirnlokalisatorisch fixierten Funktionscode weiter ungeklärt (Ploog 1986). Dennoch muß man hinsichtlich gelernter süchtiger Verhaltensschablonen annehmen, daß ein hierarchisch geordnetes System selbstregulierender Instanzen zur Entstehung jeden Suchtgeschehens gehört (Schrappe 1968). Es besteht heute eine Fülle konvergierender Forschungshypothesen und Befunde, wonach ein an das septohippocampale „Belohnungssystem" gebundenes *Verstärkungslernen* und ein an das ventrale „Bestrafungssystem" geknüpftes *Vermeidungslernen* für das süchtige Verhalten verantwortlich sind. Bei mit bestimmter Erwartungshaltung verbundener Motivationslage wirken dopaminerge, noradrenerge, serotoninerge und vornehmlich endorphinerge Mechanismen konditionierend auf das Reward-System.

Vor allem Dopamin als der favorisierte „Emotionstransmitter" hat in diesem für lustbetonte Affekt- und Triebmechanismen verantwortlichen Neuronensystem enge funktionelle Beziehungen zu endogenen Opioiden. Letztere spielen nicht nur bei der Schmerzregulation eine zentrale Rolle. Met-Enkephalin und β-Endorphin gelten als ausgesprochene „Belohnungsmodulatoren" (Dum et al. 1983), und die Bindungsfähigkeit dieser endogen vorkommenden Opioidliganden an μ-Subrezeptoren hat offenbar etwas mit euphorisierenden Effekten zu tun (Pfeiffer et al 1986). Besonders ß-Endorphin scheint ganz allgemein an der Feinabstimmung der Motivationslage beteiligt zu sein, und es ist eine anxiolytische, antidepressive, streßabbauende und euphorigene Wirkung beschrieben (Herz u. Emrich 1983). Diese Wirkdimensionen liefern damit einen Schlüssel zum Verständnis von Suchtverhalten in dem Sinne, daß β-Endorphin alles Angenehme als noch angenehmer und alles Unangenehme als weniger unliebsam erscheinen läßt. Trotz widersprüchlicher Detailbefunde zur „Biochemie dieses Gut-drauf-Seins" bietet sich die keineswegs spekulative Schlußfolgerung an, daß körpereigene Opioide den Belohnungswert vieler, möglicherweise sogar aller trieb- und gefühlsbezogenen Anreize vermitteln.

Genetisches versus erworbenes Endorphin-Defizit?

Natürlich muß in diesem Zusammenhang Goldsteins (1977) provokative, wenn auch inzwischen verschiedentlich relativierte These genannt werden, daß ein genetisches Defizit des endorphinergen Systems *eine* Prädisposition zur klinischen Manifestation süchtigen Verhaltens bedeuten könne. Beim Alkoholismus weisen z. B. viele Befunde auf eine enge Beziehung zwischen Alkohol und Morphin einerseits und endorphinerg modulierten dopaminergen Mechanismen andererseits (Topel 1985, 1989). Zudem gibt es genetische Unterschiede in der Störung der Bindungsfähigkeit von Opiatrezeptoren des Striatums durch Alkohol (Chung et al. 1983). Da nun das Striatum mit seinen dopaminergen Bahnen wiederum funktionell mit dem Belohnungssystem verbunden ist, spekuliert Blum (1983) hinsichtlich des Alkoholismus mit der tierexperimentell getesteten These einer Genotyp-Theorie.

Genotyp I. Er wäre der „geborene“, potentielle Alkoholiker, der ein angeborenes Endorphin-Defizit hätte. Vielleicht passen bei diesem „primären“ Alkoholiker tatsächlich der zur Suchthandlung Prädisponierte und das Mittel ideal zusammen und ergänzen sich „wie der Schlüssel und das Schloß“ (Sattes 1959). Für die im Zeitrafftempo sich etablierende Morphin- bzw. Heroinabhängigkeit ist dies noch evidenter. Die an sich logische „Substitutionstherapie“ dieses Genotyps I mit synthetisierten Endorphinen scheidet aus, da man dann von diesen Substanzen abhängig werden kann. Die endogene Autoregulation ist etwas völlig anderes als die Faszination einer „chemischen Korrektur“ von außen.

Genotyp II: Dieser wäre dem Gewohnheitstrinker vergleichbar. Bei ihm entwickelt sich trotz des regelmäßigen Alkoholkonsums kein Endorphin-Defizit. Die in den verschiedenen ZNS-Systemen sich später einstellenden, neuroadaptiven Mechanismen zeichnen zwar für die körperlichen Abhängigkeitsphänomene verantwortlich, müssen aber kein psychisches Abhängigkeitspotential bedingen.

Genotyp III. Dieser Typ käme mit normalen Endorphin-Spiegeln zur Welt, entwickelte aber im Laufe des schweren Trinkens und unter Dauerstreß ein Endorphin-Defizit. Er unterliegt also sekundär einer mutagenen Alkoholwirkung, was im finalen Suchtverhalten die gleiche Konsequenz wie beim Genotyp I hätte.
Diese in der empirischen Konzeption bereits vor mehr als 150 Jahren vorformulierten Hypothesen scheinen zumindest in modifizierter Weise klinisch tatsächlich relevant zu sein. Allerdings kann man die gleiche Genotyp-Theorie z. B. auch auf die Gruppe der β-Carboline anwenden. Sie spielen nicht nur im Sinne einer Turnover-Störung beim Alkoholismus eine maßgebliche Rolle (Rommelspacher 1988, Topel 1985). β-Carboline werden auch nach wie vor als heiße Kandidaten für die endogenen Benzodiazepin(BZ)-Liganden gehandelt. Ähnlich wie bei den endogenen Opioiden,

wenn auch auf erheblich niedrigerem Effizienzniveau, bewirken sie im BZ-Rezeptor-Ligand-GABA-Chloridkanal-Komplex zusammen mit serotoninergen und anderen Neurotransmittern nicht nur anxiolytische Effekte, sondern sie haben auch eine indirekte Mediatorfunktion für das psychische Abhängigkeitsverhalten (Böning 1989). Auch hinsichtlich der über die gleichen neurobiochemischen Mechanismen vermittelten anxiolytischen Effekte von Ethanol bestehen inzwischen entsprechende Vorstellungen (Linnoila et al. 1987, Suzdak u. Paul 1987).

Neurobiologie des Reward-Systems

Die klassische triadische Verknüpfung der psychopathologischen Phänomene Angst, Schmerz und Fähigkeit zur Sucht (Laubenthal 1964) geht auf eine lange klinische Tradition und die damit verbundene anthropologische Perspektive der Suchtproblematik zurück (Schrappe 1980). Da andererseits neurobiochemisch der Locus coeruleus durch seine funktionelle Nachbarschaft mit dem Belohnungssystem ebenfalls eine herausragende Bedeutung für die pharmakogene Anxiolyse spielt (Strian 1983), moduliert der BZ-Rezeptor-Ligand-GABA-Komplex höchstwahrscheinlich auch unser allgemeines Unlust-Lust-Gleichgewicht. Deshalb können mittels eines angenommenen „schmerzkontrollierenden Endorphinsystems" (Herz 1982) und eines durchaus denkbaren angstmodulierenden „Carboline"-Neuropeptid-Systems sowohl die Phänomene Schmerz und Angst als auch das komplexe Phänomen Psychisches Suchtverhalten ein klein wenig besser transparent gemacht werden (Böning 1989). Die Wirkung der endogenen Opioide met-Enkephalin und β-Endorphin liefert dazu ein weiteres Argument.

Bei den ersten verhaltensbiologischen Versuchen zum Nachweis des Belohnungssystems sprach Olds (1977) im Hinblick auf die für dieses System relevanten Neurotransmitter Dopamin, Noradrenalin und Serotonin von einem „kleinen Triumvirat, das Kommandoentscheidungen trifft". Die entsprechenden drei Neuronenbahnen passieren allesamt das mittlere Vorderhornbündel. Als *die* „Relaisstation" des Belohnungssystems gilt das mittlere Vorderhornbündel bei elektrischen Stimulationen als das reaktivste funktionelle Hirnareal, das am stärksten Lustempfinden provoziert (Routtenberg 1980). Rhesusäffchen – sehr weite Verwandte unserer gemeinsamen Phylogenese – hungern bei Selbstreizungsexperimenten trotz lukrativen Futterangebots lieber, als auf diese spezifischen Gehirnreize zu verzichten.

Es nimmt deshalb nicht wunder, daß sowohl Dopaminagonisten wie Amphetamin und Kokain als auch Morphin und Heroin ein sehr hohes Suchtpotential haben. Sie rufen durch indirekte Erregung des Reward-Systems angenehme Empfindungen hervor und verleihen dem Bedürfnis nach rascher Wiederholung motivationalen Nachdruck. Dagegen greifen die wesentlich komplexeren, zentralnervösen Wirkeffekte von Ethanol und seines Metaboliten Azetaldehyd, welcher morphinähnliche Kondensationsprodukte wie Tetrahydropapaverolin bzw. β-Carboline bilden kann (Rommelspacher 1988, Topel 1985), überwiegend indirekt am Belohnungssystem an. Dies würde gut mit dem geringeren und eine längere Zeit benötigenden Suchtpotential von Alkohol im Vergleich zu den oben erwähnten Substanzen übereinstimmen. Nach neuesten Ergebnissen sind auch gewisse direkte Alkoholeffekte auf das Reward-System nicht mehr auszuschließen, wobei hierfür eine unmittelbare Kontrolle der Dopaminausschüttung durch den Nucleus accumbens verantwortlich sein soll (Bloom 1987). Ob man aber im Hinblick auf die dopaminergen Rückkoppelungen zwischen Striatum und Nucleus accumbens soweit gehen kann, daß auch der „süchtige Mensch ... durch eine fehlende Feedback-Regulation, die nicht imstande ist, nach der Sättigung der Begierde eine antagonistische Transmitterreaktion zu intendieren", charakterisiert wird, steht in dieser reduktionistischen Verallgemeinerung dahin (Birkmayer u. Riederer 1980). Allerdings trifft es zu, daß solche – gewissermaßen in der archaischen Hierarchie des Hirnstammes – autonom gewordenen Systemfixierungen weitgehend der rationalen Kontrolle und willentlichen Steuerung entzogen sein können.

Damit eine Substanz auch zum psychische Abhängigkeit induzierenden Mittel werden kann, ist eine substanzbedingte und individuell gewünschte Wahrnehmungsveränderung mit Bestrebungen um eine neue Selbstverwirklichung die gemeinsame Voraussetzung. Aber erst das Mitreagieren des vegetativen Nervensystems bei der individuellen Erlebnisbeeinflussung und Wahrnehmungsverarbeitung verleiht zusammen mit einem bestimmten „set" und „setting" und mit vielen außerpersonalen Rahmenbedingungen einer Substanz jenen individualspezifischen *Psychotropismus* (Schrappe 1980), den ein potentielles Suchtmittel auszeichnet. Dabei gilt die gegenseitige Ersetzbarkeit (Sattes 1959) von in Frage kommenden Suchtmitteln auch in dieser Hinsicht, wohingegen die Dosis zunächst nicht die entscheidende Rolle spielt. Zwar führt die chronische Einwirkung in der Regel zu Toleranzerwerb und körperlicher Abhängigkeit. Dies muß jedoch für sich alleine noch nicht zwangsläufig süchtiges Verhalten zur Folge haben. Trotz der oft entscheidend richtungsgebenden, biologischen Prägekraft eines mißbrauchten Mittels sollte man sich darüber im klaren sein, daß „die Frage nach dem Zweck süchtigen Handelns" (Schrappe 1980) zuallererst in die psychopathologisch-anthropologische Dimension dieser Problematik fällt.

Tätigkeitssüchte

Für ein Suchtverhalten allgemein kann die positive Verstärkerwirkung des Reward-Systems auch dann gegeben sein, wenn die mißbrauchte Substanz keine pharmakologische Toleranz und körperliche Abhängigkeit entwickelt. Prinzipiell Gleichsinniges liegt vor, wenn nichtstoffgebundene Tätigkeitssüchte von einer noch kontrollierbaren „Angewöhnung" bis zur nicht mehr steuerbaren, süchtigen Entgleisung konditioniert werden. In beiden Fällen induziert die als akute Entlastung erlebte Substanz- oder Handlungswirkung die punktuelle Wiederholung der Erfahrung und konditioniert damit in klassischer Weise das weitere Einnahmeverhalten bzw. das entsprechende Tätigkeitsmuster (Böning 1985).

Ähnliche Pathomechanismen treffen auch für den Kern süchtiger Anorektiker und/oder Bulimiker sowie für eine *kleine* Gruppe von wirklich süchtigen Spielern zu. Beim exzessiven Spielen sind mit Kontrollverlust, körperlichen Entzugserscheinungen wie bei chronisch Alkoholkranken (Wray u. Dickerson 1981) Abstinenzunfähigkeit und mit billigend in Kauf genommener Selbstschädigung alle klassischen Kriterien einer den zentralen Lebensinhalt ausmachenden Krankheit Sucht erfüllt. Das euphorische „Außersichsein" bei gewonnenem Spiel soll am ehesten mit dem durch Amphetamin vermittelten Gefühlszustand vergleichbar sein. Außerdem ist für pathologische Spieler durch im Liquor und im Urin erhöht nachgewiesene MHPG-Spiegel eine Noradrenalin-Turnover-Störung mit einem „sensation seeking behaviour" in Verbindung zu bringen (Roy u. Linnoila 1989). Hier kann man nicht wie bei den meisten Viel- oder Gelegenheitsspielern das Spielen lediglich als ein „neurotisches Symptomverhalten" im Sinne eines „fehlgeschlagenen Selbstheilungsversuches" bei existentiellem Vakuum bezeichnen (Hand u. Kaumisto 1984). Ohne der mittlerweile um sich greifenden Inflation des überstrapazierten Suchtbegriffs weiteren Vorschub zu leisten, sind für den Einzelfall auch andere Tätigkeitssüchte als echte Abhängigkeitsentwicklungen nicht zu leugnen. Folgerichtig reiht das „Diagnostic and Statistical Manual of Mental Disorders" (DSM-III-R; American Psychiatric Association 1987) das pathologische Spielverhalten unter die „impulse control disorders" ein.

Bei den süchtigen Eßstörungen kann allein das nach Umfang und Intensität ritualisierte Einnahmezeremoniell von auch psychotrop neutralen Mitteln als gelerntes Verhalten im Sinne des „drug taking behaviour" wirksam werden. Man denke etwa an den regelrecht zelebrierten Konsum von Abführmitteln von Magersuchtkranken. Sie nehmen die Berge von Laxantien keineswegs um des Abnehmens willen ein, und sie können auch bald nicht mehr die ichsynthon lustvoll gestaltete Trieberfüllungsseite genießen. Im Wandel zur ichdysthonen, rein dranghaften Triebaktivierungsseite konfigurieren derartige Eßrituale letztlich nur noch als sinnentleerte, apersonale Schablonen des „Hineinsteckens" (Böning 1985).

Der den anorektischen Eßstörungen primär tatsächlich oft zugrundeliegende Trieb- und Reifungskonflikt führt mit der Zeit zu einer *sekundär* fastenspezifischen, zentralen endokrinen Dysfunktion (Ploog et al. 1981). Verstärkt durch eine neuronale Konditionierbarkeit der nahrungsaufnahme- und appetitregulierenden Zentren im lateralen Hypothalamus kommt es zu einer tiefgreifenden Störung des gesamten zerebralen Trieb- und Motivationssystems (ebd.). Einmal zu tief in die Verfügungsgewalt verhaltenslimitierender neurobiologischer Regelmechanismen eingeschliffen, und dies gilt sinngemäß auch für die „durch und durch" süchtigen Spieler, bestimmt dann eine Eigendynamik die nicht mehr ausbalancierbare süchtige Verhaltenspathologie.

Gibt es ein „Suchtgedächtnis"?

Im Rahmen nur sehr schwer löschbaren Suchtverhaltens gibt es geradezu atemberaubende funktionelle Beziehungen des Belohnungssystems zu Lernvorgängen. Routtenberg (1980) konnte kürzlich nachweisen, daß auch das im Schläfenlappen gelegene Gebiet des entorhinalen limbischen Kortex am Belohnungssystem beteiligt ist. Von der Regio entorhinalis ziehen Bahnen in den Hippocampus, der u. a. an der Gedächtnisbildung teilhat und den man insbesondere mit Gedächtnisleistungen für räumliche Zusammenhänge in Verbindung bringt. Bei den erwähnten elektrischen Reizexperimenten von Affen unter Lernbedingungen führt eine Ausschaltung bestimmter Regionen des Belohnungssystems (mittleres Vorderhornbündel, Substantia nigra, vordere Großhirnrinde) zum Erinnerungsverlust eines gelernten Verhaltens. Dagegen vermag eine vorsichtig dosierte und intervallmäßige Reizung des entorhinalen limbischen Kortex den Lernprozeß sogar noch zu steigern (ebd.).

Da sich der Belohnungsreiz endogener Opioide auf Trieb- und Gefühlsregungen offensichtlich verstärkend auch auf Lern- und Einprägungsvorgänge auswirkt, dürfte die eigentliche biologische Basis süchtiger Verhaltensschablonen etwas mit dem Gedächtnis zu tun haben. Wie schon von Schrappe (1978) empirisch postuliert, scheint es bei langfristigem Suchtverhalten so etwas wie ein spezifisches „Suchtgedächtnis" zu geben. Selbst nach längerem Abstinenzintervall vermag es in individualspezifischen organismusinternen und -externen Situationen des Sozialkontextes die längst „vergessene" Verhaltensweise erneut zu aktivieren. Dabei rufen bestimmte Geräusche, Gerüche, Musik oder evidente „Schlüsselerlebnisse" Stimmungsresonanzen affektvoll in Erinnerung. Sie zeichnen dann mit elementarer Durchschlagskraft im Sinn von Schrittmachereffekten für das erneut aufgenommene Suchtverhalten verantwortlich und sind dem steuernden Zugriff der Persönlichkeit entzogen.

Auf dieser Ebene dürften Phänomene wie Drogen-Flashback, der rückfällige Spieler oder der „periodische (besser episodische) Suchtanfall" (Deissler 1977) liegen, in dem Heroin-Exuser mitunter noch Monate oder gar Jahre nach dem sicheren Entzug von einem unwiderstehlich auftretenden, alle Handlungskonsequenzen ausschließenden Bedürfnis nach erneutem „Fix" überfallen werden. Es ist bemerkenswert, daß im Gegensatz zum gewöhnlichen Gedächtnis, das auch die „Gnade des Vergessens" kennt, dieses suchttypische „Gedächtnis" offenbar nichts ins Vergessen entlassen kann. Als zum molekularen Bestandteil der Persönlichkeit gewordene „neuronale Visitenkarte" ist daher einem solchen Suchtverhalten so schwer beizukommen.

Deshalb benötigt eine Verhaltenstherapie, die „das Verlernen am komplementären biologischen Substrat" zum Ziel hat, so lange Zeit und gelingt häufig nur partiell oder überhaupt nicht. Bevor nicht die alten süchtigen Verhaltensmuster durch neue Bewältigungsstrategien z. B. mit Hilfe des Relapse-Prevention-Modells von Marlatt u. Gordon (1985) zu antagonisieren versucht werden (kognitive Fertigkeiten und emotionale Auslöserstimuli sollen mit imaginiertem Rollenspiel von Rückfallsituationen beherrscht werden), bleibt das alte Suchtverhalten jederzeit abrufbar in „Lauerstellung".

Kontrollverlust, Craving, Sensation (drug) seeking behaviour

Damit sind in der Suchtforschung teilweise leidenschaftlich und kontrovers diskutierte, aber allesamt zueinander in Beziehung stehende suchtinhärente Phänomene angeschnitten. Der von Jellinek zunächst als Hypothese eingeführte Begriff „loss" bzw. „lack of control" wird zumindest für krankheitsrelevantes Suchtverhalten sowohl durch die oben skizzierten neurobiologischen Grundlagenkenntnisse und die daran geknüpften erkenntnistheoretischen Modellvorstellungen als auch durch seriöse empirische Untersuchungen bestätigt (Bergmark u. Oscarsson 1987). „Erfolgreiche" Gegenversuche, „harte" Alkoholiker zum kontrollierten Trinken zu bringen, sind nicht über einen längeren Zeitraum und unter lebenswirklichen Außenbedingungen kontrolliert worden (eine ausführliche Grundsatzdiskussion zum „controlled drinking" in: Brit J Addiction 82:841–847 [1987]). Sie fanden lediglich unter dem künstlichen Setting beschützender Laboratoriumsbedingungen statt und waren somit nicht der unberechenbaren Dynamik der alltäglichen Triggermechanismen für eine Rückfallgefährdung ausgesetzt.

Zwar könnte man den terminologisch unscharfen Begriff „Kontrollverlust" durch den nichtphänomenalen und eher ätiopathogenetisch orientierten Terminus „Balanceverlust" ersetzen (Schmidt 1987). Dies würde jedoch nichts an dem zugrundeliegenden Verlust von neurobiologisch notwendigen Schutzfunktionen ändern. Der Alkoholiker ist z. B. einfach nicht imstande, die Balance zwischen erwünschtem Gefühlszustand (affektiver Aspekt) und meistens totaler Betrunkenheit zu halten. Es gelingt ihm nicht, den Stimmungspegel, den er bei jedem Alkoholkonsum anstrebt (rationaler Aspekt) längerfristig zu erreichen bzw. zu stabilisieren (ebd.). Ein in der Regel wirklichkeitsfremdes „kontrolliertes Trinken" bewirkt beim manifest Süchtigen lediglich eine punktuelle subjektive Entlastung unlustgetönter Affekte und Emotionen. Dafür pflegt aber das nur kurzfristig kompensierte Suchtverhalten um so rascher und reizschwellenärmer wieder auszuklinken.

Beim prognostisch in jeder Hinsicht bedeutsamen Phänomen des dranghaft verspürten „Alkoholverlangens" (Craving) wurde lange zwischen zwei phänomenalen Aspekten unterschieden. Dem während des initialen körperlichen Entzugs zur Unterdrückung der Störsymptome Angst, Depressivität und Vegetativerscheinungen zustandsabhängig gelernten Alkoholcraving steht das nach langer Abstinenzzeit plötzlich erneut auftretende Craving gegenüber. Auch letzteres wird als Ausdruck eines subklinisch konditionierten Entzugssyndroms interpretiert und ist leicht durch unspezifisch interne und externe Stimuli provozierbar (Ludwig 1986). Wenn die wechselseitige Verstärkung von körperlicher Entzugssymptomatik und Craving auch als gesichert gilt, so setzt sich inzwischen die Erkenntnis durch, daß die Vermeidung des frühen und/oder des nicht selten späten Entzugssyndroms lediglich zwei wichtige Faktoren sind, welche zum regelmäßigen Weitergebrauch eines Surrogats motivieren.

Auch die Erwartung einer verbesserten Stimmungslage durch Substanzeffekte, wie gehobenen Selbstwertgefühls oder verminderter Angst, können das Verlangen nach einem Mittel antreiben, selbst wenn die gelegentlich über Wochen bis Monate persistierenden Symptome eines protrahierten Entzugs sicher fehlen. Außerdem gibt es vereinzelt auch ein Craving beim nicht süchtig betriebenen Alkoholgenuß. Hier würden sich wie bei allen Abhängigen die Genotyp-Hypothesen des genetisch vermittelten oder des später erworbenen Endorphin-Defizits besser einfügen, worin die wahrscheinlich viel entscheidendere Ursache für das Alkoholcraving zu sehen ist (Blum u. Topel 1986). Neurobiochemisch wird das Alkoholcraving derzeit mit einer Hypofunktion des noradrenergen, GABA-ergen und serotoninergen Neurotransmittersystems in Verbindung gebracht, wobei ein durch dopaminerge und endorphinerge Mechanismen vermitteltes positives Reinforcement das Craving unterhalten soll (Ollat et al. 1988).

Bei der Bedeutung von Dopamin und β-Endorphin für das Belohnungssystem überrascht im Hinblick auf die beiden eben genannten Genotyp-Hypothesen nicht, wenn derzeitig bereits sogenannte „Enkephalinase-Inhibitoren", welche die opioidabbauenden Enzyme hemmen und auf eine längere Wirkung der endogenen Opioide met-Enkephalin und β-Endorphin abzielen, therapeutisch zur Reduzierung des „alcohol seeking behaviours" bzw. des Cravings geprüft werden (Blum u. Topel 1986). Es bleibt zu fragen, ob die sehr randunscharfen und häufig sogar synonym gebrauchten Termini „Kontrollverlust", „craving" und „drug seeking behaviour" nicht aus benachbarten, sich unterschiedlich überlappenden Phänomenebenen und Verhaltensmerkmalen des gleichen neurobiologischen Grundprozesses stammen. Sie wären somit allesamt psychopathologisch wesensähnliche Indikatoren des gemeinsam zugrundeliegenden, suchtinhärenten Geschehens.

Genetische Kontrolle des Suchtverhaltens?

Ein genetischer Teileinfluß auf pathologisches Trinkverhalten und auf die Entstehung einer bestimmten Alkoholismusvariante gilt heute als gesichert (Cloninger et al. 1981, Tarter et al. 1985, Topel

1985, Volicer et al. 1985). Prinzipiell kommen aber nur solche Faktoren als dispositionelle biologische Mediatoren in Frage, die auch eine Bedeutung für die Hirnfunktion haben. Auf welche Weise etwa das „alcohol seeking behaviour" oder der Schweregrad eines Entzugssyndroms mit genetisch determinierten Abweichungen in bestimmten Enzymaktivitäten bzw. in der neuronalen Membrankonstellation und -funktion genau zusammenhängen, ist Gegenstand intensiver Forschungsbemühungen (Topel 1985).

Bei dem in den skandinavischen Adoptions- und Longitudinalstudien (Cloninger et al. 1981, 1988) eigenartigerweise nur bei Männern identifizierten und hochheritablen Alkoholismus des Typ II (früher und exzessiver Trinkbeginn, Häufung von antisozialem, impulsiv-aggressivem und suizidalem Verhalten) korreliert eine konstitutionell niedrige Plättchen-Monoaminooxidase(MAO)-B-Aktivität in den Thrombozyten bereits prämorbid sogar mit einem objektivierbaren „sensation seeking behaviour" (Knorring et al. 1985). Allerdings entwickelt später nur ein Teil der Söhne von Alkoholikern ein problematisches Trinkverhalten. Dies erhärtet die Bedeutung umweltabhängiger, protektiver Faktoren und verweist auf den Einfluß erlernbarer süchtiger Fehlhaltung (Cloninger 1987, Donovan 1986). Die als genetischer Trait-Marker für phänotypisch sehr verschiedenartige Störungen untersuchte erniedrigte MAO-Aktivität ist aufgrund erheblicher methodischer Probleme in der Aussage als Kopplungsmarker sehr umstritten. Allerdings wurden die Befunde zwischen niedriger MAO-Aktivität und dem Typ II des Alkoholismus inzwischen ebenso repliziert (Knorring et al. 1985) wie die Beziehungen zu einem frühen Erstmanifestationsalter und einer familiären Belastung (Pandey et al. 1988).

Hinsichtlich des substanzunabhängigen, übergeordneten Suchtverhaltens kommt man nur weiter, wenn nicht einfach mit dem äußerst heterogenen Morbus „Sucht" korreliert wird, sondern auf einer Ebene davor mit persönlichkeitsbezogenen Erlebens- und Verhaltensweisen wie z. B. mittels der „sensation seeking behaviour"-Skala. In Kenntnis der vorwiegend katecholaminerg-endorphinergen Imbalance-Hypothese (Zuckermann 1984) des konditionierbaren Reward-Systems stellen diese und ähnlich konstruktvalide Selbstbeurteilungsskalen einen ätiopathogenetischen Brückenschlag zu Teildeterminanten süchtigen Verhaltens dar. Nur so ist

16

ein Fortschritt im weiteren Aufdecken von zum Suchtverhalten prädisponierenden „Endophänotypen" zu erwarten; gewissermaßen eine Art verhaltensbiologisches Zwischenglied zwischen der teilweise genetisch determinierten Belastung zu vulnerablen Verhaltensmerkmalen allgemein und dem Endpunkt einer komplizierten Kausalkette des klinisch manifesten Suchtverhaltens.

Korrelationsuntersuchungen mit operationalisierten Verhaltenskriterien sowohl bei Suchtkranken als auch bei unterschiedlich erfaßten Persönlichkeitsdimensionen deuten an, daß eine niedrige MAO-Aktivität tatsächlich ein dimensional verteilter, unspezifischer Marker für „biologisch-systemische Vulnerabilität" sein dürfte. Er schließt offenbar auch bestimmte Risikogruppen von zum Suchtverhalten prädisponierten Menschen (Lykouras et al. 1989) ein. Auch zeigen bei Persönlichkeitsuntersuchungen klinisch unauffällige, *männliche* Probanden mit niedriger MAO-Aktivität höhere Testwerte für „sensation seeking behaviour" und auch für Impulsivität und monotones Vermeidungsverhalten als ebenfalls gesunde Kontrollprobanden mit normaler Aktivität (Knorring et al. 1987) dieses genetisch kontrollierten, aber quantitativ stark variierenden biologischen Markers. Diese Ergebnisse sind inzwischen an jugendlichen Probanden beiderlei Geschlechtes bestätigt worden (Klinteberg et al. 1987), wobei bei Männern eine zusätzliche Korrelation mit hohen Extraversionswerten besteht. Weitere kontrollierte Ergebnisse zum MAO-Rezeptor-Bindungsverhalten bei detoxizierten, männlichen Alkoholkranken (Nutt et al. 1987) und eine erniedrigte MAO-A-Aktivität in postmortem-Homogenaten des Thalamus und des Nucleus caudatus bei chronischen Alkoholkranken (Oreland et al. 1983) widerlegen auf jeden Fall nicht, daß der unspezifische Kopplungsmarker niedriger MAO-Aktivität eine Mediatorfunktion auch für die Bereitschaft zum Erwerb süchtiger Verhaltensweisen haben dürfte.

Genetik versus Epigenetik am Beispiel Alkoholismus Typ II

Die Genetikerin Zerbin-Rüdin (1986) hegt Zweifel an der von der skandinavischen Arbeitsgruppe herausgearbeiteten Existenz eines vorwiegend erblichen Alkoholismus Typ II von Männern. Sie diskutiert eine möglicherweise fiktive, „biostatistische-mathematische Konstruktion" und kann die direkte Übertragung vom Vater auf den Sohn als höchst unwahrscheinliche, Y-chromosomale Vererbung nicht akzeptieren. Die Befunde werden eher im Sinne einer sozialen Übertragung interpretiert, da es „*die* Ursache oder *das* Gen der Sucht" nicht gebe. Übersehen wird indes, daß der unterschiedlich interpretierte „patrilineare" Erbgang maßgeblich auch durch eine Reihe epigenetischer Einflußfaktoren determiniert sein kann (Donovan 1986). Im Rahmen der embryofötalen bzw. peri- und pränatalen Funktions- und Strukturgenese von sich präformierendem menschlichem Verhalten zeigt das männliche Geschlecht eine ungleich höhere biologische Vulnerabilität und eine geringere Kompensationsfähigkeit für exogene Schäden als das weibliche Geschlecht. So sind auch die in der genetischen „high risk" und „follow up"-Forschungsstrategie mit subtilen Methoden erhobenen neuropsychologischen, psychophysiologischen und neurophysiologischen Befundauffälligkeiten im Lichte einer frühen entwicklungsbiologischen Vulnerabilitätshypothese neu zu interpretieren.

Kognitive Defizite und eine besondere neurophysiologische Reagibilität auf Alkohol (Knop 1985), eine Differenzierung durch EEG-Merkmale (Pollock et al. 1988), eine abnorme Hyperaktivität des autonomen Nervensystems (Pihl et al. 1989), Placebotrunk-Expositionsversuche (Moss et al. 1989) sowie vor allem Tarters Hypothese über „primäre" Alkoholiker (Tarter et al. 1985), die in der Kindheit mit mehreren Symptomen eines hyperkinetischen Syndroms bzw. mit einem „minimal brain damage" belastet sind, sprechen bei den überwiegend männlichen Risikoträgern ebenso für die Möglichkeit eines epigenetischen Störungsmodells. Interessanterweise zeigen auch Kinder mit manifester und subklinischer Alkoholembryopathie als Folge einer frühen neurotoxischen Entwicklungsstörung Hyperaktivitätsmerkmale. Insbesondere liegen über mögliche exogen „matrilineäre" Schädigungsmechanismen richtungsweisende tierexperimentelle Untersuchungen vor. Eine pränatale Alkoholexposition verändert z. B. die Entwicklung der β-Endorphin-Antwort auf Streß (Angelogianni und Gianoulakis 1989), und die GABA-erge Transmission infolge defekter Membranpermeabilität (Ledig et al. 1988) wird ebenso alteriert wie die

Geschlechtsdifferenzierung bei männlichen Versuchstieren (Barron et al. 1988).

Auch der Vulnerabilitätsindikator von „event related potentials" (P_{300}-Placebotrunk-Paradigma) als neurophysiologischer biologischer Marker für Alkoholismus konnte nicht repliziert werden (Polich u. Bloom 1988). Hierzu paßt die große finnische Zwillingsstudie über (allerdings nur) Alkoholgebrauch und -mißbrauch von 879 monozygoten und 1940 dizygoten männlichen Zwillingen (Kaprio et al. 1987). Trinkmodalitäten wie Quantität, Frequenz und Intensität des „social drinking" und Häufigkeit einer alkoholinduzierten „Mattscheibe" sind zwar in gewisser Weise genetisch mitdeterminiert. Da aber zwischen mono- und dizygoten Zwillingen *kein* Unterschied besteht, sticht ausgerechnet dieses härteste Argument für eine genetische Transmission nicht. Das zusätzliche epigenetische Störungsmodell stellt natürlich nur einen, wenn auch möglicherweise richtungsgebenden Faktor für verschiedenartig determinierte, biologische Systemvulnerabilitäten mit späterer Inklination zu Suchtentwicklungen dar. Eine Konsequenz daraus wäre, die Grenzen konventioneller Überlegungen und Klassifizierungsbemühungen zu überschreiten und um eine nosologisch unspezifische, dimensional verteilte Dispositionshypothese zu ergänzen. In ihr würde das metastrukturierende Aufbauprinzip prä-, peri- und postnataler Vulnerabilitätsindikatoren quer durch verschiedene Krankheitsentitäten wie Schizophrenien, Persönlichkeitsstörungen oder Suchterkrankungen streuen. Bislang ist in allen genetischen wie entwicklungspsychologischen Untersuchungsansätzen zu Manifestationsbedingungen süchtiger Entwicklungen der epigenetische Einfluß auf spätere Verhaltens- und Persönlichkeitsmerkmale nur ansatzweise (Cloninger 1987, Donovan 1986), aber forschungsstrategisch noch gar nicht berücksichtigt.

Allerdings dürften die skandinavischen und inzwischen auch amerikanischen (Roy u. Linnoila 1989, Tarter et al. 1985, Volicer et al. 1985) Arbeitsgruppen am Beispiel der Variante des Typ-II-Alkoholismus den relevanten Einzelfaktoren für das komplexe Suchtgeschehen auf der Spur sein, das sich mit unserem Denkansatz deckt. Von den in den Hochrisikostudien bereits prämorbid vorliegenden Merkmalen einer antisozialen Persönlichkeitsstruktur, einschließlich Impulsivität, Aggressivität, Hyperaktivität und Ablenkbarkeit erweisen sich nach den prospektiven Longitudinalstudien (Cloninger et al. 1988) drei weitgehend unabhängige Dimensionen der Persönlichkeit bereits im Alter von 11 Jahren als prädiktiv für das Alkoholismusrisiko im jungen Erwachsenenalter. Neben den drei für eine antisoziale Persönlichkeit typischen verhaltensbiologischen Eigenschaften (hohe Experimentierfreude, geringe Problemvermeidung, geringe Abhängigkeit von Belohnungen) stehen auch motorische Aktivität, Impulsivität und geringe Konzentrationsfähigkeit dazu in Korrelation. Nicht nur aufgrund des jungen Alters entspricht diese später zu Alkoholikern werdende Gruppe überwiegend dem Typ-II-Alkoholismus, der übrigens die gleiche Gewichtung der drei Persönlichkeitsdimensionen aufweist (Cloninger 1987).

Gemeinsames ätiopathogenetisches Zwischenglied?

Die „endophänotypisch" innere Verwandtschaft und ätiopathogenetische Relevanz bestimmter, immer wieder miteinander konfluierender Persönlichkeitsmerkmale und Verhaltensmuster wird durch Feldstudien wie durch neurobiochemische Untersuchungen gestützt. Danach sind suizidal-autoaggressives und/oder fremdaggressives Verhalten mit den oben erwähnten Persönlichkeitsmerkmalen des Typ-II-Alkoholismus assoziiert. Die gemeinsame, primär zugrundeliegende Hypothese einer Störung der Impulskontrolle wird mit einem serotoninergen Funktionsdefizit in Verbindung gebracht (Fishbein et al. 1989, Roy u. Linnoila 1989). Bei den bekannten molekularbiologischen Interaktionen zwischen Serotonin und Ethanol (Linnoila et al. 1987) wird derzeitig im Windschatten der zwar konstruktvaliden, aber etwas überstrapazierten „Serotonin-Dysfunktions-Hypothese" eine psychopharmakologische Interventionsstrategie mit Serotonin-reuptake-Hemmern (Tollefson 1989) oder sog. Serenicas gefordert.

Berücksichtigt man, daß vitale Elementarfunktionen wie Angst, Dominanzstreben, Hunger, Durst und Libido basale Auslöser von Aggressivität sind und daß andererseits niedrige Liquorspiegel des Serotonin-Hauptmetaboliten 5-HIES gleichermaßen bei Patienten mit nach innen wie nach außen gerichteter Aggressivität gefunden

werden, so spricht tatsächlich vieles für eine mangelnde Impulskontrolle als primäres Verhaltensdefizit. Eine damit postulierte,
zentrale Serotonin-Turnover-Störung ist bezeichnenderweise wiederum nur beim Typ-II-Alkoholismus wahrscheinlich (Buydens-
Branchey et al., Roy et al. 1987). Bei diesen Individuen stützen eine
gestörte Impulskontrolle und die Interkorrelation von einem hy-
peraktiven autonomen Nervensystem mit kognitiven Defiziten die
Annahme eines negativen Reinforcement-Modells für ein pathologisches Trinkverhalten (Pihl et al. 1989).

Persönlichkeitsdimension und/oder biologische Grundstörung?

Auf der Basis jahrzehntelang zusammengetragener genetischer,
neuropharmakologischer, ethologischer und deskriptiver Daten
zum Alkoholismusproblem haben Cloninger et al. (1987, 1988) die
geniale Hypothese von drei genetisch unabhängigen Dimensionen
der Persönlichkeit aufgestellt. Letztere sollen vorhersehbare Muster der Interaktion bezüglich ihrer adaptiven Antwort auf unge-
wohnte, aversive und appetenzanregende Reize sein. Allerdings unterliegen gemäß dieser Hypothese die drei Funktionssysteme im
Gehirn, welche Aktivierung, Hemmung und Beibehaltung von
Verhaltensantworten regulieren, individuell erheblichen Unterschieden hinsichtlich der folgenden drei Dimensionen des Persön-
lichkeitsverhaltens:

1. „novelty-seeking" (Verlangen nach neuen Eindrücken)
2. "harm-avoidance" (Vermeidung von Mißerfolgen)
3. „reward-dependence" (Abhängigkeit von Belohnung).

Unter Rückgriff auf diese einer neurobiologischen Lerntheorie
verpflichteten und für das spätere Suchtverhalten entscheidenden
Verhaltensmerkmale sind wahrscheinlich einige Individuen aufgrund ererbter und/oder epigenetisch erworbener Abweichungen
von bestimmten verhaltensdeterminierenden bzw. -modulierenden
Neurotransmittern und Neuropeptiden protektiv aversiven oder
aber unlustbeseitigend euphorisierenden Substanzeffekten gegen-

über besonders ausgesetzt. Dabei dürfte die sich systemisch autonomisierende, suchtstoffbedingte Beeinflussung dieses innerorganismischen „Equilibriums" die maßgebliche Ursache für die Konditionierung und Unterhaltung des psychischen Abhängigkeitspotentials sein. Für eine kleine Gruppe neurobiochemisch schon „primär Süchtiger" zeichnet höchstwahrscheinlich ein Ergebnis von Fehlern in der Regulierung der Genexpression auf verschiedenen Stufen, welche abnorme Opioidpeptidmengen „endogener Euphoriegene" ergeben, verantwortlich (Topel 1989).

Die Entstehung eines psychischen Suchtverhaltens mit oder ohne körperliche Abhängigkeitszeichen ist somit immer ein hochkomplexes dynamisches Geschehen. Tempo und Ausmaß ihrer Entstehung werden wahrscheinlich auch durch ein differentes psychophysisches Resonanzvermögen „toxikophober" bzw. „toxikophiler" Menschen (Schrappe 1980) mitbestimmt. Dabei scheinen differenziert ineinandergreifende Regelkreise der erwähnten Neurotransmitter und Neuropeptide die molekulare Matrix für individuell unterschiedliche „Prägefähigkeiten" des Suchtverhaltens abzugeben. Es ist dann jener Mensch besonders gefährdet, der schon in seiner anlagemäßigen und/oder früh erworbenen, biologischen Ausstattung über jene Voraussetzungen verfügt, welche ihn später besonders „stoff- oder handlungsaffin" reagieren lassen. Diese Menschen wären in der molekularen Modulation gefühlsmäßiger Vorgänge und deren verhaltensbiologischer Konditionierbarkeit benachteiligt, so daß sie hinsichtlich einer Suchtgefährdung als Risikopersönlichkeiten im Sinne einer „neurobiochemischen Grundstörung" bezeichnet werden müßten.

Dieses zukünftig vielleicht wissenschaftlich falsifizierbare, hypothetische Konstrukt einer biologisch-genetischen Partialdetermination von zum Suchtverhalten inklinierenden Persönlichkeiten hat indes *nichts* mit der heute kaum mehr ernsthaft diskutierten Hypothese von einer „Suchtpersönlichkeit" im psychoanalytischen Sinne zu tun. Mit Einschränkungen mag für die psychologischen Versuchungs- und Startbedingungen einer Suchtkarriere zwar weiter zutreffen, daß z. B. anankastische Persönlichkeiten Menschen sind, die – auf einer gedachten „Persönlichkeitsdimension" – an dem den suchtgefährdeten Persönlichkeiten entgegengesetzten Pol stehen. Hinsichtlich der genetisch teildeterminierten, molekular biologischen Grundausstattung stimmt dies heute aber selbst bei diesen Persönlichkeiten nicht mehr in jedem Falle.

Zusammenfassung

Versucht man aus distanzierter klinischer Kennerschaft und in Kenntnis der neurobiologischen Grundlagenforschung die Psychodynamik süchtigen Verhaltens mit kognitiv-behavioristischen Modellvorstellungen zu integrieren, so zeichnen sich die Einsichten in das komplementäre Bedingungsgefüge von somatischen und psychischen Teilaspekten etwas stringenter ab:

1. Automatisierte kognitiv-emotionale und motorische Schablonen süchtigen Verhaltens sind aktive neuronale Konditionierungsvorgänge über das vorwiegend katecholaminerg und endorphinerg gesteuerte „Belohnungssystem". Dies gilt für Toxikomanien wie auch für den harten Kern der nichtstoffgebundenen Tätigkeitssüchte und charakterisiert süchtiges Verhalten immer auch als neuronal fixiertes „Gedächtnismuster".
2. Trotz individueller Unterschiede in der Genese und Phänomenologie süchtigen Verhaltens gibt es auf der neurobiologischen Ebene gemeinsame Funktionsstörungen. Sie können Folge und das Suchtgeschehen modifizierende Faktoren wie auch primär disponierende, „endogene biochemische Grundmuster" sein, welche nach dem „Schlüssel-Schloß"-Prinzip zur Abhängigkeit inklinieren.
3. Genetische Teileinflüsse für „drug" bzw. „sensation seeking behaviour" sowie für eine unterschiedliche biochemische und verhaltensbiologische Resonanzmatrix „toxikophober" und „toxikophiler" Menschen sind aber wahrscheinlich.
4. Möglicherweise bewirken eine Reihe quantitativer Geneffekte auf verschiedenen Systemebenen erst unter Hinzutreten manifestationsfördernder, systemisch gelernter Verhaltensweisen sowie unter dem letztlich entscheidenden Surrogat einer Substanz oder einer Tätigkeitssequenz die phänotypische Manifestation einer Suchtentwicklung.

5. Der Einfluß erst epigenetisch erworbener, vulnerabler „Endophänotypen" ist bislang forschungsstrategisch nicht oder nur ansatzweise berücksichtigt.

Bei allen psychopathologischen Aspekten süchtiger Verhaltensweise kann nur die gleichzeitige und vorurteilsfreie Einbeziehung interdisziplinären Informationsaustausches dazu verhelfen, die wechselseitigen Einflußfaktoren neurobiologischer Phänomene süchtigen Verhaltens zu erhellen und deren Bedeutung für den therapeutischen Prozeß zu erkennen.

Literatur

American Psychiatric Association (1987) Diagnostic and statistical manual of mental disorders, third edition, revised. APA, Washington DC

Angelogianni P, Gianoulakis P (1989) Prenatal exposure to ethanol alters the ontogeny of the β-endorphin response to stress. Alcoholism: Clin Exp Res 13:564–571

Barron S, Tieman SB, Riley EP (1988) Effects of prenatal alcohol exposure on the sexually dimorphic nucleus of the preoptic area of the hypothalamus in male and female rats. Alcoholism: Clin Exp Res 12:59–64

Bergmark A, Oscarsson L (1987) The concept of control and alcoholism. Brit J Addiction 82:1203–1212

Birkmayer W, Riederer P (1980) (Hrsg) Die Parkinson-Krankheit. Biochemie, Klinik, Therapie. Springer, Wien New York

Bloom FE (1987) Future directions and goals in basic psychopharmacology. In: Meltzer HY (ed) Psychopharmacology. The third generation of progress. Raven Press, New York, pp 1685–1689

Blum K (1983) Alcohol und central nervous peptides substances. Alc Actions/Misuse 4:73–87

Blum K, Topel H (1986) Opioid peptides and alcoholism: genetic deficiency and chemical management. Funct Neurol 1:71–83

Böning J (1985) Süchtiges Verhalten aus psychiatrischer Sicht. In: DHS (Hrsg) Süchtiges Verhalten. Grenzen und Grauzonen im Alltag. Hoheneck, Hamm, S 35–47

Böning J (1989) Anxiety and dependence – reason or consequence? Psychiat Fen (Suppl):83–90

Buydens-Branchey L, Branchey MH, Noumair D (1989) Age of alcoholism onset. I. Relationship to psychopathology. II. Relationship to susceptibility to serotonin precursor availability. Arch Gen Psychiatry 46:225–230, 231–236

Chung C, Tabakoff B, Hoffman PL (1983) Genetic differences in opiate receptor function. Fed Proc 42:498 (Abstr)

Cloninger CR, Bohman M, Sigvardsson S (1981) Inheritance of alcohol abuse: Cross-fostering analysis of adopted men. Arch Gen Psychiat 38:861–868

Cloninger CR (1987) Neurogenetic adaptive mechanisms in alcoholism. Science 236:410–416

Cloninger CR, Sigvardsson S, Bohman M (1988) Childhood personality predicts alcohol abuse in young adults. Alcoholism: Clin Exp Res 4:494–505

Conrad K (1963) (Hrsg) Der Konstitutionstypus. II Aufl, Springer, Berlin Göttingen Heidelberg

Deissler K (1977) Der periodische Suchtanfall. Schweiz Ärzteztg 13:514–517

Donovan JM (1986) An etiologic model of alcoholism. Am J Psychiatry 143:1–11

Dum J, Grasch Ch, Herz A (1983) Activation of hypothalamic β-endorphin pools by reward induced by highly palatable food. Pharmac Biochem Beh 18:443–447

Feer H (1986) Tiermodell und menschliche Psychose. Wohin führt das dualistische Denken? Schweiz Arch Neurol Psychiat 137:171–176

Fishbein DH, Lozovsky D, Jaffe JH (1989) Impulsivity, aggression, and neuroendocrine responses to serotonergic stimulation in substance abusers. Biol Psychiatry 25:1049–1066

Goldstein A (1977) Future research on opioid peptides (endorphins): A preview. In: Blum K (ed) Alcohol and opiates: neurochemical and behavioral mechanisms. Academic Press, Orlando, pp 397–403

Hammer Jr RP (1986) Alcohol effects and developing neuronal structure. In: West JR (ed) Alcohol and brain development. Oxford University Press, Oxford, pp 184–203

Hand I, Kaunisto E (1984) Multimodale Verhaltenstherapie bei problematischem Verhalten in Glücksspielsituationen („Spielsucht"). Suchtgefahren 30:1–11

Herz A (1982) Biochemisch-pharmakologische Aspekte der Opiatsucht. Ther Umschau 39:624–630

Herz A, Emrich EM (1983) Opioid systems in the regulation of mood: Possible significance in depression? In: Angst J (ed) The origins of depression: Current concepts and approaches. Dahlem Konferenzen, Springer, Heidelberg Berlin New York, pp 331–342

Kaprio J, Koskenvuo M, Langinvainio H, Romanov K, Sarna S, Rose RJ (1987) Genetic influences on use and abuse of alcohol: A study of 5638 adult finnish twin brothers. Alcoholism: Clin Exp Res 11:349–356

Klinteberg B, Schalling D, Edman G, Oreland L, Asberg M (1987) Personality correlates of platelet monoamine oxidase (MAO) activity in female and male subjects. Neuropsychobiology 18:89–96

Knop J (1985) Premorbid assessment of young men at high risk for alcoholism. In: Galanter M (ed) Recent developments in alcoholism, vol III. Plenum Press, New York London, pp 53–64

Knorring AL v, Bohmann M, Knorring L v, Oreland L (1985) Platelet MAO activity as a biological marker in subgroups of alcoholism. Acta Psychiatr Scand 72:51–58

Knorring L v, Knorring AL v, Smigan L, Lindberg Y, Edholm M (1987) Personality traits in subtypes of alcoholics. J Stud Alcohol 48:523–527

Krause R (1983) Zur Onto- und Phylogenese des Affektsystems und ihrer Beziehungen zu psychischen Störungen. Psyche 11:1016–1043

Laubenthal F (1964) Allgemeine Probleme um Mißbrauch, Süchtigkeit und Sucht. In: Laubenthal F (Hrsg) Sucht und Mißbrauch. Thieme, Stuttgart, S 1–29

Ledig M, Ciesielski L, Simler S, Lorentz JG, Mandel P (1988) Effect of pre- and postnatal alcohol consumption on GABA levels of various brain regions in the rat offspring. Alcohol & Alcoholism 23:63–67

Linnoila M, Eckardt M, Durcan M, Lister R, Martin P (1987) Interactions of serotonin with ethanol: Clinical and animal studies. Psychopharm Bull 23:452–457

Ludwig AM (1986) Pavlov's "Bells" and alcohol craving. Addict Behav 11:87–91

Lykouras E, Markianos M, Moussas G (1989) Platelet monoamine oxidase, plasma dopamine β-hydroxylase activity, dementia and family history of alcoholism in chronic alcoholics. Acta Psychiatr Scand 80:487–491

Marlatt GA, Gordon JR (1985) (eds) Relapse prevention-maintenance strategies for addictive behavior change. Guilford Press, New York

Moss HB, Yao JK, Maddock JM (1989) Responses by sons of alcoholic fathers to alcoholic and placebo drinks: Perceived mood, intoxication and plasma prolactin. Alcoholism: Clin Exp Res 13:252–257

Nutt D, Glue P, Stewart A (1987) Platelet monoamine receptor binding in alcoholics during withdrawal. Brit J Addiction 82:1253–1255

Oreland L, Wiberg A, Winblad B, Fowler CJ, Gottfries CG, Kiianmaa K (1983) The activity of monoamine oxidase-A and -B in brains from chronic alcoholics. J Neural Transm 56:73–83

Ollat H, Parvez H, Parvez S (1988) Alcohol and central neurotransmission. Neurochem Int 13:275–300

Olds J (1977) (ed) Drives and Reinforcements Behavioral Studies of Hypothalamic Functions. Raven Press, New York

Pandey GN, Fawcett J, Gibbons R, Clark DC, Davis JM (1988) Platelet monoamine oxidase in alcoholism. Biol Psychiatry 24:15–24

Papousek H, Papousek M, Giese R (1986) Neue wissenschaftliche Ansätze zum Verständnis der Mutter-Kind-Beziehung. In: Stork J (Hrsg) Zur Psychologie und Psychopathologie des Säuglings. Fromman-Holzboog, Stuttgart, S 53–71

Pfeiffer A, Brantl V, Herz A, Emrich HM (1986) Psychotominesis mediated by K opiate receptors. Science 233:774–776

Pihl RO, Finn P, Peterson J (1989) Autonomic hyperreactivity and risk for alcoholism. Prog Neuro-Psychopharmacol & Biol Psychiat 13:489–496

Ploog D, Fichter M, Doerr P, Pirke KM (1981) Anorexia nervosa. Neurobiologie, Psychosomatik und Verhaltenstherapie. Internist 22:7–23

Ploog D (1986) Zur Psychopathologie der Emotionen unter neuroethologischem Aspekt. In: Heimann H, Gaertner HJ (Hrsg) Das Verhältnis der Psychiatrie zu ihren Nachbardisziplinen. Springer, Berlin Heidelberg, S 15–31

Polich J, Bloom FE (1988) Event-related brain potentials in individuals at high and low risk for developing alcoholism: Failure to replicate. Alcoholism: Clin Exp Res 12:368–373

Pollock VE, Gabrielli WF, Mednick SA, Goodwin DW (1988) EEG identification of subgroups of men at risk for alcoholism? Psychiatry Res 26:101–114

Rommelspacher H (1988) Pathobiochemie der Alkoholkrankheit. Dtsch Ärztebl 85:25–27

Routtenberg O (1980) Das Belohnungssystem des Gehirns. In: Gehirn und Nervensystem. Spektrum der Wissenschaft. Verlagsgemeinschaft Weinheim, S 161–168

Roy A, Virkkunen M, Linnoila M (1987) Reduced central serotonin turnover in a subgroup of alcoholism. Prog Neuro-Psychopharmacol & Biol Psychiatry 11:173–177

Roy A, Linnoila M (1989) CSF studies on alcoholism and related behaviours. Prog Neuro-Psychopharmacol & Biol Psychiatry 13:505–511

Sattes H (1959) Über die gegenseitige Ersetzbarkeit der Suchtmittel. Nervenarzt 30:129–131

Schmidt H-P (1987) Die Sache mit dem „Kontrollverlust" oder: eine natürliche Erklärung. Suchtgefahren 33:207–210

Schrappe O (1968) Gewöhnung und Süchte. Nervenarzt 39:337–350

Schrappe O (1978) Abhängigkeit – Symptom oder Krankheit? In: Keup W (Hrsg) Sucht als Symptom. Thieme, Stuttgart, S 29–37

Schrappe O (1980) Toxikomanie. In: Peters UH (Hrsg) Die Psychologie des 20. Jahrhunderts. Bd X, Ergebnisse für die Medizin (2): Psychiatrie. Kindler, Zürich, S 849–868

Singer W (1986) The brain as self-organizing system. Eur Arch Psychiatr Neurol Sci 236:4–9

Strian F (1983) (Hrsg) Angst. Grundlagen und Klinik. Springer, Berlin

Suzdak PD, Paul SM (1987) Ethanol stimulates GABA receptor-mediated CI-ion flux in vitro: Possible relationsship to the anxiolytic and intoxicating actions of alcohol. Psychopharmacol Bull 23:445–451

Tarter RE, Alterman AI, Edwards KL (1985) Vulnerability to alcoholism in men: A Behavior-Genetic Perspective. J Stud Alcohol 46:329–356

Tollefson GD (1989) Serotonin and alcohol: Interrelationships. Psychopathology 22 (Suppl 1):37–48

Topel H (1985) Biochemical basis of alcoholism: Statements and hypotheses of present research. Alcohol 2:711–788

Topel H (1989) Opioid-Genetik in der Suchtforschung. Suchtgefahren 35:73–83

Volicer L, Volicer BJ, D'Angelo N (1985) Assessment of genetic predisposition to alcoholism in male alcoholics. Alcohol & Alcoholism 20:63–68

Wray I, Dickerson MG (1981) Cessation of high frequency gambling and 'withdrawal' symptoms. Brit J Addiction 76:401–405

Zerbin-Rüdin E (1986) Genetik und pränatale Einflüsse. In: Feuerlein W (Hrsg) Theorie der Sucht. Springer, Berlin Heidelberg New York Tokyo, S 193–204

Zuckermann M (1984) Sensation seeking: a comparative approach to human trait. Behav Brain Sci 7:413–471

Verhaltenstheoretische Modelle zu den Grundstörungen der Sucht

R. Ferstl

Das Paradigma der psychobiologischen Verhaltenstheorie

Bei jedem Thema der klinisch-psychologischen oder psychiatrischen Forschung, das sich die Frage nach den elementaren Störungen einer letztendlich als Pathologie betrachteten Symptomatik stellt, ist zunächst die Wahl des Forschungs- und Therapieansatzes ausschlaggebend dafür, welche Teilproblematik als Grundstörung betrachtet wird. Daher muß im Sinne Kuhns (1962) zunächst die Struktur der einer therapeutischen Richtung zugrundeliegenden Annahmen transparent werden, bevor über die Definition des Begriffs „Grundstörung" ein Versuch unternommen wird, die Gemeinsamkeiten und die differentiellen Aspekte der verschiedenen Suchtphänomene für ihre Prävention und ihre Genese, Aufrechterhaltung und Therapie zu erläutern. Dies möchte ich im ersten Teil meiner Darstellung versuchen. Daran anschließend sollen nach der Präzisierung dieses Begriffs die in der modernen psychobiologischen Verhaltenstheorie auffindbaren Modelle zu den verschiedenen Grundstörungsbereichen erläutert und anhand einiger Beispiele diskutiert werden.

In der Literatur (z. B. Davison u. Neal 1988) und leider auch in vielen populärwissenschaftlichen Abhandlungen wird heute sehr oft die Ansicht vertreten, daß die Verhaltenstherapie als ein Satz von Behandlungsmaßnahmen zu betrachten sei, der in mehr oder minder gut dokumentierter Form auf der Basis der Lerntheorien ein ausgereiftes Therapiekompendium für die verschiedenen Störungsbereiche anbietet. Diese sehr verkürzte Form der Darstellung übersieht allzuleicht, daß in der entsprechenden Grundlagenforschung gerade in den letzten zwei Jahrzehnten eine virulente Entwicklung eingesetzt hat, die heute eine über die bekannten Ansätze des sozialen Lernens und der klassischen und operanten Konditionierung hinausgehende Konzeptualisierung von Verhaltenstheorie, aber auch Verhaltenstherapie ermöglicht. Der in der Verhaltenstheorie als soziopsychobiologisches Modell apostrophierte Zugang zu pathologischen Phänomenen geht in seinen Grundannahmen davon aus, daß die Details etwa der Suchtproblematik nur dann schlüssig aufgeklärt werden können, wenn die vielfältigen Wechselwirkungen von kognitiven, behavioralen, sozialen und biologischen Faktoren erforscht werden. Unter den konzeptuellen Modellen des Abhängigkeitsprozesses, die Entstehungs- und Therapiebedingungen je nach persönlicher Beteiligung und Verantwortung unterteilen (Brickman et al. 1982), entspricht die verhaltenstheoretische Grundposition dem kompensatorischen Modell. Das heißt, der Patient wird für die ätiologischen Komponenten, die zu seiner Störung geführt haben, zum größten Teil nicht verantwortlich gemacht, jedoch wird für die Veränderung seiner Problemlage eine persönliche Verantwortung und Mitarbeit gefordert. Konträr dazu steht etwa bei Brickman et al. (1982) das „Erleuchtungsmodell", das dem Abhängigen volle Verantwortung und somit Schuld für die Entstehung seiner Sucht zuschreibt, in dem er jedoch ohne „höhere Kraft und Hilfe" nicht in der Lage ist, seine Problemlage zu verändern.

Um einigen möglichen Mißverständnissen vorzubeugen, sei übrigens am Rande festgehalten, daß sich sowohl das soziopsychobiologische Modell der modernen Verhaltenstheorie wie auch das entsprechende kompensatorische Krankheitsmodell durch ein sehr positives Menschenbild auszeichnen: Beide kennzeichnet die Annahme der prinzipiellen Veränderbarkeit des Individuums. Diese zeichnet sich durch das zielorientierte Verhalten des einzelnen aus, wobei die jeweiligen Verhaltensausprägungen nach den bekannten Gesetzen des sozialen Lernens sowie des klassischen und operanten Konditionierens ausgebildet werden. Das Ziel der therapeutischen Intervention besteht demnach in der Vermittlung kurz- und langfristiger Lebensziele über den Weg der Selbstkontrolle. Dabei werden die Entwicklungsschritte entsprechend den kognitiv-emotionalen, sozialen und psychobiologischen Kenntnissen eingeleitet.

Gibt es ein Grundstörungskonzept?

Die Fragen nach Grundstörungen einer Pathologie wurden in der Verhaltenstheorie nie explizit diskutiert. Obwohl in nahezu allen Fällen einer Psychopathologie auch von Verhaltenstheoretikern Teilstörungsbereiche und die entsprechenden Modelle dafür behandelt wurden, ist das Konzept der „basic disorder" nicht vorhanden. Der Begriff „Grundstörung" suggeriert ja zunächst von seiner Semantik her, daß eine allen Phänomenen zugrundeliegende Fehlentwicklung ursächlich an der Entstehung und Aufrechterhaltung einer Störung beteiligt ist. Dieses schichtmodellartige Denken ist der Verhaltenstheorie deshalb fremd, weil sie sowohl das normale, gesunde Verhalten und Erleben wie auch die pathologischen Entwicklungen als ein Geschehen betrachtet, das in einem Netzwerk von sozialen, kognitiven, emotionalen, behavioralen und biologischen Komponenten abläuft. Am nächsten kommt einem Grundstörungskonzept noch das Modell der sogenannten Diathese-Streß-Konzepte. Sie gehen davon aus, daß eine Veranlagung, die entweder genetisch oder durch frühkindliche Erkrankungs- bzw. Lernprozesse erklärt werden kann, unter späteren Belastungsbedingungen aktiviert wird. Sie schließt aber keinesfalls aus, daß auch eine Diathese ein erworbener Faktor ist, und läßt offen, inwieweit es sich dabei um spezifische Determinanten einer späteren Fehlentwicklung handelt. Spezifität würde in diesem Zusammenhang bedeuten, daß ein bestimmtes biologisches oder Verhaltensmuster zu einer und nur dieser Störung führt.

Die Beobachtungsebenen des soziopsychobiologischen Modells

Geordnet nach dem Auflösungsvermögen der exakten Beobachtbarkeit unterscheidet die Verhaltenstheorie vier Beobachtungsebenen:

Die soziale Beobachtungsebene

Auf ihr werden Prozesse der Kommunikation und Interaktion, familiäre Einflüsse, aber auch die Schichtzugehörigkeit als Einflußgrößen der Störungsgenese und der Therapie beschrieben.

Der kognitiv-emotionale Bereich

Er umfaßt die emotionalen und gedanklichen internen Prozesse, die als „covert events" einer äußeren Beobachtung nur teilweise zugänglich sind. Gerade dieser Bereich hat in der jüngsten Forschung eine lebhafte Erweiterung im Sinne der kognitiven und Wissenspsychologie aber auch durch die moderne psychobiologische Forschung erfahren. Die Entwicklung der kognitiven Verhaltenstherapie repräsentiert dabei nur den kleinsten Teil der möglichen, in die Praxis umsetzbaren Erkenntnisse. Die neurobiologischen Ergebnisse zur Belastungsregulation, wie sie etwa in der Neuroendokrinologie erarbeitet werden, sind hier im Sinne der Aufdeckung von Wechselwirkungen des emotionalen und biologischen Geschehens ebenso zu subsumieren.

Die Ebene der Verhaltensbeobachtung

Auf ihr werden alle in bezug zu einer Störung stehenden relevanten Verhaltensauffälligkeiten im Zusammenhang zu ihren beobachteten auslösenden Bedingungen und Konsequenzen beschrieben. Dies bedeutet, daß die einzelnen Teilstörungsbereiche im Kontext ihrer sozialen, emotionalen und kognitiven Bedingungen analysiert werden und einem Behandlungsplan im wesentlichen die Vorstellung zugrundeliegt, daß der Patient mit seiner Verhaltensänderung und den damit verbundenen neuen Kontingenzen eine Stabilisierung seines Lebens erreichen kann.

Die biologische Beobachtungsebene

In ihr werden alle bisher bekannten körperlichen Begleiterscheinungen und biologischen Grundlagen einer Störung beschrieben. Dabei ist besonders zu beachten, daß es im Bereich der Suchtforschung gerade in der letzten Zeit eine Reihe neuer Erkenntnisse gegeben hat, die im wesentlichen darauf hinweisen, daß das schon seit langem bekannte Belohnungszentrum im Stammhirn eine Reihe von Beziehungen zu suchterzeugenden Substanzen hat.

Beispiele für Interaktionen zwischen den Beobachtungsebenen

Um den Wert der Heuristik der Beobachtungsebenen zu illustrieren und den Beitrag der Verhaltenstheorie zu den auf diese Weise geordneten Phänomenen zu erläutern, möchte ich im folgenden für jeden der vier Bereiche ein Beispiel geben. Die Beispiele sind so gewählt, daß zum einen das zielgerichtete Verhalten des Individuums erkennbar ist und zum anderen die Frage nach einer Grundstörung der dabei beobachtbaren Auffälligkeiten diskutiert werden kann.

Soziale Beobachtungsebene

Seit langem ist bekannt, daß durch die soziale Schichtzugehörigkeit, aber auch durch die Attraktivität der verschiedenen Peer-Gruppen das Risiko für die Entstehung verschiedener Suchtformen in der Bevölkerung unterschiedlich verteilt ist. Man denke nur an die bereits von Wikler (1976) beschriebenen Attraktivitätsgrade von Ritualen bei Drogenkonsumenten. Der Modellcharakter von Freunden und Bekannten, die bereits dem Drogenkonsum verfallen sind, ist nach allen uns bekannten Gesetzmäßigkeiten der sozialen Lerntheorie eine der entscheidendsten Determinanten für die Nachahmung und damit den Einstieg in den Drogenkonsum. Das Ziel dieses Modellernprozesses ist offenkundig: Die Zugehörigkeit zur Gruppe von Drogenkonsumenten. Trotz der bekannten Motivstruktur, die zu diesem Schritt führt, und obwohl die dabei fördernden Bedingungen wie die verbesserte Rollenidentität und die Konfliktvermeidung durch den Austritt aus dem familiären Verbund im Vordergrund stehen, kann das offensichtlich mangelnde Konfliktbewältigungsvermögen m. E. nicht als eine Grundstörung der Sucht definiert werden. Denn erstens liegen die nichtbewältigten Lebensprobleme zeitlich vor dem Drogenkonsum und sind somit in dem Sinne unspezifisch, als sie zu jedweder Art von psychischer Fehlentwicklung führen können. Zweitens ist post hoc der Nachweis nur sehr schwer zu führen, daß ein Abschalten – also ein dem Intoxikationszustand ähnliches kognitives Verhaltensmuster – schon immer die Strategie der Wahl der Problemlösung des Betroffenen war. Da dennoch die mangelnde Problemlösungskompetenz ein Kennzeichen vieler Suchtkranker ist, kann sie aus verhaltenstheoretischer Sicht nur als Teilstörung, aber keinesfalls als Grundstörung in dem Sinne bezeichnet werden, daß sie im kausalen Sinn zur Suchtentwicklung beiträgt. Da der größte Anteil der von Abhängigen beschriebenen Probleme aus dem sozialen Lebensbereich kommt und die meisten angestrebten Problemlösungen diesen Bereich betreffen, sind Sozial- und Problemlösungstraining heute ein Standardbestandteil nahezu jeden verhaltenstherapeutischen Programms in der Suchtbehandlung. Dies zeigt, daß gerade die sozialen Aspekte der verschiedenen Abhängigkeiten einen hohen Stellenwert auch für die moderne Verhaltenstheorie der Sucht haben.

Kognitiv-emotionale Bereiche

Im Bereich der kognitiven und emotionalen Prozesse werden gerade in der letzten Zeit zwei neue Komponenten der Suchtproblematik immer wieder diskutiert: Die sogenannte Wirkungserwartung (Marlatt u. Gordon 1985) und die Frage des Lebensstils und der Möglichkeiten seiner Veränderungen. Mit dem Problem der Wirkungserwartung werden all jene Attributionsprozesse angesprochen, bei denen den pharmakodynamischen Wirkungen einzelner abhängigkeitsinduzierender Substanzen bestimmte psychologische Effekte zugeschrieben werden. Aus diesem Forschungsbereich liegen Ergebnisse vor, die darauf hinweisen, daß zwischen abhängigen und nichtabhängigen Alkoholkonsumenten zumindest bezüglich der Trinkabsichten, der Trinkmotive und der Alkoholwirkungen erhebliche Unterschiede bestehen. Dies deutet darauf hin, daß möglicherweise substanzspezifische Erwartungsstrukturen bestehen, deren weitere Aufschlüsselung zu möglichen neuen therapeutischen Strategien führen kann. Für die globale Beschreibung des Lebensstils ist die Erfassung von zwei Aktivitätsbereichen entscheidend. Ausgehend von den unterschiedlichen Modellen der Streßbewältigung haben Marlatt u. Gordon (1985) sich auf die Be- und Entlastungsereignisse konzentriert und unterscheiden zwischen Alltagsroutinen einer Person, die als auferlegte Pflichten einerseits und als angestrebte Aktivitäten andererseits erlebt werden. Sie postulieren, daß ein balancierter Lebensstil, also ein ausgewogenes Verhältnis (von „daily hassles and uplifts") den optimalen Zustand kennzeichnet. Abweichungen in beiderlei Richtung können zu einem vermehrten Risiko für die Entwicklung einer Abhängigkeit führen. Entsprechend versuchen sie in ihren Therapieansätzen, ein Äquilibrium von Pflichten und freiwillig übernommenen Aktivitäten bei ihren Patienten zu erreichen. Es fragt sich erneut, ob veränderte Wirkungserwartungen, bezogen auf eine Substanz, oder ein in „unbalance" geratener Lebensstil als kognitiv-emotionale Grundstörungen einer Sucht zu beschreiben sind. Während im Bereich der Wirkungserwartungen zwar substanzspezifische Aussagen getroffen werden, bleibt nach wie vor offen, inwieweit diese typisch für einzelne Suchtformen sind. Ein Disäquilibrium von erwünschten und als Pflichten empfundenen täglichen Aktivitäten kann keinesfalls als eine spezifische Störungskomponente betrachtet werden.

Verhaltensebene

Im Bereich der klassischen Verhaltenstheorien zur Abhängigkeit ist die Angst- und Streßreduktionshypothese eines der ältesten Modelle. Im wesentlichen gehen die Überlegungen dieser Modellvorstellung dahin, daß die durch Alkohol- oder Drogenwirkung erreichte Erregungsreduktion oder Erregungsveränderung Verstärkerwert im Sinne des operanten Lernmodells erreicht. Voraussetzung ist dabei in jedem Fall, daß Angst und Streß den potentiellen zukünftigen Abhängigen, aber auch den bereits Süchtigen kennzeichnen. Dies ist ohne Zweifel der Fall, jedoch abermals kein Nachweis für eine spezifische Grundstörung.

Biologische Ebene und psychobiologischer Bezug

Im Bereich der biologisch orientierten Verhaltensmodelle werden gerade in jüngster Zeit die interaktiven Prozesse der Wechselwirkung von Drogen und Alkoholkonsum und der Aktivität des sogenannten Belohnungszentrums im Stammhirn diskutiert. Eine zentrale Rolle fällt dabei der Signalverarbeitung und Integration des Nucleus accumbens zu. In dieser Kernstruktur werden Informationen aus dem medialen Vorderhirnbündel, dem Septum, der Amygdala, des Hippocampus und der olfaktorischen Tuberkel integriert. Inwieweit das Belohnungssystem des Stammhirns, das im wesentlichen die Anteile des limbischen Systems umfaßt, in seiner Aktivität durch Drogen- und Alkoholwirkung verändert werden kann, zeigen Befunde, wonach einerseits Kokain die Wiederaufnahme des Neurotransmitters Dopamin in die präsynaptische Membran verhindern kann und andererseits der inhibitorische Neurotransmitter Gamm-Amino-Buttersäure (GABA) im Falle von Alkohol die angstreduzierende und sedierende Wirkung vermittelt. Wie Barnes (1988) diskutiert, muß jedoch in jedem Fall zu dieser neuronalen Aktivität ein Lernprozeß kommen, der u. a. die Toleranzentwicklung gegenüber den aversiven Alkohol- und Drogeneffekten einleitet. In der Diskussion dieser Transmittereffekte scheint jedoch zunehmend auch die Rolle des Gedächtnisses einen entscheidenden Stellenwert einzunehmen. Wenn das Gedächtnis nämlich bezüglich der Drogen- oder Alkoholwirkungen seine „Unschuld" verliert, also erste Erfahrungen mit Substanzwirkungen engrammiert werden, dann werden alle im assoziativen Gedächtnisspeicher mit dem Konsum verknüpften Informationen zu potentiellen Auslösern einer erneuten Substanzeinnahme. Das unwiderstehliche Verlangen danach ist jedoch nicht als Grundstörung, sondern als Anteil der Aktivität unserer biologischen Gedächtnisfunktionen zu verstehen.

Schlußfolgerungen

Fasse ich die bisherigen Ausführungen zusammen, so ergeben sich für das Thema dieser Tagung folgende drei Schlußfolgerungen:

1. Betrachtet man die vorliegenden Befunde aus den Forschungsarbeiten zu den unterschiedlichen Beobachtungsebenen des soziopsychobiologischen Modells der modernen Verhaltenstherapie, so ist an keiner Stelle zu erkennen, daß es für verschiedene Suchtformen eine spezifische Grundstörung gibt.
2. Die Art der abhängigkeitsinduzierenden Substanz ist im wesentlichen durch den Kulturkreis, die Peer-Gruppe oder – wie es im

Falle der Medikamentensucht bekannt ist – von der Art des Zugangs zu der Substanz determiniert.

3. Erst das multifaktorielle Geschehen, wie es im Bereich der Verhaltenstheorie als eine soziopsychobiologische Netzwerkaktivität untersucht wird, bietet die Möglichkeit, eines Tages die Entwicklung und die aufrechterhaltenden Bedingungen aber auch entsprechende therapeutische Ansätze für Suchtkranke zu präzisieren. Ein Grundstörungskonzept ist aus dieser Sicht der falsche Ansatzpunkt. Vielmehr sollte es heißen: Einzelne Teilstörungskomponenten, die auf den unterschiedlichen Beobachtungsebenen identifiziert werden können, sind in bezug auf ihre Interaktion hin zu untersuchen und als Komponenten der Gesamterkrankung Sucht zu interpretieren.

Literatur

Barnes DM (1988) The biological tangle of drug addiction. Science 241:415–417

Brickman P, Rabinowitz VC, Karuza J, Coates D, Cohn E, Kidder L (1982) Models of helping and coping. American Psychologist 37:368–384

Davison GC, Neale JM (1988) Klinische Psychologie. Psychologie Verlagsunion, München

Kuhn TS (1962) The structure of scientific revolutions. University of Chicago Press, Chicago

Marlatt GA, Gordon JR (1985) Relapse prevention. Guilford Press, New York

Wikler A (1976) Einige lerntheoretische Überlegungen zum Problem der Drogenabhängigkeit. In: Ferstl R, Kraemer S (Hrsg) Abhängigkeiten. Fortschritte der Klinischen Psychologie, Bd 9. Urban & Schwarzenberg, München

Grundstörungen bei Abhängigkeit und Sucht aus tiefenpsychologischer Sicht

A. Heigl-Evers, E. Schultze-Dierbach und G. Standke

Einleitung

In der Einladung zu dieser Tagung wurde gefragt (Bühringer/Wanke), ob es gegenüber einer gegenwärtig bestehenden Tendenz zur Individualisierung der Behandlung von Abhängigen, basierend auf den heute stärker betonten Unterschieden in der Genese und Symptomatik, eine Position gibt, aus der heraus die Gemeinsamkeiten körperlicher, psychischer und sozialer Merkmale oder Funktionsstörungen bei der Substanzmittel-Abhängigkeit vertreten werden; es geht um die Frage nach gemeinsamen Grundstörungen, die – falls sie klinisch beobachtbar oder gar empirisch nachweisbar sein sollten – entweder disponierende oder auslösende oder modifizierende Faktoren einer Abhängigkeit oder aber deren Folgen sein könnten. Wir haben es übernommen, das Thema solcher Grundstörungen aus tiefenpsychologischer Sicht zu behandeln; wir möchten erörtern, ob es insbesondere gemeinsame *psychische* Merkmale oder Funktionsstörungen bei diesen Kranken gibt und – falls es sie geben sollte – wie sie im Prozeß dieser Erkrankungen wirksam werden – ob disponierend, auslösend oder modifizierend – ob sie als Entstehungsbedingung der Krankheit oder aber als deren Folge zu verstehen sind.

Zunächst möchten wir definieren, was unter Abhängigkeit und Sucht in den Zusammenhängen unserer Thematik verstanden werden soll. Was heißt stoffliche Abhängigkeit, was heißt Sucht? Radó (1934) sagt dazu: „Nicht das Giftmittel schlechthin, sondern der zielbewußte Antrieb, sich seiner zu bedienen, macht das Individuum zum Süchtigen. Man erkennt, daß die Rauschgiftsüchte psychisch bedingte, artefiziell bewirkte Erkrankungen sind; sie werden durch das Vorhandensein von Rauschgiften ermöglicht und durch psychische Beweggründe erworben". Nach Glover (1932) bedeutet

Sucht eine Abhängigkeit von einer Substanz, Aktivität oder Person, von der angenommen wird, daß sie einerseits Befriedigung verschafft und andererseits Erleichterung oder Befreiung von psychischem Schmerz oder Trauma (Angst etc.). Sucht schützt das Inviduum vor schwerwiegenden Folgen seiner Fehlentwicklung: Suizid, Psychose, Selbstentwertung, antisoziales und kriminelles Verhalten (Friedrich 1988).

Wir wollen aus psychoanalytischer Sicht unter Grundstörung jene seelischen Funktionsstörungen und deren strukturelle Zuordnung verstehen, die − aufgrund theoretischer Überlegungen und klinischer Beobachtungen − als notwendige, wenngleich nicht als hinreichende Bedingungen für die Entwicklung einer Abhängigkeit zu begreifen sind. Dabei ist zu vermerken, daß solche Funktionsstörungen im Sinne einer Causa als einer nichtreduntanten Bedingungsmenge empirisch bislang nicht nachgewiesen werden konnten.

Wir möchten uns zunächst kurz mit einigen Stellungnahmen aus der Literatur zu dieser Thematik befassen und sodann Überlegungen entwickeln, die auf eigenen klinischen Beobachtungen und empirischen Untersuchungen basieren. Die psychoanalytische Literatur zur Persönlichkeit des Suchtkranken und zu den Bedingungen, die möglicherweise zu süchtigen Entwicklungen disponieren oder sie bewirken, auslösen, modifizieren oder chronifizieren, ist beinahe so alt wie die Psychoanalyse selbst und spiegelt in ihren theoretischen Grundannahmen auch ihre Wissenschaftsgeschichte wider.

Psychoanalytische Erklärungsmodelle

Auf die Frage nach den Grundstörungen der Sucht, mit der wir uns auseinanderzusetzen haben, hat die Psychoanalyse bis heute eine Vielzahl von Erklärungsmodellen geliefert, − Modelle, die sich je nach dem theoretischen Standort ihrer Autoren oft deswegen erheblich unterscheiden, weil sie immer diejenigen Aspekte eines Ganzen erfassen, die im jeweiligen Blickfeld liegen. So hat die Psychoanalyse bis heute keine theoretisch befriedigende Antwort auf diese Frage gefunden, sind die in Forschung und Therapie tätigen analytisch ausgebildeten Fachleute immer noch eher Fragende als Antwortende; und zu den offen gebliebenen Fragen gehört auch die nach dem Spezifischen, das suchtkranke Menschen von Patienten anderer Störungsgruppen unterscheidet.

Die Kernfragen zu den Entstehungsbedingungen der Sucht sowie ihrer psychischen Merkmale haben sich seit ca. 60 Jahren kaum verändert. Neuartiges entstand bislang zumeist aus einer Neuverknüpfung alter Grundannahmen. So wagte in jüngster Zeit Herdieckerhoff (1987) eine Annäherung an das Phänomen Sucht auf der Ebene von Symptomen wie pathologisch „psychischer" Abhängigkeit und Kontrollverlust, die er mit der narzißtischen Besetzung von Oralität verknüpft, die die dynamische Qualität der Beziehungen zwischen Selbst und Objekt regelt.

Einer der wichtigsten Aufsätze des letzten Zeitabschnitts ist der von Lührssen (1976) verfaßte Artikel. Im Kontrast zum Handlungspragmatismus jener Jahre in Diagnostik und Therapie von Abhängigkeitserkrankungen fokussiert er auf die innerseelischen Bedingungen, als deren Folge ein Mensch süchtig zu einer Droge greift — freilich mit der Einschränkung, süchtiges Verhalten nur begrenzt erklären zu können. Er fragte sich auch, ob die Sucht überhaupt ein geschlossenes Krankheitsbild sei oder ob sie den Neurosen oder Psychosen zugeordnet werden müsse.

Im Rückgriff vor allem auf Radó (1926) und Wurmser (1972) suchte er eine Erklärung süchtigen Verhaltens; mit anderen Worten versuchte er Grundstörungen zu beschreiben, wobei er von der Beantwortung zweier Fragen ausging:

1. Welche Hilfe erwartet der Süchtige von der Droge? (Damit wird ihr Objektcharakter bzw. Ersatzobjektcharakter angesprochen.)
2. Was bewirkt die Droge? (Hier wäre zu ergänzen: Was bewirkt sie im Inneren des Süchtigen, in welcher Wechselwirkung steht sie zum Triebgeschehen, zur Ich-Struktur, und welche Funktion erhält sie unter dem Aspekt vorherrschender Objektbeziehungen?)

Mit Wurmser beschrieb Lührssen die Funktion der Drogeneinnahme als mißglückten Selbstheilungsversuch, mit Radó als Substitution eines fehlenden bzw. nicht ausreichend gut funktionierenden Reizschutzes; er koppelte sie mit einer archaischen Objektabhängigkeit des Suchtkranken, derentwegen die anderen wie auch die Droge lediglich ich-komplettierende und das eigene Selbst ergänzende Funktionen wahrzunehmen haben. Lührssen weist ferner auf einen Aspekt der Droge hin, den später Rost (1986) wieder aufgegriffen hat: Sucht als protrahierter Suizid und als disponierender, auslösender und chronifizierender Niederschlag sadistischer Bilder und struktureller Ausformungen früher Objekte mit bösen, zerstörerischen Eigenschaften, die im Inneren errichtet wurden. Eine Vernichtung dieser Introjekte geschieht nach Rost nur über den Akt der Selbstzerstörung (Klein 1972).

Ich-Schwäche und pathologische, verinnerlichte Objektbeziehungen sind nun nichts Suchtspezifisches; wir finden sie auch bei anderen seelisch bedingten Erkrankungen, z. B. bei Borderline-Störungen, schweren phobischen Krankheitsbildern oder Zwängen, um nur einige zu nennen. Sucht kann bei diesen Störungen sowohl im Sinne von Gleichzeitigkeit wie auch als Prodromal- oder als Folgesymptom auftreten − ein Zeichen dafür, daß die Sucht geeignet ist, andere Symptome abzuwehren. So beschreibt Kernberg (1979) z. B. die unterschiedliche Wirkungsweise der Droge bei unterschiedlichen Krankheitsbildern und weist auf ihre Wirkung im Sinne einer strukturspezifischen Ich-Reparatur hin.

Rost (1986) stellt in einer gründlichen Literaturübersicht heraus, daß sich die Fragen nach der Spezifität der Persönlichkeitsstruktur von Suchtkranken (Alkoholkranken) und einer verbindlichen psychoanalytischen Theorie der Sucht nur sehr unzureichend beantworten lassen. Um Neutralität bei der Bewertung dieser Ansätze bemüht, betont er zwar, daß er keinen der bisherigen Erklärungsversuche für überzeugender als die anderen halte, bevorzugt jedoch letztendlich den objektpsychologischen Ansatz von Melanie Klein. Als eine Grundstörung versteht er eine *Störung in der oralen Phase*, vor allem *der ihr zuzuordnenden Beziehungsmodalitäten und Abwehrmechanismen*. Eine weitere Grundstörung sieht er in einer Schwäche des Ichs, in deren Kontext er die These vom Substanzmittelkonsum als Selbstheilungsversuch einsetzt. Die Droge habe die Fähigkeit, Lücken in der Struktur zu überdecken (S. 51), unerträgliche Affekte zu mildern (S. 53) und übernähme damit Funktionen, die beim gesunden Ich durch psychische Prozesse, vor allem Abwehrmechanismen, wahrgenommen würden (S. 56).

Eine weitere, nach seiner Ansicht suchtspezifische, Grundstörung sieht Rost in einer *Objektbeziehungsstörung*, die dadurch charakterisiert ist, daß sie unter der *Dominanz der Identifizierung mit sadistischen Teilobjekten* steht. Sucht als Selbstzerstörung; der Suchtstoff als Mittel dazu, destruktiven Haß und Sadismus leben zu können — man darf hier an die These von Stoller (1979) erinnern, der die Perversionen als erotisierte Form von Haß beschreibt. Die Stärke bzw. die Mischung der bekämpften libidinösen und aggressiven Triebregungen bedingt nach Rost die Wahl des Suchtmittels.

Herdieckerhoff (1987) versuchte über eine Auseinandersetzung mit suchttypischen Merkmalen auf der Symptomebene zu einem neuartigen dynamischen Verständnis der Suchtentstehung zu kommen. Es handelt sich um die Trias Psychische Abhängigkeit, Kontrollverlust und narzißtische Besetzung von Oralität. Dabei geht es dem Autor weniger um das Verständnis der Symptome als Ich-Reparatur im Sinne eines Selbstheilungsversuchs als vielmehr darum, über die Externalisierung von Ich- und Überich-Funktionen in Beziehung zu wichtigen anderen zu treten, um quasi mit Hilfe äußerer Zufuhr „Heilung" zu erfahren. Abhängigkeit — von ihm als nosologische Einheit gesehen — kann als Causa prima, so seine Auffassung, in Verbindung mit Kontrollverlust und narzißtischer Besetzung von Oralität unter bestimmten auslösenden Bedingungen zu einer Suchtentwicklung führen.

Psychische Abhängigkeit, als eine Grundstörung in der psychoanalytischen Literatur bis dahin nicht konzeptualisiert, resultiere aus einer Entwicklungsstörung im Bereich der Objektbeziehungen — nämlich aus der Identifizierung mit einer leeren, unempathischen Mutter (S. 98), die auf Signale des Kindes mit Befriedigungen antwortet, nach denen kein Bedürfnis besteht. Heigl-Evers et al. (1981) kommen zu vergleichbaren Annahmen, setzen jedoch die Akzente ein wenig anders: „...daß möglicherweise schon sehr früh in der kindlichen Entwicklung zur Befriedigung von Triebwünschen Angebote gemacht werden, die unpersönliche Mittel zur Beseitigung von Unlustgefühlen beinhalten" (S. 59).

Die Folgen solcher Interaktionsprozesse sind: Ichschwächung und Ausbildung von Ichfunktionsdefiziten wie u. a. fehlender Binnenwahrnehmung, fehlender Affektdifferenzierung, unzureichender Prüfung auch der äußeren Realität, Abspaltung der Befriedigungserwartung auf Ersatzobjekte. Letzteres bedeutet auch, in der Autonomie behindert, d. h. abhängig von einem anderen zu sein.

Der *Kontrollverlust* geht mit einer unzureichenden Vorstellung von der richtigen Befriedigungsform von Bedürfnissen einher. Diese können daher immer nur über einen *Ersatz* befriedigt werden. Er bedeutet ferner − unter den Bedingungen von Abhängigkeit − einen sekundären Gewinn, weil er dafür geeignet ist, sich die wichtigen anderen in Ich- und Überich-Funktionen zu sichern. Das heißt, er steht im Dienste der Abhängigkeit, bedingt und verfestigt sie und wird damit zu einer „Ich-Einschränkung, um psychische Abhängigkeit realisieren zu können" (S. 90).

Die *narzißtische Besetzung von Oralität* als drittes Element der Grundstörungstrias zeigt sich in einer oralen Fixierung und in einer Idealisierung von Oralität (S. 98). Sie wird genährt von der „Überzeugung", daß man die Quelle des Lebens nicht in sich hat, sondern sie von außen zugeleitet werden muß.

Suchtspezifische Objektbeziehungsmuster

Suchen wir nach psychischen Merkmalen oder Funktionsstörungen bei Abhängigkeitskranken, die als Grundstörung im anfangs genannten Sinn bezeichnet werden könnten, dann sind es vor allem *Objektbeziehungsmuster* bestimmter Art, die sich der Aufmerksamkeit, der Betrachtung nahelegen. Es handelt sich dabei um *permanente bzw. permanent wirksame, unbewußte Phantasien vom Subjekt*, als vom Selbst (des Individuums), *von seinen Objekten* und *von den zwischen beiden bestehenden Beziehungen*, die unter Einsatz psychoanalytischer Theorie und Methode erschließbar sind und denen eine bedeutende regulierende Funktion in bezug auf Selbstwertgefühl, Triebbefriedigung und Beziehung zur „Welt der Objekte", also der (realen) Umwelt des Individuums, des Subjekts, zugeschrieben wird. Als Grundstörung wäre nun ein solches Beziehungsmuster zu beschreiben bzw. zu bezeichnen, ohne das eine stoffliche Abhängigkeit nicht entstehen könnte, das hier demnach als notwendige Bedingung im Sinne der Disposition zu gelten hätte. Welche Art von Objektbeziehung konstelliert nun eine Abhängigkeit, wie sie – stoffgebunden – im klinischen Bild der Drogenkrankheit in Erscheinung tritt, und wie ist insbesondere das *Objekt* einer solchen Beziehung vorzustellen?

- Das Objekt muß ständig erreichbar – mehr noch, muß verfügbar sein, um die unmittelbare Befriedigung von andrängenden unspezifischen Bedürfnissen zu gewährleisten, wenn diese anstelle von differenzierten Wünschen das Erleben beherrschen bzw. wenn oder weil noch keine differenzierten Wünsche erlebbar sind.
- Das Objekt muß verfügbar sein, wenn es um die Stabilisierung des Selbstwertgefühls durch eine Fusion der Vorstellungen von Ideal-Selbst, Real-Selbst und ebendiesem – idealisierten – Objekt geht; es muß auch verfügbar sein, um via unmittelbarer oraler Bedürfnisbefriedigung eine narzißtische Gratifikation zu vermitteln.
- Das Objekt muß ständig verfügbar sein, um Unlustreize, wie etwa Alleinsein, Leersein, Nicht-gewärmt-Sein, Nicht-gehalten-Sein, Nicht-akzeptiert-Sein, Nicht-bestätigt-Sein, verläßlich auszuschalten und somit subjektives Wohlbefinden als eine narzißtische Erlebensqualität herzustellen.

Solange ein solches Objekt in Beziehung zum Subjekt solche Wirkungen ausübt, ist eine Manifestation von stofflicher Abhängigkeit nicht zu erwarten. Kommen diese Wirkungen nicht zur Geltung, ist dagegen mit einer solchen Manifestation zu rechnen. Und das ist nach klinischen Erfahrungen in der Tat der Fall; denn die Dominanz eines solchen Objektbeziehungsmusters hat eine Schwächung des Ichs zur Folge, die wiederum zur Substanzmittel-Abhängigkeit disponiert. Ehe wir diese Ich-Schwächen erörtern, wollen wir kurz auf die theoretische Position des Ichs eingehen.

Die psychoanalytische Theorie der Ich-Struktur

Das Ich gehört zu den Konzepten der in der Psychoanalyse entwickelten Theorie über die menschliche Innenbefindlichkeit, die als sogenannte Strukturtheorie bis heute klinisch gültig, wenngleich nicht unangefochten geblieben ist (Arlow u. Brenner 1979,

Mertens 1981). Die Strukturtheorie simuliert die Innenbefindlichkeit des Menschen mittels dreier Instanzen: der des Es, des Ichs und des Über-Ichs. Als weitere Instanz tritt die äußere Realität („Welt der Objekte") hinzu. Zwischen diesen Instanzen kommt es regelhaft zu Konflikten (intersystemischen Konflikten), die vom bewußten Erleben abgewehrt und dann pathogen werden können. Auch innerhalb einer Instanz kann es zu Konflikten kommen (intrasystemischen Konflikten; Hartmann 1972). Die Strukturen oder Instanzen des Ichs und des Über-Ichs können, mißt man sie an der Fiktion eines Normal-Ichs (Freud 1937), mehr oder weniger differenziert bzw. mehr oder weniger defizitär sein.

Bei diesen Instanzen oder Strukturen handelt es sich um relativ unveränderliche Determinanten individuellen Erlebens und Verhaltens, die – mit anderen Worten – eine geringe Ablaufgeschwindigkeit haben (Rapaport 1979). Sie können als ein Resultat des Zusammenwirkens von biologisch verankerten phylogenetischen Determinanten und von Determinanten der frühkindlichen Sozialisation betrachtet werden, die wiederum von sozioökonomischen und soziokulturellen Faktoren abhängig sind.

Die ich-schwächenden Folgen der beschriebenen Objektbeziehung

Die Fähigkeit zur Unterscheidung zwischen Innen- und Außenwahrnehmung wird gemindert, um die angestrebte Angleichung des realen Selbst an ein ideales Wunschbild vom Selbst und ein ideales Objekt zu erreichen bzw. zu gewährleisten. Das ist nur möglich mit Hilfe von primitiven Selbst- und Objektidealisierungen, die eine Verkennung und Verzerrung der Realwahrnehmung bedeuten; solche Idealisierungen können außerdem nur mit Hilfe spezieller Mechanismen der Abwehr wie primitiver Leugnung und Bagatellisierung aufrechterhalten werden.

Außer der Wahrnehmungsfunktion ist eine weitere Ich-Funktion in Auswirkung bzw. unter der Dominanz der zuvor beschriebenen Objektbeziehung defizitär; eine Unterfunktion der Binnenwahrnehmung, nämlich die der Differenzierung von Affekten in Richtung auf eine Signalgebung oder Signalgebungsfunktion. Hier sind insbesondere aversive und aggressive Affekte betroffen, die nach den Ergebnissen der differentiellen Affektforschung (Krause) als primäre (angeborene) Affekte zu gelten haben, die aber, falls sie Signalfunktion gewönnen, die Aufrechterhaltung der Idealisierung des Objektes in Frage stellen könnten; denn ein ideales Objekt – und an dieser Idealisierung muß festgehalten werden – enttäuscht und kränkt nicht und wird daher beim Subjekt auch keine aversiven oder aggressiven Reaktionen auslösen können.

Die Schwächung der Struktur des Ichs betrifft häufig auch die Funktion der Abwehr unbewußter Konflikte; hier werden primitive Leugnungen und Bagatellisierungen eingesetzt, um die Idealisierung des Objekts aufrechtzuerhalten.

Die genannten Einschränkungen von Ich-Funktionen, die in ihrer Gesamtheit eine Schwäche des Ichs bedeuten, überschneiden sich vielfach: Diese Funktionen lassen sich nicht klar, eben ohne Überschneidung, voneinander abgrenzen. Sie lassen sich zusammenfassen als Realitätsprüfungs-Funktion, deren erste Entfaltung beim Kleinkind nach Fenichel (1946) sozusagen die Geburtsstunde des Ichs bedeutet. Die genannten Funktionsstörungen sind hinsichtlich ihrer Wirksamkeit bei der Entwicklung und Manifestation von Abhängigkeit und Sucht u. E. als disponierende Faktoren zu verstehen.

Für die defizitäre Affektdifferenzierung gilt das in folgender Weise: Das Objekt des Suchtkranken – sowohl als Realperson wie auch als innere Repräsentanz verstanden – wird meistens von ihm affektiv wie auch triebdynamisch hoch besetzt und gleichsam als dem eigenen Selbst zugehörig phantasiert. Dieses Objekt wird – zumal dann, wenn die Unterscheidung zwischen Binnen- und Außenwahrnehmung gemindert ist – als eine dem Selbst zugehörige Funktion verstanden, die die Sofortbefriedigung andrängender Bedürfnisse garantiert, Wohlbefinden ermöglicht und/oder die Grandiosität der Vorstellung vom eigenen Selbst bestätigt. Droht nun der Verlust eines solchen Objekts, dann stehen keine signalgebenden Affekte zur Verfügung, die erst ein reiferes Ich entwickeln kann. Das hat zur Folge, daß reale Verluste den Patienten unvorbereitet treffen, daß sie erst dann spürbar werden, wenn sie bereits eingetreten sind und ein quälender Mangel erlebt wird, begleitet von hochintensiven diffusen, zumeist körpernahen Affekten mit erheblicher Unlusttönung, die sehr schnell die Grenzen des Erträglichen überschreiten. Das geschieht deswegen, weil − wie gesagt keine Kontextklarifizierung (Klärung der Entstehenszusammenhänge der Affekte) möglich ist.

Der Kranke ist unerträglicher Unlust ausgeliefert, die ihn dazu drängt, das verlorengehende (symbiotische) Objekt stofflich zu substituieren, d. h. aber zum Alkohol oder zur sonstigen Droge zu greifen und diesen Stoff zu inkorporieren. Es soll nicht unerwähnt bleiben, daß es sich unter triebdynamischem Aspekt bei den beschriebenen Störungen um orale Fixierungen oder Regressionen handelt, d. h. um ein starkes Gebundensein an die Befriedigung stoffgebundener, einem Luststoff verhafteter, also oraler Bedürfnisse, handelt − die auch ein Element narzißtischer Gratifikation, enthalten.

Wir möchten nach dem bislang Erörterten annehmen, daß bei Abhängigkeitskranken eine (innere) Objektbeziehung bestimmter Art − eine primitive, weil apersonale oder Teil-Objektbeziehung deswegen zu den Grundstörungen im Sinne eines disponierenden Faktors gehört, weil eine solche Beziehung leicht labilisiert werden, der Verlust des (Teil-)Objekts leicht drohen oder eintreten kann. Diese Labilisierung tritt dann ein, wenn in psychosozialen Konstellationen (orale) Bedürfnisse nicht befriedigt werden und damit auch die selbstwertstärkende Wirkung einer solchen Befriedigung ausfällt, wenn eine − natürlich phantasierte − ideale Übereinstimmung zwischen den Vorstellungen vom Real-Selbst, vom Ideal-Selbst und einem als ideal erlebten Objekt nicht mehr aufrechtzuerhalten ist, weil sich in psychosozialen Konstellationen Entwertungserfahrungen aufdrängen. Ein in Auswirkung einer solchen dominierenden Objektbeziehung geschwächtes Ich − geschwächt in wichtigen Teilaspekten der Realitätsprüfung wie einer zwischen Innen- und Außenreizen verläßlich unterscheidenden Wahrnehmung, wie der Verfügung über differenzierte entkodierte Affekte mit Signalcharakter − ist den genannten psychosozialen Belastungen nicht gewachsen. Dabei wird die von uns angenommene Grundstörung − die defizitäre Affektdifferenzierung − eventuell auch deswegen zu einem auslösenden Faktor, weil sie in solchen psychosozialen Belastungssituationen eine Überflutung des subjektiven Erlebens mit intensiven Unlustempfindungen nicht verhindern kann, die schnell die Unerträglichkeitsgrenze erreichen und dann die stoffliche Substitution des verlorenen oder verlassenen Teilobjekts erzwingen. Eine solche Schwächung des Ichs, die frühen Entwicklungsphasen der Ich-Struktur entspricht, beruht entweder auf einer Retardierung oder Fixierung auf einem Frühentwicklungsniveau oder sie ist Ergebnis einer Ich-Regression. Letztere setzt voraus, daß das Niveau ödipaler Ganzobjektbeziehungen nicht erreicht wurde; daß es in den ödipalen Beziehungen jedoch zu bedrohlichen Konflikten kam, als deren Lösung sich eben die Regression nahelegte. Sie bedeutet ein Zurückgehen auf frühe Stufen der Entwicklung des Ichs, der Objektbeziehungen und der Triebdynamik. Sie ist mit einer Entdifferenzierung, und das heißt Schwächung des Ichs, verbunden, wie wir sie als eine mögliche Grundstörung beschrieben haben.

Empirische Studie

Eine von uns (Heigl-Evers u. Standke 1989) durchgeführte empirische Studie hat Hinweise darauf ergeben, daß es solche Grundstörungen bei Abhängigkeit und Sucht geben könnte. Gegenstand dieser zweiteiligen Untersuchung waren im ersten Teil Interviewtranskripte (pro Patient zwei Interviews von ca. 50 Minuten Dauer) von jeweils 25 Patienten der in diese Studie einbezogenen Störungsgruppen (Morbus-Crohn-Patienten, Neurosekranke, alkoholabhängige Patienten). Diese Gruppen waren anhand folgender soziographischer Merkmale parallelisiert worden: Geschlecht, Alter, Schulbildung, Familienstand, berufliche Position. Drei Rater hatten pro Patient jeweils 19 verschiedene Merkmale einzuschätzen. Dabei war für jedes Merkmal jeweils ein Punktwert zwischen eins und sieben zu vergeben. Das verwendete Ratingsystem, das von Streeck (1982) in Anlehnung an Untersuchungen von Bellak et al. (1973) entwickelt und von uns für diese Untersuchung modifiziert wurde, sollte eine skalierte Beurteilungsmöglichkeit bieten, die von starken Beeinträchtigungen (Punktwert 1) bis zu einem optimalen (gesunden) Niveau (Punktwert 7) reicht, wobei jeder Skalenpunkt durch bestimmte klinische Phänomene definiert worden ist. Die in diesem System übergeordneten Kategorien waren:

- Objektbeziehungen
- narzißtische Gleichgewichtsregulierung
- Realitätsprüfung
- Urteilsbildung
- adaptive Regression im Dienste des Ichs
- Regulierung und Kontrolle von Impulsen und Affekten
- Merkmale der Denkprozesse.

Im zweiten Teil dieser Studie kamen Testverfahren zur Anwendung. Dabei handelte es sich um testpsychologische Erhebungen zum Selbstwertgefühl, zum Erleben des Objekts, zur Idealvorstellung von der eigenen Person; ferner zum realen und idealen Mutterbild. Sie wurden über Polaritätsprofile ermittelt, die Zepf et al. (1981) entwickelt haben. Zusätzlich legten wir den Teilnehmern der Studie einen Fragebogen zu Körperbeschwerden und einen zur Verhaltensnormalität vor. Beide wurden *nach* dem ich-psychologischen Interview durchgeführt. Die Reihenfolge der Tests: Gießener Beschwerdebogen (GBB), semantische Differentiale zu den Personenkonzepten, Fragebogen zur Verhaltensnormalität.

Die diagnostischen Gruppen (Morbus Crohn, Sucht, Neurose) differenzierten sich so:

Keine Unterschiede
- Gedächtnis, Konzentration und Aufmerksamkeit
- Sprache/Kommunikation.

Unterschiede (Sucht vs. Neurose und Morbus Crohn)
- Art der Objektbeziehung
- Wahrnehmen und Erleben vom Objekt als eigenständige Person
- Reife der Objektbeziehung
- Objektkonstanz
- Regulierung des narzißtischen Gleichgewichts
- Stabilisierung der Ich- und Selbstgrenzen
- Diskriminierungsfunktion
- Äußere Realitätswahrnehmung
- Antizipation
- Folgeorientierte Verhaltenssteuerung
- Verhaltensabstimmung

- Regressionsfähigkeit
- Affektausdruck
- Frustrationstoleranz.

Unterschiede (Neurose vs. Sucht und Morbus Crohn)
- Binnenwahrnehmung
- Kreativität
- Abstraktionsvermögen.

Einige Ergebnisse der Untersuchung

In 17 der 19 Skalen sind die Unterschiede zwischen den Vergleichs-
gruppen signifikant. Die beiden Ausnahmen sind die Skalen „Gedächtnis" sowie „Sprache/Kommunikation". (*keine Unterschiede*). In 14 der 17 Skalen (s. *Sucht vs. Neurose und Morbus Crohn*),
bei denen sich mittelgroße Unterschiede zeigen, beziehen sich diese
auf Unterschiede zwischen den untersuchten Suchtpatienten auf
der einen Seite und den beiden anderen diagnostischen Gruppen
(Neurosekranke und Patienten mit Morbus Crohn) auf der anderen Seite.

Lediglich hinsichtlich der Skalen „Binnenwahrnehmung",
„Kreativität" und „Abstraktionsvermögen" sind auch die Unterschiede zwischen den Morbus-Crohn-Kranken und den Psycho-
neurotikern signifikant – d.h. genauer gesagt, die Morbus-
Crohn-Kranken haben ähnlich niedrige Werte wie die Suchtkranken (s. *Neurose vs. Sucht und Morbus Crohn*). Es ist also hinsichtlich der hier untersuchten und einem Vergleich unterzogenen
Gruppe von Alkoholkranken festzustellen, daß sie eine generelle
Ich-Schwäche zeigen. Ein spezifisches Defizit in der Ich-Organisation scheint nicht zu den Auffälligkeiten zu gehören. Dies trifft im
Gegensatz zur Gruppe der Alkoholkranken auf jede der Morbus-
Crohn-Kranken hinsichtlich der oben angesprochenen drei Kategorien der Binnenwahrnehmung, der Kreativität und des Abstrak-
tionsvermögens zu. Eine Verallgemeinerung dieser Befunde für Alkoholkranke ist aufgrund der begrenzten Zahl der von uns untersuchten Patienten freilich nicht möglich.

Das Ergebnis der testpsychologischen Untersuchung anhand der
von Zepf et al. (1981) entwickelten und beschriebenen Polaritätsprofile macht deutlich, daß unterschiedliche Bilder von der realen

Mutter wie auch die Idealisierung des Mutterbildes zu den Spezifika der hier untersuchten Gruppe Alkoholabhängiger gehören. Jedenfalls zeigt sich eine starke Fixierung auf das Bild der realen Mutter, das darüber hinaus noch mit stark idealisierten Vorstellungen verbunden wird. Sowohl die idealen Vorstellungen von der eigenen Person als auch jene vom realen Partner scheinen bei den Alkoholkranken den Mutterbildern stärker angenähert zu sein als dies bei den Psychoneurosekranken bzw. der Vergleichsgruppe der Fall ist. Es ist zu erwarten, daß hier im Sinne der psychosozialen Abwehr Bagatellisierungen und Leugnungen eine Rolle spielen. Der Patient hat — über solche mit Hilfe primitiver Leugnungen aufrechterhaltene Idealisierungen der realen Mutter, des Real-Selbst sowie der wichtigsten realen Bezugsperson — die Möglichkeit, die Vorstellung von einem narzißtischen Zustand des Wohlbefindens aufrechtzuerhalten. Dazu trägt im Sinne von „Selbstheilung" der Alkohol noch weitgehend bei. Der Versuch einer solchen Selbstheilung (durch Einnahme von Alkohol) folgt in der Regel dann, wenn das Resultat der genannten Mechanismen primitiver Bagatellisierung und Leugnung durch die Realität stark in Frage gestellt wird und z. B. Objektverlust und/oder Selbstentwertung drohen.

Bei den von uns untersuchten Abhängigkeitskranken konnten wir also eine pathogene Fixierung der Ich-Entwicklung nachweisen. Diese Fixierung zeigte sich über die von uns eingesetzten Instrumente eher diffus, nicht spezifisch oder genau beschreibbar. Das Spezifische bei Abhängigkeit und Sucht läge nach unseren Befunden demnach gerade in der *Unspezifität* der Störung hinsichtlich der Ich-Funktionen und der Objektbeziehungen bei deutlicher Ich-Schwäche.

Therapeutische Konsequenzen

Wir möchten nun kurz der Frage nachgehen, welche therapeutischen Konsequenzen sich aus den von uns angenommenen Grundstörungen bei Abhängigkeit und Sucht ergeben könnten. Uns erscheint es folgerichtig, das therapeutische Ziel in einer Veränderung der Objektbeziehung zu sehen — einer Veränderung, die durch Identifizierung mit dem Therapeuten als einem personalen, ausreichend guten Objekt erreicht werden soll. Das wird im Rahmen der von uns beschriebenen psychoanalytisch-interaktionellen Methode (Heigl-Evers u. Heigl 1983, Heigl-Evers u. Streeck 1985, Heigl-Evers u. Henneberg-Mönch 1985) wie folgt versucht:

- Interventionen, die deutlich werden lassen, daß der Patient in seiner spezifischen Art und der erbrachten Lebensleistung ernst genommen wird.
- Angebote, die dem Patienten helfen sollen, das im Rahmen der Störung vorherrschende apersonale Beziehungskonzept in ein personales zu verändern. Der Therapeut muß zu einer wichtigen Person im Leben des Patienten werden. Mit seinen „Antworten" im Sinne der analytisch-interaktionellen Arbeit sollte er ein Angebot machen, das dazu beiträgt, das fehlende gute innere Objekt im Rahmen der Behandlung zu entdecken und im Sinne der Weiterentwicklung zu internalisieren.
- Durch „Antworten", die in ihrem affektiven Gehalt authentisch, wenngleich in der Expression in Abstimmung auf die jeweiligen Toleranzgrenzen des Patienten selektiv sind.

Auf diese Weise kommt es zur Konfrontation mit der interpersonellen Realität der therapeutischen Situation und damit zu einer Anregung der Realitätsprüfung als einer der ich-stiftenden, ich-erhaltenden, ich-stärkenden Funktionen. Die so angestrebte personale Beziehung läßt auch die Frustrationstoleranz wachsen, – denn sie bedeutet die Einführung neuer Befriedigungsqualitäten, so die der Zärtlichkeit gegenüber dem Objekt, der freundlichen Bindung an das Objekt; demgegenüber tritt das einseitige Gebundensein an materielle Befriedigungen zurück.

Zusammenfassung

Nach eingangs gegebenen Definitionen von Abhängigkeit und Sucht, die von Radó (1934) und Glover (1932) formuliert wurden, haben wir „Grundstörungen" als seelische Funktionsstörungen und deren strukturelle Zuordnung definiert, die als notwendige, wenngleich nicht hinreichende Bedingungen bei der Entstehung von Abhängigkeit und Sucht fungieren. Wir haben nach kurzer Auseinandersetzung mit den in der Literatur – zuletzt von Rost (1986) und Herdieckerhoff (1987) – zur Suchtgenese vorgelegten Konzepten eigene, auf klinischer Erfahrung beruhende Annahmen dargelegt. Danach gehört eine dominante Objektbeziehung folgender Art zu den Grundstörungen: Sie richtet sich – permanent unbewußt phantasiert – auf ein Objekt, das ständig verfügbar ist, um unmittelbare Bedürfnisbefriedigung zu gewährleisten. Sie hat die Funktion, das Selbstwertgefühl durch eine Fusion von Real-Selbst, Ideal-Selbst und Idealobjekt zu stabilisieren und die Funktion, das Subjekt verläßlich vor Unlustreizen zu schützen und so narzißtisches Wohlbefinden zu garantieren. Die Dominanz einer solchen Objektbeziehung hat eine Schwächung des Ichs zur Folge, die sich u.a. in einer beeinträchtigten Wahrnehmungsfunktion (hinsichtlich der Unterscheidung von Innen- und Außenreizen), einer mangelhaften Affektdifferenzierung und einer Entdifferenzierung der Abwehrfunktionen (Vorherrschen primitiver Bagatellisierungen und Leugnungen) ausdrückt. Diese Funktionsstörungen bilden u.E. gleichfalls eine notwendige, wenngleich nicht hinreichende Bedingung bei der Entstehung der Sucht.

Wir haben sodann über Ergebnisse einer empirischen Studie berichtet (Heigl-Evers u. Standke 1989). Bei einer vergleichenden Untersuchung von Alkoholabhängigen mit Morbus-Crohn- und Neurosekranken ergab sich bei den Alkoholabhängigen zwar eine generelle Ich-Schwäche, Ausfälle spezieller Funktionen des Ichs konnten jedoch nicht nachgewiesen werden. Aufgezeigt werden konnte in dieser Studie ferner eine starke Idealisierung des Mutterbildes und eine stärkere Annäherung der Idealvorstellungen von der eigenen Person und von dem wichtigsten realen Bezugspartner an diese – idealisierte – Mutter. Wir haben unsere klinischen Annahmen von bestimmten Grundstörungen in dieser Studie demnach begrenzt bestätigt gefunden.

Literatur

Arlow JA, Brenner C (1979) Psychoanalytic concepts and the structural theory. Int Univ Press, New York

Bellak L , Hurvich M , Gediman HK (1973) Ego functions in schizophrenics, neurotics, and normals. John Wiley & Sons, New York London Sydney Toronto

Fenichel O (1946) Psychoanalytische Neurosenlehre, Bd 1. Walter, Olten

Freud S (1937) Die endliche und die unendliche Analyse. GW XVI. Imago Publ. London 1950, S 59–99

Friedrich H (1988) Sozio- und psychodynamische Aspekte der Alkoholsucht. In: Heigl-Evers A, Vollmer H, Helas I, Knischewski E (Hrsg) Psychoanalyse und Verhaltenstherapie in der Behandlung von Abhängigkeitskranken – Wege zur Kooperation? Gesamtverband für Suchtkrankenhilfe im Diakonischen Werk der EKD. Blaukreuzverlag, Wuppertal, S 126

Glover E (1932) Common problems in psychoanalysis und anthropology. Drug ritual and addiction. Brit Journ Med Psychol 12:109–131

Hartmann H (1972) Ich-Psychologie. Studien zur psychoanalytischen Theorie. Klett (1983), Stuttgart

Heigl-Evers A, Heigl F (1983) Das interaktionelle Prinzip in der Einzel- und Gruppenpsychotherapie. Zsch psychosom Med 29:1–14

Heigl-Evers A, Henneberg-Mönch U (1985) Psychoanalytisch-interaktionelle Psychotherapie bei präödipal gestörten Patienten mit Borderline-Strukturen. Prax Psychother Psychosom 30:227–235

Heigl-Evers A, Streeck U (1985) Psychoanalytisch-interaktionelle Therapie. Psychother med Psychol 35:176–182 (1985)

Heigl-Evers A, Standke G, Wienen G (1981) Sozialisationsstörungen und Sucht – psychoanalytische Aspekte. In: Feuerlein W (Hrsg) Sozialisationsstörungen und Sucht – Entstehungsbedingungen, Folgen, therapeutische Konsequenzen. Akademische Verlagsgesellschaft, Wiesbaden

Heigl-Evers A, Standke G (1989) Sachbericht zum Forschungsprojekt Selbsterleben und Objektbeziehungen von Alkoholkranken. Suchtgefahren 35:191–201

Herdieckerhoff E (1987) Symptomspezifische psychoanalytische Differentialdiagnostik von psychischer Abhängigkeit und Sucht. Materialien Psychoanalyse 13:67–111

Kernberg O (1979) Borderline-Störungen und pathologischer Narzißmus. Suhrkamp, Frankfurt, S 255 ff

Klein M (1972) Das Seelenleben des Kleinkindes und andere Beiträge zur Psychoanalyse. Rowohlt, Reinbek

Krause R (1983) Zur Onto- und Phylogenese des Affektsystems und ihren Beziehungen zu psychischen Störungen. Psyche 37:1016–1043

Lührszen E (1976) Das Suchtproblem in neuerer psychoanalytischer Sicht. In: Eicke D (Hrsg) Freud und die Folgen Band 1. Psychologie des 20. Jahrhunderts Band II. Kindler Verlag, Zürich 1976

Lührszen E (1984) Psychoanalytische Theorien über die Suchtstrukturen. Suchtgefahren 20:145–151

Mertens W (1981) Psychoanalyse. Kohlhammer, Stuttgart Berlin Köln

Radó S (1928) Die psychischen Wirkungen der Rauschgifte. Intern Zschr Psychoanalyse 12:540–556

Radó S (1934) Psychoanalyse oder Pharmakotherapie? Intern Zschr Psychoanalyse 20:16–32

Rapaport D (1979) Die Struktur der psychoanalytischen Theorie. Klett, Stuttgart

Rost WD (1986) Psychoanalyse des Alkoholismus. Klett-Cotta, Stuttgart, S 51, 53, 56

Stoller RJ (1979) Perversion, die erotisierte Form von Haß. Rowohlt, Reinbek

Streeck U (1982) Die Ich-Organisation ekzemkranker Patienten. Eine empirische Untersuchung der Objektbeziehungen und der Ich-Funktionen von Patienten mit endogenem Ekzem. Unveröffentlichte Habilitationsschrift, Düsseldorf

Wurmser L (1972) Drug abuse – nemesis of psychiatry. The American Scholar 41:393–397

Zepf S, Künsebeck HW, Sittaro N (1981) Untersuchungen zum Selbstwertgefühl von Patienten mit Colitis ulcerosa. Psyche 35:142–156

Zepf S, Weidenhammer B, Baur-Morlok J (1986) Realität und Phantasie. Anmerkungen zum Traum-Begriff Sigmund Freuds. Psyche 40:124–143

Zum empirischen Nachweis
und zum Erklärungswert von Grundstörungen

F. Rist

Die Diskussion über Grundstörungen ist nicht auf Suchtkrankheiten beschränkt, sondern betrifft den gesamten Bereich der Psychopathologie, in dem Überlegungen zur Ätiologie einzelner diagnostisch abgegrenzter Syndrome angestellt werden. So vielfältig die vermuteten Grundstörungen etwa für Depression, Schizophrenie oder Alkoholismus inhaltlich auch sind, ihre empirische Überprüfung wie ihr Erklärungswert für die Störung unterliegen denselben formalen Einschränkungen. Was verspricht man sich davon, eine Grundstörung zu identifizieren, die der Krankheitsentwicklung zeitlich vorgelagert ist und in ursächlichem Zusammenhang damit steht? Zumeist verbinden Praktiker damit die Hoffnung, daß die Identifizierung einer solchen Störung das Verständnis der Krankheitsentwicklung fördern, die Prognose präzisieren und die Therapie – ganz besonders aber die Prävention – effizienter gestalten sollte.

Solche Hoffnungen werden immer wieder enttäuscht. Drei methodische Probleme erschweren die Identifizierung von Grundstörungen: Wenn Besonderheiten einer nosologisch definierten Gruppe berichtet werden, kennzeichnen sie in der Regel entweder nicht genügend viele Patienten der fraglichen Gruppe oder einen zu großen Anteil von Patienten aus anderen diagnostischen Gruppen. So lassen sich bei Alkoholkranken im Vergleich zu anderen Patienten wohl besondere prämorbide Bedingungen auffinden, aber immer nur für einen geringen Anteil einer unselektierten Gruppe. Diese Besonderheiten sind dann zwar spezifisch für Alkoholkranke, aber nicht typisch. Häufig sind Alkoholkranke auch generell als depressiver als Gesunde beschrieben worden, aber immer finden sich andere Gruppen psychiatrischer Patienten, die ähnliche oder noch abweichendere Werte haben – diese Merkmale sind zwar typisch, aber nicht spezifisch. Sind solche Besonderheiten jedoch wider Erwarten sowohl typisch als auch spezifisch, so ist weiter zu entscheiden, inwieweit es sich dabei um zeitlich der Krankheitsentwicklung vorgelagerte oder um sekundäre, im Verlauf der Krankheitsentwicklung eingetretene Veränderungen handelt. Und schließlich bleibt noch zu klären, ob es sich dabei lediglich um eine „Markierungsvariable" handelt, eine Besonderheit, die immer zusammen mit der Grundstörung auftritt, aber nichts mit der Krankheitsentwicklung zu tun hat, oder ob sie tatsächlich in ursächlichem Zusammenhang mit der Krankheitsentwicklung steht. So könnte eine neurophysiologisch bedingte reduzierte Sensibilität gegenüber aversiven Alkoholwirkungen der Entwicklung einer Abhängigkeit vorausgehen, eine etwa damit zusammen auftretende Überempfindlichkeit gegen eine andere Substanz würde dann das Vorhandensein der Grundstörung markieren, hätte selber aber keinen Einfluß auf die Krankheitsentwicklung. Es ist deshalb unerläßlich, sich nicht auf einzelne Befunde, sondern auf Zusammenhänge und Übereinstimmungen zwischen so unterschiedlichen Untersuchungen wie Gruppenvergleichen, Verlaufsstudien, prospektiven Untersuchungen von Risikoträgern und auf Adoptionsstudien zu stützen.

In den Diskussionen des Symposiums war die überwiegende Meinung, daß die Identifizierung einer einzelnen oder mehrerer spezifischer Grundstörungen für alle oder einzelne Suchtkrankheiten wohl kaum jemals gelingen wird oder daß es sie vielleicht gar nicht gibt. Zu den genannten Problemen des Nachweises tritt hinzu, daß jedem einzelnen Kandidaten für eine Grundstörung – gerade den substratnächsten aus der Neurobiologie – entgegengehalten werden kann, wie wenig doch damit die Dynamik und Vielfalt des Suchtgeschehens aufzuklären ist. An Suchtentwicklungen sind so viele und zudem konfundierte Einflußfaktoren in unterschiedlichsten Konstellationen maßgeblich beteiligt, daß mit dem Nachweis einzelner Faktoren kein Erkenntnisgewinn verbunden scheint. Ist es angesichts dieser Schwierigkeiten nicht folgerichtig, das Konzept einer Grundstörung als überflüssig oder sogar störend zu beurteilen, wenn Suchtkrankheiten verständlich gemacht werden sollen?

Ein guter Teil der Enttäuschung mag damit zusammenhängen, daß allzu weitreichende Erwartungen an die Identifizierung einer Grundstörung geknüpft werden. Ist es überhaupt angebracht, einschlägige Befunde daran zu messen, inwieweit sie die Krankheitsentwicklung verständlich machen, ob sie für die Therapie bedeutsam sind und ob sie präventiv nutzbar gemacht werden können? Solche Erwartungen sind keineswegs zwingend mit dem Konzept der Grundstörung im Sinn eines „spezifischen ätiologischen Faktors" in der epidemiologischen Forschung verknüpft. Ein solcher Faktor wäre kausal zwar enorm, psychopathologisch aber vergleichsweise wenig bedeutsam. Dieser zunächst paradox anmutende Sachverhalt läßt sich an einem Beispiel veranschaulichen, das Paul Meehl (1962) als Analogie für die Entwicklung einer schizophrenen Psychose formuliert hat:

Man stelle sich eine Kultur vor, in der Farben ein wichtiges Kommunikationsmittel für die Übermittlung komplexer Botschaften darstellen: Lob und Tadel, Wertschätzung und spezifische Erwartungen an den anderen würden anhand von feinsten Farbabstufungen ausgedrückt. Für Menschen mit einer Rotgrünblindheit wären viele Situationen des täglichen Lebens in einer solchen Kultur eine immense Belastung. Was sie selbst vermitteln wollen, könnte durch falsche Farbwahl beim jeweiligen Interaktionspartner völlig anders als intendiert ankommen, umgekehrt würden sie selbst immer wieder inadäquat und für andere irritierend auf Farbbotschaften reagieren. Ständig müßten sie damit rechnen, einen Fauxpas zu begehen und dafür ohne Warnung bestraft zu werden. Manche der Farbenblinden könnten auf diese Konfliktsituationen mit einem Zusammenbruch, autistischem Rückzug und Farbhalluzinationen reagieren – einer „Farbpsychose". Diese Gesellschaft hat jedoch auch dafür vorgesorgt: ein Farbanalytiker behandelt den Patienten, verdeutlicht ihm die Farbkonfliktdynamik, verhilft ihm zu einer adäquaten Lebensführung und entläßt ihn schließlich als geheilt. Der spezifische ätiologische Faktor jedoch war nicht die Belastung durch soziale Interaktionen, nicht das in der Antizipation von Bestrafungen ständig erhöhte Aktivierungsniveau und auch nicht ein Mangel an Lernmöglichkeiten für differenzierte Farbkommunikation. Der spezifische ätiologische Faktor war die Farbenblindheit: ohne diese Grundstörung wäre es nicht zum psychotischen Zusammenbruch gekommen.

Das Beispiel macht anschaulich, was ein spezifischer ätiologischer Faktor bedeutet. Mit dem Vorhandensein des Faktors ist weder festgelegt, daß die Krankheit überhaupt auftritt, noch wann die Krankheit auftritt oder wie die Krankheit im einzelnen ausgestaltet ist und auch nicht, welche Behandlung erfolgreich ist. Aber ohne diesen Faktor wäre die Krankheit nicht zur Ausbildung gekommen. Hinzu treten in Paul Meehls Beispiel zusätzliche Bedingungen, die als kontinuierliche Veränderliche wirksam werden, wie etwa die Häufigkeit und Intensität kritischer Kommunikationsanforderungen und konstitutionelle Faktoren, die die Reaktion auf Stressoren bestimmen. Die Grundstörung ist notwendig, aber keineswegs hinreichend für die Entwicklung der Krankheit. Die Isolierung eines solchen spezifischen ätiologischen Faktors würde uns also nicht der Aufgabe entheben, jene Umstände innerhalb und außerhalb der Person zu identifizieren, die, zur Grundstörung hinzutretend, eine Krankheitsentwicklung auslösen oder auch protektiv eine solche Entwicklung verhindern. Im Gegenteil: die Grundstörung hat lediglich die Funktion einer Moderatorvariablen. Bei gegebener Grundstörung werden zusätzliche Faktoren, die genauso auch bei anderen Individuen ohne Grundstörung auftreten können, für die Art der Krankheitsentwicklung, ihre Prognose und die Richtung einer Intervention entscheidend sein; ohne den Hintergrund der Grundstörung sind sie belanglos.

Bei schizophrenen Psychosen wird als Evidenz für die Einheitlichkeit der Ätiologie gern die konstante Inzidenzrate über verschiedene Kulturen hinweg angeführt (International Pilot Study der WHO). Müßten die starken Schwankungen der Alkoholismusrate im Vergleich verschiedener Länder und auch ihre Beeinflußbarkeit etwa durch die Alkoholpreispolitik (Ernst 1979) nicht als Evidenz dagegen gewertet werden, daß der Alkoholabhängigkeit eine einheitliche Grundstörung zugrunde liegen könnte? Das Konzept der Grundstörung als spezifischem ätiologischem Faktor ist damit durchaus in Einklang zu bringen: Bei gleicher Prävalenz einer Grundstörung könnten unterschiedliche Inzidenzraten der Krankheit je nach Art und Häufigkeit der hinzutretenden kritischen Situationen zustandekommen. Ähnlich ist auch die Heterogenität der Symptomatik oder des Verlaufs in einer diagnostischen Gruppe kein Argument gegen die Existenz einer Grundstörung.

Die Identifizierung einer Grundstörung würde uns also direkt wohl kaum zum besseren Verständnis von Suchtkrankheiten verhelfen. Nach wie vor müßte man in der psychopathologischen Forschung wie in der Behandlung des einzelnen nach jenen kritischen Umständen im Leben der Patienten fragen, die für den Zeitpunkt, die Ausgestaltung und den weiteren Verlauf der Suchtkrankheit entscheidend sind. Auch die Prävention würde kaum Gelegenheit haben, direkt an der Grundstörung anzusetzen, nicht nur weil sie vielleicht genauso wenig beeinflußbar ist wie die Farbenblindheit, sondern auch weil sie vielleicht recht häufig ist. Aber mit der Kenntnis einer solchen Störung im Sinne eines spezifischen ätiologischen Faktors wäre erklärbar, warum bestimmte Situationen oder Faktoren bei manchen in eine Suchtkrankheit führen, bei anderen nicht; und dies sollte auch für die Strategie von Therapie und Prävention richtungsweisend sein.

Auch wenn man sich zur Zeit allgemein akzeptierte Faktoren, Prozesse oder Bedingungen als Grundstörungen in den Suchtkrankheiten nur schwer vorstellen kann, so hat doch die Strategie zur Aufdeckung von Grundstörungen eine ganz eminente Bedeutung für unser Denken über die Krankheit selbst. Die Suche nach einer Grundstörung zwingt immer wieder zur Überlegung, was das (möglichst bei allen Suchtpatienten vorhandene) Typische und das (möglichst nicht bei anderen diagnostischen Gruppen anzutreffende) Besondere ist (Kendell 1979). Dazu müssen übliche diagnostische Gruppierungen immer wieder überdacht werden, wobei Zusammenfassungen unterschiedlicher Suchtkrankheiten aufgrund funktionaler Ähnlichkeiten genauso möglich sind wie weitere Aufteilungen bestimmter Suchtkrankheiten, etwa einer so heterogenen Gruppe wie die der Alkoholabhängigen. Nur solche Versuche der Systematisierung garantieren jedoch, daß wir auch im Einzelfall beurteilen können, was das besondere und einzigartige, eben vom Üblichen Abweichende in der Symptomatik oder im Verlauf eines Suchtpatienten ist. Gerade darauf aber kommt es bei der Indikationsstellung für Gruppenprogramme oder einzeltherapeutische Strategien an.

Literatur

Ernst K (1979) Eindämmung der Suchtkrankheiten — nützen primär präventive Gesetze? In: Kulenkampff C, Picard W (Hrsg) Die Psychiatrie-Enquête in internationaler Sicht. Rheinland Verlag, Köln

Kendell RE (1979) Die Diagnose in der Psychiatrie. Enke, Stuttgart

Meehl P (1962) Schizotaxia, schizotypy, schizophrenia. American Psychologist 17:827–838

Zur Tauglichkeit psychotherapeutischer Diagnostikkonzepte für Abhängige

H. Busch

Einleitung

Die grundsätzliche Bedeutung von Psychotherapie im weitesten Sinn für die Behandlung Abhängiger ist unbestritten. Das klassische medizinische Postulat, eine Therapie am Ergebnis der vorangegangenen diagnostischen Arbeit zu orientieren, ist eine Grundvoraussetzung wissenschaftlich fundierter Psychotherapie. Die Diagnostik im Vorfeld der Psychotherapie ist darauf ausgerichtet, den Ansatz und die Zielsetzung exakt zu beschreiben. Da für die Behandlung von Abhängigen immer häufiger eine Individualisierung des Therapiekonzeptes gefordert und auch praktiziert wird, ist eine insbesondere hinsichtlich der Evaluation unbefriedigende Situation entstanden. Eine eingehendere Reflektion dieses Problems kann von der Frage, ob es „Grundstörungen der Sucht" gibt, ausgehen.

Explikation der Fragestellung

Im Konzept von „Grundstörungen der Sucht" steckt die Vorstellung, daß es grundlegende Störungen in der Mehrzahl, also nicht eine einzige geben muß, welche die Abhängigkeit bedingen. Obwohl immer mehr biologische (Herz 1986, Böning 1990, Rommelspacher 1990) und nichtbiologische (Renn 1986, Wanke 1987, Ferstl 1990, Heigl-Evers 1990) Sachverhalte von Befundqualität erarbeitet werden, ist der exakte Stellenwert dieser Befunde für ein Grundstörungskonzept derzeit nicht sicher bestimmbar, weil ihre kausale Verknüpfung nicht in jedem Fall überzeugend geleistet werden kann. Das Feld, aus dem heraus die Semantik des Grundstörungskonzepts der Sucht abzugrenzen ist, wird besser verständlich, wenn

"

man einen Blick in die Medizingeschichte wirft. Zwei antagonistische, jedoch komplementäre Einstellungen der griechischen Medizin bleiben bis heute abwechselnd mit unterschiedlichem Schwergewicht bestimmend. Die auf Aristoteles fußende hippokratische Schule von Kos untersuchte die verschiedenen Manifestationen von Krankheit bei einzelnen Patienten. Die platonische Schule von Knidos sah den Sitz der unveränderlichen Wirklichkeit in universellen Ideen und nicht in einzelnen Gegenständen unserer relativ unvollkommenen, dem Heraklitischen Fluß der Dinge ausgesetzten Sinneswahrnehmung. Der englische Arzt Thomas Sydenham beobachtete im 18. Jahrhundert klinisch exakt, war aber auch durch die Platonische Ideenwelt beeinflußt: „Die Natur ist in der Hervorbringung von Krankheiten einförmig und konsistent, und das in einem solchen Ausmaß, daß die gleiche Krankheit bei verschiedenen Personen zum größten Teil die gleichen Symptome zeigt; und man könnte die gleichen Phänomene bei der Krankheit eines Sokrates wie bei der eines Dummkopfes beobachten". Dagegen formulierte Rousseau zu Beginn des 19. Jahrhunderts: „Il n'ya pas de maladie, il n'ya que des malades". Unter dem Eindruck der sich stürmisch entwickelnden naturwissenschaftlich orientierten Medizin verband Kraepelin Ende des 19. Jahrhunderts mit dem Begriff „Krankheitseinheit" dann die Annahme, daß jede Krankheit eine einzelne unterscheidbare Ursache hat, die zwangsläufig Krankheit hervorbringt (Cohen 1943, Kendell 1978). Diesem einfachen Determinismus des 19. Jahrhunderts lag ein bestimmter Kausalitätsbegriff zugrunde: Gleiche Ursachen bedingen gleiche Wirkungen. Je mehr Wissen zusammengetragen wird, um so unangemessener erscheint das klassische Konzept der Kausalität. Physik und Medizin haben spezifische Ursachen längst durch komplexe Ketten von Ereignissequenzen ersetzt, die in einer andauernden Wechselwirkung stehen. Kendell (1978) bezeichnete die bloße Idee der Ursache als bedeutungslos: „Sie dient nur noch als Bezeichnung für den Punkt in der Kette der Ereignissequenzen, an dem am leichtesten eingegriffen werden kann". Damit wird für die Einordnung von Einzelbefunden zur Abhängigkeit von vorneherein eine mehrdimensionale und komplexe Bearbeitungsstrategie notwendig, wenn die Frage nach einem Grundstörungskonzept gestellt ist. Nach unserem derzeitigen Wissensstand sind nämlich biologische, psychologische und soziale Befunde (Feuerlein 1984) als potentielle Bausteine zu berücksichtigen. Außerdem ergeben sich Hinweise dafür, daß die einzelnen Befunde von unterschiedlicher Wertigkeit im Sinne disponierender, auslösender und modifizierender Faktoren (Böning 1990, Ferstl 1990, Heigl-Evers 1990) diskutiert werden sollten.

Psychotherapeutische Diagnostikkonzepte für Abhängige (Zustandsbeschreibung)

In der konkreten Praxis kommen nicht nur wissenschaftlich eigenständige, sondern in der Mehrzahl modifizierte Verfahren (nicht selten auch kombiniert) zum Einsatz. Die Notwendigkeit ihrer Modifikation für Abhängigkeitsprobleme ergibt sich daraus, daß Psychotherapieverfahren primär für die Behandlung vieler unterschiedlicher Störsyndrome konzipiert sind. Beispiele für eine Modifikation sind die Berücksichtigung einer alkoholtoxisch bedingten Hirnleistungsbeeinträchtigung, die von Heigl-Evers (1977) beschriebenen Modifikation des Vorgehens bei nicht ausgereifter Ich-Funktion oder die gezielte Addition informativer und verhaltenstherapeutischer Aspekte in einer sonst analytisch orientierten Gruppentherapie (Busch 1986). Darüber hinaus läßt sich aber feststellen, daß die primär multiprofessionellen Behandler auf ihrem individuellen Erfahrungshintergrund eine noch weiter gehendere Veränderung originärer Verfahren praktizieren. Sie benutzen dabei wenig vergleichbare Kriterien oder auch außerhalb wissenschaftlichen Denkens angesiedelte Beweggründe. Infolgedessen wird im Feld des psychotherapeutischen Umgangs mit Abhängigen eine verwirrende, nicht mehr überschaubare Vielfalt psychologischer Interventionstechniken eingesetzt. Daß die damit verbundenen diagnostischen Überlegungen quantitativ und auch qualitativ sehr unterschiedlich angelegt sind, liegt auf der Hand. Deshalb kann dem wissenschaftlichen Anspruch, der im Grundstörungskonzept erkennbar gemacht werden soll, in vielen Fällen keine Rechnung getragen werden (Busch 1982; Wanke 1986).

Die z. T. sehr unterschiedliche berufliche Grundausbildung und das davon ableitbare Selbstverständnis der Behandler reicht von jenen, die sich am medizinischen Postulat orientieren wollen, das eine intersubjektiv überprüfbare Diagnose als Voraussetzung einer rationalen Therapie fordert, bis hin zu jenen, die ohne wissenschaftlich angelegtes Diagnostikkonzept auskommen. Diese bevorzugen holzschnittartige Leitsätze, die mehr oder weniger deutlich von oft wenig transparenten religiösen und philosophischen Vorstellungen geprägt werden (Feuerlein 1984). Die Beobachtung, daß derart unterschiedliche Strategien wie eine psychoanalytisch oder kognitionspsychologisch orientierte Gruppentherapie, eine AA-Gruppe, Day top oder eine der vielen anderen Selbsthilfegruppen das konkrete Therapieziel, ein Leben ohne Droge, erreichen lassen können, konfrontiert uns nicht nur mit besonders schwierigen, auch Peinlichkeit induzierenden Fragen. Es macht auch verständlich, warum ein Teil der Suchttherapeuten die diagnostische Arbeit mehr oder weniger umfassend vernachlässigt.

Als Ursache dieses diagnostischen Dilemmas lassen sich verschiedene Fakten aufzeigen: So die häufige institutionelle Trennung zwischen jenen, die diagnostizieren, und jenen, die später die Therapie durchführen. Beispiele hierfür sind puristische DSM-III-Anhänger (American Psychiatric Association 1988), die ohne psychotherapeutisches Störungskonzept diagnostizieren, ebenso wie die zahlreichen Kontaktstellen für Abhängige, die aus Kapazitäts- oder anderen Gründen einen Teil ihrer Patienten an Institutionen mit einem anderen Diagnostik- und Therapiekonzept überweisen müssen. In der behandelnden Institution setzt im günstigen Fall dann die diagnostische Arbeit erneut ein, um die Kompatibilität der Einweisungsindikation mit der eigenen Therapiemethode sicherzustellen. Die dabei benutzten Kriterien sind oft nicht genügend transparent und verschieden von jenen, die für die erste Indikation Geltung hatten.

Nimmt man die Entlassungsberichte von Fachkliniken als Grundlage einer Beurteilung ihrer diagnostischen Arbeit, so wird in vielen Fällen die Indikation für eine spezielle Psychotherapie überhaupt nicht in Frage gestellt. Die Mitteilungen lassen klar die Grundannahme erkennen, daß die selbst praktizierte psychotherapeutische Maßnahme beim zugewiesenen Patienten effektiv sein kann. Zumindest im Entlassungsbericht ergibt sich kein Anhalt dafür, daß für den einzelnen Patienten ein diagnostischer Prozeß in

Gang kam, der in psychotherapierelevanten Begriffen einen Befund
als Ist-Zustand vor Behandlungsbeginn festgehalten hat (Busch u.
Helmchen 1973). Daß in einzelnen Institutionen durch wissenschaftliches Interesse brauchbare, auch testpsychologisch fundierte
Ausgangsbefunde erarbeitet werden, hat eher Seltenheitswert.

Aber auch wissenschaftlich ausgebildete Behandler leisten
schlechte Arbeit, wenn sie durch ihre ungenügende Kompetenz
hinsichtlich der Abhängigkeitsproblematik und durch unkritischen
Umgang mit der von ihnen erlernten Psychotherapiemethode systematischen Beobachtungsfehlern erliegen. Sie beschränken sich
autistisch, aber diszipliniert allein auf modellimmanente Vorstellungen, um Individuen wahrzunehmen.

Insgesamt ergibt sich für die Regelversorgung von Abhängigen
ein defizitärer Zustand der diagnostischen Arbeit. Dies hat verhee-
rende Folgen für die Aufgabe, die Evaluation von Psychotherapie
aus dem Bündel aller angewandten Maßnahmen heraus sicherzustellen. Angesichts der früher herausgestellten Effektivität auch
wenig oder gar nicht wissenschaftlich fundierter psychologischer
Interventionen, ist dies keine leichte Aufgabe. Das Selbstverständnis der Psychotherapeuten macht aber unverzichtbar, die Wirksamkeit der durchgeführten Therapie überzeugend qualifizieren zu
können. Der Rückgriff auf die grundsätzlich richtige Feststellung,
daß nach der Intervention ein Leben ohne Droge mehr oder weniger deutlich und lange möglich ist, reflektiert den wissenschaftlichen Anspruch, der durch die Störungskonzepte der einzelnen psychotherapeutischen Verfahren verbalisiert wird, keinesfalls. Wie
gekonnt die hiermit verbundene narzißtische Kränkung von professionellen Psychotherapeuten in subkortikale Regionen verdrängt wird, macht sie ihren Patienten sehr ähnlich.

Die Bedeutung des patienteneigenen Störungskonzeptes
für eine bessere Diagnostik

Allgemeine Aspekte

Daß die vorangestellte Zustandsbeschreibung psychotherapeutischer Diagnostik auf der psychologischen Ebene kein allgemein

verbindliches Grundstörungskonzept konstituieren läßt, liegt auf der Hand. Die von einzelnen Forschungsansätzen abgegrenzten Modelle zu einer Grundstörung können sich bislang zu wenig auf Sachverhalte stützen, denen intersubjektiv Befundqualität attestiert wird. Die richtige Vorstellung, durch präzisere Befunde das eigene Störungsmodell erkennbar zu machen und auch fortzuentwickeln, erfordert zugleich auch die Bereitschaft, den Merkmalsraum des Modells für substantielle Ergänzungen offen zu halten. Ein bislang bei Diagnostik und Psychotherapie von Abhängigen ungenügend berücksichtigter, aber wesentlicher Problemkreis betrifft das Störungskonzept des individuellen Patienten (Kennedy 1973, Haring 1983). Die Summe aller Meinungen, Deutungen, Erklärungen und Vorhersagen bezüglich der Störungen des Gesundheitszustandes eines Menschen ist für den individuellen Abhängigen spezifisch angelegt. Ebenso wie Arzt und körperlich Kranke unterschiedliche Störungskonzepte haben, gilt dies auch für Psychotherapeuten und Abhängige. Wie dysfunktional ihre gegenseitige Wahrnehmung ist, dafür spricht Schultes (1967) Feststellung, daß sich Arzt und Süchtiger aus dem Weg gehen, ebenso wie der Befund, daß neben Ärzten auch Psychologen Abhängige als ungeliebte Patienten erleben (Knox 1971, Feuerlein 1986). Unterschiede der Störungskonzepte haben aber auch folgende Ursache: Ebenso wie die Psychiater sich inzwischen „freuen", wenn sie einen hochpsychotischen Menschen untersuchen können, der noch nie Psychopharmaka genommen hat und deshalb ein originäres Beschwerdesyndrom bietet, sind Suchttherapeuten inzwischen immer häufiger mit Patienten konfrontiert, die von der alternativen und professionellen Psychoszene „angedaut" und durch individuelle Störungskonzepte der Vorbehandler „imprägniert" sind. Abhängige mit therapeutischer Vorerfahrung wissen, was Behandler hören wollen, bevor sie eine Indikation für ihre Institution stellen. In den Kontaktgesprächen, die vor allem auf Information und Motivation für eine Behandlung abzielen, sind wir mit dieser konzeptuellen Mitgift des Patienten konfrontiert. Da die Gesprächsführung in der Regel das Schwergewicht auf die Abgrenzung diagnostischer und therapeutischer Sachverhalte legt, die dem Behandler wesentlich erscheinen, vernachlässigt sie dadurch wichtige Aspekte des Beeinträchtigungskonzeptes des Patienten. Wir wissen zwar eine

Menge über häufig vorkommende körperliche und psychische Beschwerdesyndrome und über Abwehrmechanismen. Wir bekommen aber mit unserem Vorgehen meist keine differenzierten Einsichten in die amalgamierte Vorerfahrung des Süchtigen mit anderen Abhängigen und Suchttherapeuten und in die individuelle Aufbereitung dieser Kontakte und Informationen durch den Patienten.

Um das Störungskonzept des Abhängigen möglichst präzise zu erfassen, können unterschiedliche Beschreibungsebenen genutzt werden. Für die psychotherapeutische Aufgabe erscheint eine psychologisch-funktionelle Beschreibungsdimension vorteilhaft. Linden (1985) hat aus verschiedenen theoretischen Analyseansätzen für Krankheitskonzepte acht Dimensionen herausgestellt, die wichtige Aspekte inhaltlich abgrenzen lassen, dadurch Vorhersagen über das zukünftige Patientenverhalten ermöglichen und auch Ansatzpunkte für die Modifikation bestehender Störungskonzepte beschreiben. Dies sind

- internale Kontrolle
- Zufallskontrolle
- Sozialkontrolle
- Gesundheitsvorsorge
- Nutzenerwartung
- Kostenerwartung
- psychosoziale Orientierung
- dysfunktionale Kognitionen.

Unter *internaler Kontrolle* versteht man die Einschätzung des Patienten, sein eigenes Verhalten, seinen Gesundheitszustand maßgeblich zu beeinflussen. Eine gezielte Aktivität um mehr Information über richtiges Gesundheitsverhalten ist mit hoher internaler Kontrolle verbunden (Wallstone et al. 1976).

Zufallskontrolle erfaßt eine polar gegensätzliche Einstellung, die vorhandene Therapiemöglichkeiten nicht genügend nutzt, was mit schlechter Compliance einhergeht (Raven 1974).

Sozialkontrolle sieht eine Abhängigkeit von anderen Personen, speziell vom zuständigen Arzt.

Gesundheitsvorsorge ist ein Anhalt dafür, welche Beachtung der Patient seiner körperlichen und psychischen Befindlichkeit schenkt. Wenig Sorge um die eigene Gesundheit – verbunden mit der Vorstellung, daß man nicht ernsthaft krank werden wird — oder hohe Sensibilität für leichte Befindensänderungen sind die Extremwerte und korrelieren mit der Teilnahme an Vorsorgemaßnahmen (Becker 1979).

Nutzenerwartung ist ein Gradmesser für die positiven Erwartungen, die ein Patient für sich sieht, wenn er ein Behandlungskonzept annimmt und mitverwirklicht. Je höher die Nutzenerwartung, um so größer ist die Therapietreue (Linden 1982). Je besser z. B. ein psychotischer Patient über die positiven Therapieeffekte von Neuroleptika informiert ist, um so höher ist seine Compliance.

Kostenerwartung erfaßt Beeinträchtigungen im Tagesablauf, die durch die regelmäßige Teilnahme an der Therapie entstehen.

Psychosoziale Orientierung macht eine Aussage über die Möglichkeit eines Menschen, als Ursache für eine Befindlichkeitsstörung eine psychische oder soziale Genese zu diskutieren und von psychosozialen Maßnahmen Hilfe zu erwarten. Menschen, die psychische Störungen primär auf körperliche Funktionsstörungen zurückführen, sind zahlreich. Wegen ihrer eher biologischen Erklärungsmodelle vertrauen sie psychosozialen Interventionsstrategien weniger (Fischer u. Farina 1979).

Dysfunktionale Kognitionen erfassen sehr individuelle Überzeugungen und Meinungen zum Krankheitsgeschehen. Sie behindern die konsequente Mitarbeit in einem Behandlungskonzept, weil sie bestimmte Strategien für unnötig oder gefährlich halten. In der Somatomedizin ist dies z. B. der Gedanke, daß die Einnahme von Medikamenten Ausdruck einer persönlichen Schwäche sei oder daß Medikamente nur so lange genommen werden dürfen, wie man selbst noch Krankheitssymptome spürt. Allgemeine abhängigkeitspsychologische und durch den psychotropen Effekt der jeweiligen Droge bedingte Sachverhalte — vor allem aber das individuelle Erleben der Abhängigkeit — sind Zielpunkte einer erweiterten Diagnostik für das patienteneigene Störungskonzept.

Ein ganz spezielles diagnostisches Defizit, das auch für den Verlauf einer Psychotherapie von großer Bedeutung ist, betrifft die Abgrenzung der psychologischen Ressourcen und vor allen Dingen auch der Begrenzungen eines Patienten. Es ist erstaunlich, daß dieser von den Unfallchirurgen und Orthopäden schon lange berücksichtigte Fragenkomplex den Psychotherapeuten erst verspätet breiter zu interessieren beginnt. Dazu gehört z.B., welche positiv besetzten Sachverhalte auszumachen sind, die das orale Bedürfnis der Abhängigen da substituieren können, wo die Therapie ihm mit der Droge etwas wegnehmen muß. Die Begrenzung eines individuellen Therapiekonzeptes kann an einem immer allein lebenden, schwer gehemmten und ausgeprägt zwanghaften 50jährigen alkoholabhängigen Diplom-Ingenieur aufgezeigt werden. Daß ihm weniger gut durch eine differenzierte Psychotherapie wie durch den Anschluß an eine AA-Gruppe geholfen werden kann, findet bislang keinen Platz im Wahrnehmungsfeld nicht weniger Psychotherapeuten.

Als weiteres ausgewähltes Beispiel für einen wichtigen Inhalt des patientenbezogenen Störungskonzeptes läßt sich auf die den dysfunktionalen Kognitionen zuzurechnende Einschätzung verweisen, daß die Abhängigkeit Ausdruck eigener Schwäche und Schuld ist. Dies kritisch-differenziert als wichtigen Baustein des individuellen Störungskonzeptes wahrzunehmen und im Umgang gleichzeitig therapeutisch-entlastende Zuwendung zu signalisieren, zeigt einmal mehr die Verzahnung von Diagnostik und beginnender therapeutischer Beeinflussung zu diesem Zeitpunkt.

Schließlich ist das Störungskonzept auch der Ort, der den Untersucher zu solchen Denkinhalten seines Patienten führen kann, die außerhalb seiner eigenen Vorstellungswelt angesiedelt und bisher unbekannte und noch nicht untersuchte neue soziokulturelle Entwicklungen betreffen. Welche spezifischen Vorstellungen modifizieren z.B. das Störungskonzept jugendlicher Abhängiger ohne Berufsausbildung oder von Langzeitarbeitslosen fortgeschrittenen Alters mit einer Abhängigkeitsproblematik (Busch 1988)?

Für die Motivation des Abhängigen zur Behandlung

Der Umgang mit dem Abhängigen bei der Diagnostik bietet auch Anhaltspunkte dafür, ob der Untersucher das Motivationspotential freilegen und hinsichtlich der angemessenen Therapie vorurteilsfrei prüfen kann – oder ob er nur solche Kriterien wahrnehmen will, die eine Indikation für sein eigenes Psychotherapieverfahren erlauben oder ausschließen. Seit Einvernehmen darüber wächst, daß ausreichende Motivation für eine Behandlung keine alleinige Bringschuld des Betroffenen ist (Brenk-Schulte 1987), hat der Behandler als Diagnostiker eine noch größere Verantwortung als früher. So fordern z. B. Paolini u. McCrade (1977), daß bei fehlender oder geringer Motivation zu fragen ist, ob der Patient nicht für eine andere als die primär angebotene Therapie besser motiviert ist. Auch Baekeland u. Lundvall (1977) nennen unter sieben Empfehlungen zur Vermeidung eines späteren Behandlungsabbruchs die Möglichkeit, aus einem breiteren Angebot das individuell Geeignete auswählen zu können.

Der Widerstand des Abhängigen gegen die Annahme seines Problems und der Therapie (Feuerlein 1984) ist im Zusammenhang mit der Therapiemotivation als wesentlich einzustufen. Brenk-Schulte u. Pfeiffer (1987) konnten u. a. die Bedeutung der Variable „Leidensdruck" für den Therapiebeginn und die Intensität der gewählten Behandlungsmaßnahmen belegen. Leidensdruck bedeutet nicht nur, daß der Patient den Fachmann um Therapie ersucht. Der Behandler muß auch in der Konfrontation mit dem Kranken auf das Leiden des Patienten als mitfühlender Mensch reagieren (von Weizsäcker 1942), indem er mit Empathie sein Hilfsangebot glaubhaft qualifiziert (Busch 1976). Leidensdruck gewinnt damit über die patientenbezogene Information hinaus eine funktionale Qualität im Wechselspiel der Dyade von Patient und Untersucher (Blankenburg 1973). Damit wird aber auch erkennbar, daß sich das Substrat der psychotherapeutischen Diagnostik in Abhängigkeit von positivem oder weniger positivem Verhalten des späteren Behandlers verändert.

Eine wichtige Voraussetzung dafür, mehr valide Befunde für das Störungskonzept von Patient und Behandler zu erarbeiten, ist ein erweitertes Verhaltenskonzept. Es muß neben offen beobachteten Verhaltensäußerungen Platz für Affekte, Empfindungen, Vorstellungen und Kognitionen haben. Vor allem ein auf dem weiterentwickelten kognitiven Ansatz basierendes Störungsmodell erscheint geeignet (Petry 1985), die komplexe psychosoziale Dimension der Abhängigkeit differenzierter und damit angemessener deskriptiv zu erfassen – und gleichzeitig die methodologischen Voraussetzungen für seine Evaluation sicherzustellen.

Ein methodenpluralistisches Grundstörungskonzept als Wegbereiter für eine verbesserte psychotherapeutische Diagnostik

Die Vorstellung, mit einer Grundstörung einen Ansatzpunkt bzw. ein Zielsyndrom für die Psychotherapie von Abhängigen und eine Marke für Veränderungsmessung nach der Behandlung beschreiben zu können, ist ein wichtiges Anliegen für die psychotherapeutische Diagnostik. Obwohl einzelne differenzierte Psychotherapieverfahren diesen Anspruch modellimmanent formulieren, können sie ihn jenseits ihrer Modellgrenzen kaum durchsetzen. Auf der psychotherapeutischen Ebene läßt sich deshalb ein intersubjektiv akzeptiertes Grundstörungskonzept derzeit nicht abgrenzen. Als Gründe sind u. a. die Heterogenität und der unterschiedliche Differenzierungsgrad der zahlreichen Psychotherapieverfahren zu nennen. Je breiter das jeweilige Störungskonzept, d. h. je umfassender sein anthropologischer Anspruch ist, um so unübersichtlicher wird die Beurteilungssituation. Die Zahl der Variablen steigt dann sprunghaft an, und die Operationalisierbarkeit der modellimmanenten hochkomplexen Konstrukte nimmt ab. Da die individuelle Biographie für jede Psychotherapie eine wesentliche Dimension darstellt, ist auch hierdurch ein Hindernis auf dem Weg zu einem allgemein akzeptierten psychotherapeutischen Grundstörungskonzept gegeben und gleichzeitig die Notwendigkeit einer entsprechenden Individualisierung der Psychotherapiekonzepte vorprogrammiert.

Dennoch kann das Grundstörungskonzept auf die Forschungsaktivität wissenschaftlich fundierter Psychotherapieverfahren einen bestimmten Einfluß nehmen. Es stellt nämlich an neue Befunde zu einem Störungskonzept unausweichlich zwei Fragen:

1. Inwieweit können neue Befunde als Bausteine zur Weiterentwicklung der zugrundeliegenden Modellvorstellungen Verwendung finden?
2. Inwieweit weisen diese Befunde semantische Nähe zu oder Überlappung mit Befunden anderer psychotherapeutischer Störungsmodelle auf und gewinnen dadurch eine Bedeutung für eine pluralistisch angelegte, intersubjektiv attraktive Grundstörungsdiskussion?

ad 1:

Obwohl ein Zuwachs an valideren Befunden unterschiedlicher Forschungsansätze hoch einzuschätzen ist, gewährleistet er nicht ohne
weiteres bessere Grundstörungskonzepte. Die Bedeutung der einzelnen Befunde – d. h. ob sie im Sinne disponierender, auslösender oder modifizierender Faktoren interpretiert werden können –
läßt sich nämlich oft nicht eindeutig bestimmen. Es fehlen nicht
selten sowohl die Kriterien zur Festlegung auf einen dieser drei Befundqualitäten wie auch jene, die das Regelsystem für die kausale
Verknüpfung der Befunde steuern. Gilt hier z. B. auch die Vorstellung wie für andere psychiatrische Störungen, daß es bei ausgeprägter Disposition nur weniger Auslösefaktoren bedarf, um die
Abhängigkeit zur Manifestation zu bringen – und umgekehrt?
Welche mathematischen Modelle sind angemessen, um die Einzelbefunde integriert-funktionell abbilden zu können? Es darf nicht
vergessen werden, daß Einzelbefunde zwar das Ergebnis sinnhafter, aber letztlich nur Teilaspekte erfassender Untersuchungsstrategien sind. Sie berücksichtigen bestimmte Variablen, lassen aber andere involvierte Variablen mitunter außer acht.

ad 2:

Die Bereitschaft zu gezielter Kooperation der unterschiedlichen
Forschungsansätze ist eine logische Konsequenz. Fernab einer unwissenschaftlichen Harmonisierungstendenz erscheint es sinnvoll,
nicht wenige Widersprüche der Vergangenheit und der Gegenwart
als unterschiedliche Perspektive und damit auch als komplementäre Betrachtungsweise zu diskutieren, wie es auch die oben aufgezeigte medizinhistorische Entwicklung nahelegt. Die empirische
Bestätigung der primär psychoanalytischen Vorstellung einer Verleugnungstendenz bei Alkoholkranken durch die Psychologie ist
ein rares, aber auch ermutigendes Beispiel (Küfner 1982). Die Psychoanalyse imponiert seit ihren Anfängen durch eine subtile klinische Beobachtung und Kennerschaft, deren Ergebnisse als Ausgangspunkt für Hypothesen für empirische Studien noch nicht
ausgeschöpft erscheinen. Die sich damit abzeichnenden methodologischen Schwierigkeiten dürfen aber nicht unterschätzt werden.
Ihr kreativ-konstruktiver Aufforderungscharakter ist bislang aber

im Gegensatz zu ihrem aversiv-demotivierenden Potential gar nicht oder zu wenig angenommen und erprobt worden.

Deshalb sind alle Bemühungen, welche die hermeneutische Konstruktwelt in ein experimentalpsychologisch fundiertes Instrumentarium zur Befunderfassung einbinden können (z. B. Beckmann u. Richter 1972; Rudolf 1979), besonders hoch einzuschätzen. Sie bewegen sich damit nämlich auf den naturwissenschaftlich-erklärenden Ansatz zu, den sie zu ihrer Evaluation benötigen. Eine entsprechende konvergierende Tendenz der experimentalpsychologisch fundierten Psychotherapieverfahren zeigen die weiterentwickelten verhaltenstherapeutischen Strategien, insbesondere mit dem kognitionspsychologischen Ansatz (Dührssen 1985), der für die psychotherapeutische Szene ein hohes integratives Potential zur Verfügung stellen kann.

In dem Zusammenhang gewinnt auch ein Vorschlag von Bente (1978), der auf Integration unterschiedlicher Forschungsansätze abzielt, grundsätzliche Bedeutung. Er hat die komplementäre Erfassung erlebnisphänomenaler und physiologischer Daten erfordert, um subjektiv Evidenzen mit beobachtbaren, d. h. explizit deskriptiven Verhaltensdaten in Beziehung zu setzen. Dies stellt letztlich eine wechselseitige Validierung von Befindens- und Verhaltensdaten in Aussicht. In dieser Inbeziehungsetzung von Befinden und Verhalten läßt sich der dialektische Gegensatz zwischen hermeneutisch-induktiver und logisch-deduktiver Methode erkenntniserweiternd fruchtbar machen. Eine Strategie, die psychophysiologische Parameter deskriptiv mit psychologischen Sachverhalten korreliert, eröffnet zudem einen verbesserten Einstieg in die Bearbeitung des sehr schwierigen methodologischen Problems, das sich aus der unbefriedigenden sprachgebundenen Operationalisierung komplexer psychoanalytischer Konstrukte ergibt. So läßt sich m. E. Feldabhängigkeit als psychophysiologischer Dispositionsmarker sowohl für Alkoholabhängige (Witkin et al. 1962) wie auch für Heroinabhängige (Arnon et al. 1974) und für Eßstörungen (Karp u. Pardes 1965) mit dem psychoanalytischen Befund einer Regression mit Strukturverlust auf Borderline-Niveau (Rohde-Dachser 1984) im Sinne des Konstruktes einer frühen Störung korrelieren. Durch diese Gegenüberstellung hermeneutisch und naturwissenschaftlich fundierter Forschungsergebnisse wird die Grundstörungsdiskussion auf jene Ebene angehoben, die entsprechend der mehrkonditionalen Bedingungskonstellation der Semantik dieses Begriffes Rechnung tragen kann. Gleichzeitig wird auch das heuristische Potential eines solchen Vorgehens erkennbar.

Es muß das Ziel gemeinsamer, methodenpluralistisch angelegter Forschung sein, optimierte Grundstörungsmodelle für die psychotherapeutische Diagnostik abzugrenzen. Solche Grundstörungsmodelle müssen den Behandler in die Lage versetzen, durch eine Indikation, die sich auf abschätzbare Erfolgswahrscheinlichkeit und Prädiktoren (Baumann u. von Wedel 1981) stützen kann, das effektivste Psychotherapieverfahren für den individuellen Abhängigen bestimmen zu können. Der Nachweis, daß nicht nur psychologische Sachverhalte als Prädiktoren für den Behandlungseffekt auf den psychologisch-psychotherapeutischen Ebene operieren können (Küfner et al. 1988), belegt, daß angesichts einer mehrdimensionalen Störung wie der Abhängigkeit ein eindimensionales psychologisch-psychotherapeutisches Grundstörungsmodell für eine praxisrelevante Diagnostik nicht umfassend genug ist. Es liegt deshalb im Interesse des abhängigen Patienten, daß die unterschiedlichen Forschungsansätze ihre biologischen, psychologisch-psychotherapeutischen und sozialen Befunde als Bausteine für ein mehrdimensionales, integriertes Grundstörungsmodell begreifen.

Literatur

American Psychiatric Association (1988) Diagnostic and statistical manual of mental disorders, third edition revised. APS Washington, DC. 1987. Deutsch: Wittchen G, Sass H, Koehler K, Zaudig N (Hrsg) Diagnostisches und statistisches Manual psychischer Störungen (DSM III R). Beltz, Weinheim Basel

Arnon D, Kleinman MH, Kissin B (1974) Psychological differentiation in heroin addicts. Int J Addict 9:151–159

Baekeland F, Lundwall L (1977) Engaging the alcoholic in treatment and keeping him there. In: Kissin B, Begleiter H (eds) The Biology of alcoholism, vol 5. Plenum Press, New York

Baumann U, Wedel B von (1981) Stellenwert der Indikationsfrage im Psychotherapiebereich. In: Baumann U (Hrsg) Indikation zur Psychotherapie. Urban & Schwarzenberg, München Wien Baltimore

Becker MH (1979) Understanding patient-compliance: The contributions of attitudes and other psychosocial factors. In: Cohen SJ (ed) New directions in patient compliance. Lexington

Beckmann D, Richter HE (1972) Giessen-Test (GT). Huber, Bern Stuttgart Wien

Bente D (1978) Methodische Gesichtspunkte zur Videoanalyse psychosomatischer Störungen. In: Helmchen H, Renfordt E (Hrsg) Fernsehen in der Psychiatrie. Georg Thieme, Stuttgart

Blankenburg W (1973) Zur Methodik der Untersuchung psychisch Kranker. Internist Prax 13:451

Böning J (1990) Psychopathologisch-neurobiologische Aspekte süchtigen Verhaltens. In diesem Band

Brenk-Schulte E (1987) Therapiemotivation unter besonderer Berücksichtigung der Alkoholismustherapie – eine Analyse der einschlägigen wissenschaftlichen Literatur. In: Brenk-Schulte E, Pfeiffer W (Hrsg) Therapiemotivation in der Behandlung des Alkoholismus. Röttger, München

Brenk-Schulte E, Pfeiffer W (1987) Therapiemotivation in der Kontaktphase der Alkoholismusbehandlung – empirische Untersuchung im Rahmen einer Motivierungsgruppe. In: Brenk-Schulte E, Pfeiffer W (Hrsg) Therapiemotivation in der Behandlung des Alkoholismus. Röttger, München

Busch H (1976) Das diagnostische Gespräch mit dem psychisch Kranken. Med Klin 71:433–438

Busch H (1982) Psychotherapiekonzepte bei der Behandlung von Alkoholproblemen. In: Helmchen H, Linden M, Rüger U (Hrsg) Psychotherapie in der Psychiatrie. Springer, Berlin Heidelberg New York

Busch H (1986) Gruppenpsychotherapie mit Alkoholkranken. Gruppenpsychother Gruppendynamik 22:76–89

Busch H (1988) Rationale Psychotherapiekonzepte als Voraussetzung für eine effektive Alkoholismustherapie. Therapiewoche 38:2812–2817

Busch H, Helmchen H (1973) Dokumentation psychiatrischer Therapie. Nervenarzt 44:569–575

Cohen H (1943) The nature, method und purpose of diagnostic. Cambridge Univ Press, Cambridge

Dührssen A (1985) Die „kognitive Wende" in der Verhaltenstherapie – Eine Brücke zur Psychoanalyse? Nervenarzt 56:479–484

Ferstl R (1990) Verhaltenstheoretische Modelle zu den Grundstörungen der Sucht. In diesem Band

Feuerlein W (1984) Alkoholismus – Mißbrauch und Abhängigkeit. Thieme, Stuttgart New York

Feuerlein W (1986) Alkoholkranke, die ungeliebten Patienten. Nervenheilkunde 5:5–8

Fisher JD, Farina A (1979) Consequences of beliefs about the nature of mental disorders. J Abn Psychol 88:320–327

Haring C (1983) Interferenzphänomene in der Psychopathologie. Spektrum 2:69–72

Heigl-Evers A (1977) Möglichkeiten und Grenzen einer analytisch-orientierten Kurztherapie bei Suchtkranken. Nicol, Kassel

Heigl-Evers A, Schultze-Dierbach E, Standke G (1990) Grundstörungen der Sucht in psychoanalytischer Sicht. In diesem Band

Herz A (1986) Das Suchtproblem in der Sicht der neueren Opiatforschung. In: Feuerlein W (Hrsg) Theorie der Sucht. Springer, Berlin Heidelberg New York Tokyo

Karp SA, Pardes H (1965) Psychological differentiation (field dependence) in obese women. Psychosom Med 27:238–244

Kendell RE (1978) Die Diagnose in der Psychiatrie. Enke, Stuttgart

Kennedy DA (1973) Perceptions of illness und healing. Sog Sci Med 7:787–805

Knox WL (1971) Attitudes of psychiatrists and psychologists toward alcoholism. Am J Psychiat 127

Küfner H (1982) Zur Frage der Verleugnungstendenzen von Alkoholabhängigen. Drog Alkohol 3:21

Küfner H, Feuerlein W, Huber M unter Mitarbeit von Antons K, Florschütz Th (1988) Die stationäre Behandlung von Alkoholabhängigen. Ergebnisse der 4-Jahreskatamnesen, mögliche Konsequenzen für Indikationsstellung und Behandlung. Suchtgefahren 34:157–217

Linden M (1982) Die Veränderung von Krankheitsmodell und Compliance bei schizophrenen Patienten. In: Helmchen H, Linden M, Rüger U (Hrsg) Psychotherapie in der Psychiatrie. Springer, Berlin

Linden M (1985) Krankheitskonzepte von Patienten. Psychiat Prax 12:8–12

Paolino TJ, McCrady BS (1977) The alcoholic marriage: alternative perspectives. Grune & Stratton, New York

Petry J (1985) Alkoholismustherapie: Vom Einstellungswandel zur kognitiven Therapie. Urban & Schwarzenberg, München Wien Baltimore

Raven B (1974) The comparative analysis of power and power preference. In: Tedeschih JR (ed) Power and influence. Atherton, New York

Renn H (1986) Beiträge aus Epidemiologie und Soziologie zu einer Therapie von Mißbrauch und Abhängigkeit. In: Feuerlein W (Hrsg) Theorie der Sucht. Springer, Berlin Heidelberg New York Tokyo

Rohde-Dachser Ch (1984) Regression als Strukturverlust. In: Heinrich K (Hrsg) Psychopathologie der Regression. Schattauer, Stuttgart New York

Rommelspacher H, Schmidt LG, Otto M (1990) Pathobiochemie der Alkoholabhängigkeit. In diesem Band

Rudolf G (1979) Der psychische und sozialkommunikative Befund (PSB), ein Instrument zur standardisierten Erfassung neurotischer Befunde. Z Psychosom Med Psychanal 25:1–16

Schulte W (1967) Über den Zugang zum Süchtigen. Schweiz med Wschr 97:533–536

Wallstone BS, Wallstone KA, Kaplan GD, Maides SA (1976) Development and validation of the health locus of control (HCL) scale. J Consult Clin Psychol 44:580–585

Wanke K (1986) Definition und Nomenklatur. In: Feuerlein W (Hrsg) Theorie der Sucht. Springer, Berlin Heidelberg New York Tokyo

Weinzsäcker V von (1942) Arzt und Kranker. Koehler & Amelang, Leipzig

Witkin HA, Dyk RB, Faterson HF, Goodenough DR, Karp SA (1962) Psychological – differentiation. Wiley, New York

II. Gemeinsame neurobiologische Mechanismen

Gemeinsame neurobiologische Mechanismen der Abhängigkeit – Einführung in das Thema

H. Rommelspacher

Fragestellungen

Bei der Suche nach biologischen Korrelaten der Drogenabhängigkeit handelt es sich immer um Teilaspekte. Dabei ist die Abgrenzung von Normvarianten besonders schwierig. Unter den Teilaspekten sollen Fragen verstanden werden nach dem genetischen Anteil, nach dem Belohnungssystem, dem System, das aktiviert wird, wenn es darum geht, Mißempfindungen zu vermeiden, nach der physiologischen Funktion dieser Systeme, nach den Prozessen, die die Entstehung und Aufrechterhaltung des Kontrollverlustes regulieren, nach der Toleranzentwicklung, nach adaptiven Veränderungen von Rezeptoren und anderen Proteinen sowie deren Synthese und Abbau, nach metabolischen Veränderungen und nicht zuletzt nach der Bildung und Funktion von Neuromodulatoren.

Bei der Suche nach Antworten auf diese Fragen sollte immer im Auge behalten werden, daß Labortiere ohne vorangegangene Drogenerfahrung sich Drogen freiwillig zuführen und daß das Verhaltensmuster sehr dem von Menschen gleicht, die dieselbe Droge zu sich nehmen (Jaffe 1985). Dies soll im folgenden kurz erläutert werden. Für Tiere spielt bezüglich der Selbstverabreichung von Drogen eine Reihe von Faktoren eine Rolle – nämlich die Eigenschaften der Droge selbst, die Applikationsart, die Umgebung (das experimentelle „setting"), in der die Droge verabreicht wird, die Dosis, das Ausmaß der Anstrengungen, die das Tier unternehmen muß, um sich die Droge zu verschaffen, die Zeit, die zwischen der Tätigkeit und der tatsächlichen Applikation verstreicht – ob andere Substanzen zugleich appliziert werden und welche Drogen früher verabreicht worden sind (Meisch und Beardsley 1975, Sinclair 1974). Beispiele sollen für Kokain, Amphetamin und Morphin gegeben werden. Tiere drücken einen Hebel 4000 mal, um eine einzige Injektion von Kokain zu bekommen. Wenn sie Kokain nach jedem Hebeldruck bekommen, applizieren sie sich große Mengen, die zu schweren Vergiftungen und sogar zu Selbstverstümmelungen führen können. Bei Verabreichung von Stimulantien wie Amphetamin und Kokain wechseln Perioden von Selbstverabreichung mit solchen von Abstinenz ab. Regelhaft sterbern die Tiere nach mehreren Wochen von kontinuierlicher Applikation an den Vergiftungen und an Schwäche. Wenn die Amphetamin- und Kokainlösungen durch Kochsalz ersetzt werden, drücken die Tiere mehrere Stunden lang sehr rasch und schnell den Hebel. Dann hören sie plötzlich auf und drücken den Hebel auch nicht erneut. Im Gegensatz dazu führen sich Tiere Morphin in langsam steigenden Dosen zu. Nach einigen Wochen der Dosissteigerung kommt es zu einem gleichbleibenden Dosisniveau, bei dem sowohl toxische Wirkungen als auch Entzugserscheinungen ausbleiben. Wenn Morphin durch Kochsalzlösung ersetzt wird, drückt das Tier den Hebeln bis auf die Zeit der ausgeprägtesten Entzugssymptomatik noch Wochen lang weiter mit einer langsamen, aber gleichmäßigen Rate.

Ein Beispiel für den Einfluß der Umgebung sei hier ebenfalls angeführt. Wenn Ratten eine fixe Dosis von Morphin über mehrere Tage in einer bestimmten Umgebung appliziert wird, nimmt die Wirkung im Verlauf des Experiments ab. Wenn dann dem Tier in einer neuen Umgebung diese Dosis injiziert wird, tritt die ursprüngliche Wirkung wieder ein (George 1987). Andere Beispiele für solche Konditionierungsexperimente, die auf Pawlow zurückgehen, sind von Kuschinsky (1988) auf einem früheren Symposium beschrieben worden.

Aufgrund dieser und anderer tierexperimenteller Beobachtungen und der Befunde bei alkoholkranken Patienten stellen sich die zentralen Fragen biologischer Abhängigkeitsforschung: Welches sind die neuronalen Veränderungen, die manifest werden und dann fixiert sind? − Was sind die Vulnerabilitätsfaktoren? Die pathologischen Veränderungen sind beispielsweise beim Alkoholmißbrauch noch nicht fixiert.

Definition

Ein zweiter Punkt, der bei Untersuchungen über Abhängigkeit beachtet werden muß, ist der eindeutiger Definitionen (Feuerlein 1988). Im allgemeinen werden die DSM-III-Kriterien (American Psychiatry Association 1987) übernommen (Wittchen et al. 1988). Diese sind zwar keineswegs eindeutig, betonen aber immerhin den Krankheitscharakter der Abhängigkeit – eine wichtige Grundlage für Untersuchungen mit biologischem Ansatz zu diesem Thema. Kriterien, die nicht mehr in diesen Kodex aufgenommen wurden, sind der Kontrollverlust und das „craving". Beide Begriffe werden von uns weiter verwandt, da sie zumindest für tierexperimentelle Studien ausreichend definiert sind. Ich verwende statt des Begriffs „Kontrollverlust" meist den des „point of no return", um auszudrücken, daß nach einer kritischen Manifestationsphase ein Umschlagspunkt nachweisbar wird, nach dem bei einer erneuten Exposition von Alkohol dieser dem Wasser selbst dann vorgezogen wird, wenn die Alkoholeinnahme mit aversiven Reizen gekoppelt wird.

Hypothesen zur Pathogenese

Ein dritter Punkt ist der Hinweis auf die Tatsache, daß es keine überzeugende Hypothese zur Pathogenese der Abhängigkeit gibt. Der einzige Versuch wurde von A. Goldstein (1977) unternommen und wird mit dem Begriff der „Defizithypothese" umschrieben. Sie besagt, daß bei Personen, die zu Opioid- und/oder Alkoholabhängigkeit neigen, ein relativer Mangel an endogenen Opioiden besteht. Die Einnahme von Opioiden bzw. Alkohol stellt den Versuch dar, dieses Defizit auszugleichen. Diese interessante Vermutung läßt sich kaum überprüfen, da eine große Gruppe von unausgewählten Personen über Jahrzehnte beobachtet und untersucht werden müßte, um festzustellen, ob tatsächlich diejenigen mit einer geringeren Endorphinkonzentration eine Abhängigkeit entwickeln. Es bleibt für viele Fragen also nur der Rückgriff auf tierexperimentelle Modelle, die hypothesengenerierend eingesetzt werden und deren Resultate bei Abhängigen überprüft werden können.

Dieser Weg ist verschiedentlich beschritten worden. Beispielsweise wurden Alkohol- bzw. Opioide-präferierende Ratten und Mäuse gezüchtet. Diese Studien haben klar eine genetische Komponente der Alkoholabhängigkeit belegt (Agarwal u. Goedde 1987, Deitrich u. Baker 1984, Gatto et al. 1987, Hilakivi et al. 1984, Murphy et al. 1987, Schuster 1986, Tabakoff et al. 1982, Wilson et al. 1984). Des weiteren haben neurophysiologische Untersuchungen zur Abgrenzung eines Belohnungssystems im Hirnstamm geführt (Olds u. Williams 1980, Routtenberg 1976, 1978, 1980, Wise 1983). Außerdem wurden mit biochemischen Methoden Substanzen entdeckt, die mit Abhängigkeit zu tun haben, wie beispielsweise Endorphine, Enkephaline, Acetaldehyd und β-Carboline. Aus den eingangs erwähnten Teilaspekten geht hervor, daß eine Vielzahl anderer Neurotransmitter und Modulatoren für die Drogenabhängigkeit eine Rolle spielt.

Chronische Intoxikation

Es muß ferner immer bedacht werden, daß toxische Wirkungen der Drogen, vor allem solche des Alkohols und seines Metaboliten Acetaldehyd, zu biochemischen Veränderungen führen, die den Krankheitsprozeß beeinflussen können. Beispielsweise sind Addukte des Acetaldehyds mit hepatischen Makromolekülen nachgewiesen worden, die wahrscheinlich für die Pathogenese der Leberzirrhose von großer Bedeutung sind (Lieber 1988). Allerdings spielen auch hier disponierende Faktoren eine Rolle, wie Zwillingsuntersuchungen gezeigt haben (Cloninger u. Sigvardsson 1986).

„Marker"

Eine ganze Reihe von „state"-Markern ist bekannt, so die Hemmbarkeit der Monoaminoxidase Typ B durch Äthanol, die verminderte Stimulierbarkeit der Adenylatcyclase in Thrombozyten, das gehäufte Auftreten von „carbohydrate-deficient" Transferrin, die Kondensation von Acetaldehyd an Hämoglobin, die Verminderung von G_s-Proteinen in Lymphozyten als Ausdruck einer gestörten

Transmission von Signalen über den β-adrenergen Rezeptor, neurohormonale Veränderungen und solche bestimmter Wellen im EEG. Darauf wird in einem anschließenden Beitrag ausführlich eingegangen.

Die Fülle der neuen Befunde hat dazu geführt, daß es heute sinnvoll erscheint, konkrete Fragen an Neurobiologen zu stellen. Ob diese befriedigend beantwortet werden können, ist zwar zweifelhaft, jedoch ist es für das Verständnis von komplexen Zusammenhängen oft hilfreicher, gute Fragen zu stellen als unvollständige Antworten zu bekommen.

Literatur

American Psychiatric Association (1987) Diagnostic and statistical manual of mental disorders, Third edition, revised. APA, Washington DC

Agarwal DP, Goedde HW (1987) Genetik des Alkoholismus. In: Kisker KP, Lauter H, Meyer JE, Müller C, Stömgren E (Hrsg) Abhängigkeit und Sucht. Springer, Berlin Heidelberg

Cloninger CR, Sigvardsson S (1986) Inheritance of risk to develop alcoholism. NIAAA Monograph 66:86−97

Deitrich RA, Baker RC (1984) Initial sensitivity of rat inbred strains to acute alcohol. Alcohol Clin Exp Res 8:487−490

Feuerlein W (1988) Zur Definition und Diagnostik des Alkoholismus. Internist 29:301−306

Gatto GJ, Murphy JM, Waller MB, McBride WJ, Li T-K, Lumeng L (1987) Chronic ethanol tolerance through free-choice drinking in the P line of alcohol-preferring rats. Pharmacol Biochem Behav 28:111−115

George FR (1987) Genetic and environmental factors in ethanol self-administration. Pharmacol Biochem Behav 27:379−384

Goldstein A (1977) Future research on opioid peptides (endorphines). A preview. In: Blum K (ed) Alcohol and opiates. Academic Press, New York, pp 397−403

Hilakivi L, Eriksson CJP, Sarviharju M, Sinclair JD (1984) Revitalization of the AA and ANA rat lines: Effects on some line characteristics. Alcohol 1:71−75

Jaffe JH (1985) Drug addiction and drug abuse. In: Goodman LS, Gilman A (eds) The pharmacological basis of therapeutics, vol 7. Macmillian, New York, p 534

Kuschinsky K (1988) Konditionierung und Drogenabhängigkeit. In: Arnold W, Poser WE, Möller MR (Hrsg) Suchterkrankungen. Springer, Berlin Heidelberg New York, S 206−212

Lieber CS (1988) Metabolic effects of acetaldehyde. Biochem Soc Transact 16:241–247

Meisch RA, Beardsley P (1975) Ethanol as a reinforcer for rats: Effects of concurrent access to water and alternate positions of water and alternate positions of water and ethanol. Psychopharmacologia 43:19–23

Murphy JM, McBride WJ, Lumeng L, Li TK (1987) Alcohol preference and regional brain monoamine contents of N/Nih heterogenous stock rats. Alcohol Drug Res 7:33–39

Olds ME, Williams KN (1980) Self-administration of D-Ala^2-metenkephalinamide at hypothalamic self-stimulation sites. Brain Res 194:155–170

Routtenberg A (1976) Self-stimulation pathways: Origins and terminations – a three-stage technique. In: Wanquier A, Rolls ET (eds) Brain-stimulation reward. North Holland Press, Amsterdam, pp 31–39

Routtenberg A (1978) The reward system of the brain. Scient Amer 239:122–131

Routtenberg A (1980) Biology of reinforcement. Facets on brainstimulation reward. Academic Press, New York

Shuster L (1986) Genetic markers of drug abuse in mouse models. NIAAA Monograph 66:71–85

Sinclair JD (1974) Rats learning to work for alcohol. Nature 249:590–592

Tabakoff B, Melchior CL, Hoffman PL (1982) Commentatory on ethanol tolerance. Alcohol Clin Exp Res 6:252–259

Wilson JVR, Erwin VG, de Fries JC, Peterson DR, Cole-Harding S (1984) Ethanol dependence in mice: direct and correlated responses to ten generations of selective breeding. Behav Genet 14:235–236

Wise RA (1983) Brain neuronal systems mediating reward processes. In: Smith JE, Lance JD (eds) The neurobiology of opiate reward processes. Elsevier Biomedical Press, Amsterdam, pp 405–437

Wittchen HU, Sass S, Koehler K, Zandig M (1988) Diagnostisches und statistisches Manual psychischer Störungen, DSM III R. Psychologie Verlags Union, Weinheim

Neurobiologische Befunde bei Opioidabhängigen

M. Otto, H. Rommelspacher und L. G. Schmidt

Voraussetzungen zur Abhängigkeitsentwicklung

Der Definition von zwanghaftem Suchtverhalten sollte ein interdisziplinäres Verständnis zugrunde liegen, bei dem die Persönlichkeit des Süchtigen, biochemische Auswirkungen und soziale Bedingungen berücksichtigt werden (Milkman u. Sunderwirth 1984). Neurobiologische Auswirkungen der Opioidabhängigkeit auf das zentrale Nervensystem lassen sich auf folgenden Untersuchungsebenen erfassen:

1. molekulare Ebene mit Neurotransmittern und Rezeptoren,
2. zelluläre Ebene mit den spezifischen Neuronen,
3. physiologisch-anatomische Ebene, Reward-System genannt,
4. Verhaltensebene, durch Verhaltensverstärkung gekennzeichnet.

ad 1:
Auf der molekularen Ebene ist die Opioidforschung mit der Identifizierung der Opioidrezeptoren im Jahre 1973 einen großen Schritt vorangekommen. Chronische Opioidwirkungen wie Toleranz und körperliche Abhängigkeit werden über spezifische Rezeptoren vermittelt. Rezeptortypen, die diese Wirkungen vermitteln und besonders gut untersucht wurden, sind μ-, δ- und κ-Rezeptoren (Tab. 1).

Für den μ-Rezeptor besitzen besonders β-Endorphine eine hohe Affinität, während an den δ-Rezeptor eher kurzkettige Opioidpeptide wie Enkephaline binden. Opioide − wie Morphin und Methadon − aktivieren überwiegend μ-Rezeptoren (Havemann u. Kuschinsky 1985), die auf der Verhaltensebene die für die Suchtentwicklung wichtigen Wirkungen wie Euphorie, Toleranz, Entzugssymptome und Verhaltensverstärkung induzieren. Die Aktivierung des κ-Rezeptors hingegen ruft aversive Zustände hervor.

Tabelle 1. Opioid-Rezeptoren (nach Holaday et al. 1989, modifiziert)

Rezeptor-typ	Endogener Agonist	Exogener Agonist	Wirkung auf Verhaltensebene
μ	β-Endorphin (Met)enkephalin	Morphin	Euphorie, Toleranz, Entzugssymptome, Verhaltensverstärkung
δ	(Leu)enkephalin	(Leu)enkephalin	Toleranz, Entzugssymptome?, Verhaltensverstärkung
κ	Dynorphin	Ketocyclazocin	Dysphorie, Toleranz

Zur Abklärung der Opioidabhängigkeit liegt es nun nahe, nach Veränderungen auf der Opioidrezeptorebene zu suchen. Tierversuche ergaben jedoch bisher keine reproduzierbaren Veränderungen in Anzahl und Affinität der Opioidbindungsstellen, d. h. keine Sub- und Supersensitivität, die eine Abhänigkeitsentwicklung erklären würden (Herz 1985, Holaday et al. 1982, Perry et al. 1982).

ad 2:

Auf der zellulären Ebene interessieren die für die Abhängigkeitsentwicklung wichtigen dopaminergen Neurone. Exogen zugeführte Opioide besitzen die Fähigkeit, diese Neuronenart indirekt zu aktivieren (durch enkephalinerge Neurone). Die für die Suchtentwicklung besonders interessanten Strukturen sind dopaminerge Neurone, die ihre Zellkörper im ventralen Tegmentum haben und zum Nucleus accumbens projizieren.

ad 3:

Auf physiologisch-anatomischer Ebene zeigten systematische Untersuchungen des gesamten Gehirns mit intrakranieller Selbstreizung, daß besonders starke Effekte im Nucleus accumbens und im ventralen Tegmentum zu erhalten sind. Ratten gaben sich Morphininjektionen bevorzugt ins ventrale Tegmentum, wodurch dopaminerge Neurone aktiviert wurden (Koob u. Bloom 1988, Phillips u. LePiane 1980). Niedrige Dosen von Kokain stimulierten im Nucleus accumbens indirekt die Dopamin-Rezeptoren (Hemmung der Wiederaufnahme; Carboni et al. 1989), genau wie niedrige Dosen von Alkohol bei Ratten eine Aktivierung der dopaminergen Neurone im ventralen Tegmentum bewirkten (Gessa et al. 1985). Auch Amphetamin führt über die Stimulierung der Dopaminausschüttung im Nucleus accumbens zu Verhaltensverstärkung bzw. Selbstapplikation. Beide Regionen gehören zum sogenannten dopaminergen Reward- oder Belohnungssystem im Gehirn.

Die Abgrenzung des Reward-Systems ist unklar. Viele Autoren betonen eine enge Verbindung von ventralem Tegmentum, Nucleus accumbens und präfrontalem Kortex (Barnes 1988). Nach einem Modell von Engel et al. (1987) ist ein Reward-System

- dopaminerg,
- anatomisch verbunden mit dem ventralen Tegmentum,
- verhaltensverstärkend,
- aktiviert durch elektrische Stimulation des lateralen Hypothalamus, Psychostimulantien und Opioide.

ad 4:
Implantiert man einer Ratte eine Reizelektrode in das mediale Vorderhirnbündel im lateralen Hypothalamus, über die sich das Tier durch Tastendruck selbst reizen kann, ist zu beobachten, daß sich die Ratte bis zur völligen Erschöpfung Stromstöße gibt. Dieses Verhalten ist mit dem Auslösen angenehmer Empfindungen zu erklären, die zu dieser Verhaltensverstärkung führten.

Opioide und andere Suchtstoffe werden von Tieren selbst injiziert – ein Phänomen, das die Verhaltensverstärkung dieser Drogen reflektiert (Topel 1987).

Zusammenfassend läßt sich bezüglich der neurobiologischen Auswirkungen suchterzeugender Substanzgruppen wie Opioide, Alkohol und Psychostimulantien auf die aufgeführten Untersuchungsebenen aussagen, daß alle drei Substanzgruppen die dopaminergen Neurone des Reward-Systems aktivieren und so Verhalten verstärken. Diese Aktivierung des dopaminergen Reward-Systems ist bei den abhängigkeitserzeugenden Substanzen im Sinne einer „conditio sine qua non" zu begreifen und somit als unspezifische, aber notwendige Voraussetzung zur Entwicklung einer Abhängigkeit einzustufen.

Ergebnisse bei Opioidabhängigen

Exogen zugeführte Opioide wirken auf verschiedene neuroendokrine und endokrine Systeme. Von Kreek (1987) wurden auf der Hypothalamus-Hypophysen-Ebene nach chronischem Heroinkonsum folgende Veränderungen gefunden: eine ACTH- und eine Cortisol-Erniedrigung in der Peripherie sowie eine Hemmung der LH-Sekretion.

Bei chronischer Behandlung mit dem Opioidantagonisten Naltrexon fanden sich erhöhte Cortisolspiegel, die nach Absetzen von Naltrexon wieder sanken (Kosten et al. 1986). Eine Akutgabe des Opioidantagonisten steigerte den LH-Spiegel signifikant, aber nach längerer chronischer Naltrexonerhaltung fielen die LH-Werte auf ein niedrig-normales Niveau (Mendelson et al. 1980). Die Prolaktin-Spiegel waren bei Heroinabhängigen 3–24 Stunden nach der letzten Dosis signifikant höher als bei den nichtabhängigen Kontrollpersonen (Spagnolli et al. 1987).

Unter Behandlung mit Methadon, einem relativ zu anderen Opioiden lang wirkenden Opioid, zeigten sich normale Spiegel von ACTH, Cortison, LH und Testosteron. Die Prolaktin-Spiegel blieben erhöht (Kreek 1987).

Auch Untersuchungen des endorphinergen Systems zeigen Veränderungen nach chronischem Opioidkonsum. Die Endorphine gehören zur Gruppe neuroregulatorischer Peptide im Bereich des hypothalamisch-hypophysären Systems (Schmidt u. Thews 1980). Sie modulieren auf humoralem Weg die Aktivität von Neuronen und binden an die gleichen zentralnervösen Opioidrezeptoren wie exogen zugeführte Opioide. Die endorphinergen Neurone sind wie die dopaminergen Neurone ein weiteres System, das die Verhaltensverstärkung reguliert (Engel et al. 1987).

Goldstein (1977) stellte in den 70er Jahren die Hypothese auf, daß Opioidabhängige an einem Primärdefizit des Endorphins leiden und so zur Opioidsucht prädisponiert sind. Zahlreiche Studien beschäftigten sich seither mit den β-Endorphinbestimmungen im Plasma und im Liquor von Opioidabhängigen (Tab. 2).

Die Untersuchungen im Plasma von Opioidabhängigen zeigten, daß die β-Endorphinspiegel bei chronischer Heroineinnahme erniedrigt sind, während sie im Entzug oder unter Naltrexongabe er-

Tabelle 2. β-Endorphinbestimmungen im Plasma von Opioidabhängigen

Autoren		β-Endorphin
Ho et al. 1980	Heroin	↓
Emrich et al. 1983	Entzug	↑
Kosten et al. 1986	Naltrexon	↑
Kosten et al. 1987	Methadonerhaltung	normal

Tabelle 3. β-Endorphinbestimmungen im Liquor von Opioidabhängigen

Autoren		β-Endorphin	endogene Opioid-aktivität Frakt. I, II
Holmstrand et al. 1981	Entzug		↑ oder ↓
	Methadonerhaltung		↑ oder ↓
Kosten et al. 1987	Methadonerhaltung ↑		
O'Brien et al. 1988	Methadonerhaltung ↓		↑
	Naltrexon	↓	↑
	drogenfrei (>30 d)	↓	↑

höht sind (Emrich et al. 1983, Ho at al. 1980, Kosten et al. 1986, Kosten et al. 1987).

Befunde im Liquor von Opioidabhängigen (Tab. 3) brachten andere Ergebnisse (Holmstrand et al. 1981, Kosten et al. 1987, O'Brien et al. 1988).

Kosten et al. (1987) fanden bei Opioidabhängigen unter Methadonerhaltung einen signifikant erhöhten β-Endorphinspiegel im Liquor. O'Brien et al. (1980) ermittelten erniedrigte β-Endorphinspiegel bei Opioidabhängigen unter Methadonerhaltung, unter Naltrexon und nach durchschnittlich 95 Tagen ohne Drogen. Die endogene Gesamtopioidaktivität war unter allen drei Bedingungen erhöht, was nicht als Widerspruch angesehen wird, da die verschiedenen Peptide auf unterschiedlichen Wegen synthetisiert werden.

Alle vorgestellten Studien zeigen, daß Opioidabhängigkeit zu einem Ungleichgewicht im endorphinergen System führt. Ob es sich um eine Veränderung der Syntheserate des endorphinergen Systems aufgrund jahrelangen Opioidmißbrauchs handelt oder inwieweit genetische Endorphindefizite eine Rolle spielen, ist gegenwärtig nicht geklärt. Die Frage wäre durch prospektive Untersuchungen größerer Bevölkerungskreise oder durch Angehörigenuntersuchungen zu beantworten, die jedoch kaum zu lösende praktische Schwierigkeiten mit sich bringen.

Literatur

Barnes DM (1988) The biological tangle of drug addiction. Science 214:415–417

Carboni E, Imperato A, Perezzani L, DiChiara G (1989) Amphetamine, cocaine, phencyclidine and nomifensine increase extracellular dopamine concentrations preferentially in the nucleus accumbens of freely moving rats. Neuroscience 28:653–661

Emrich HM, Nusselt L, Gramsch C, John S (1983) Heroin addiction: Beta endorphine immunoreactivity in plasma increases during withdrawal. Pharmacopsychiatria 16:93–96

Engel J, Oreland L, Ingvar DH, Pernow B, Rössner S, Pellborn LA (eds) (1987) Brain reward systems and abuse. Raven Press, New York

Gessa GL, Muntoni F, Collu M, Vargiu L, Mereu G (1985) Low doses of ethanol activate dopaminergic neurons in the ventral tegmental area. Brain Research 348:201–203

Goldstein A (1977) Future research on opioid peptides (endorphines): A preview. In: Blum K (ed) Alcohol and opiates. Academic Press, New York, pp 397–403

Havemann U, Kuschinsky K (1985) Opiatrezeptoren: Zur Frage der Trennung der analgenetischen und suchterzeugenden Wirkungen. In: Keup W (Hrsg) Biologie der Sucht. Springer, Berlin Heidelberg New York Tokyo, S 178–185

Herz A (1985) Biologische Mechanismen der Opiatsucht. In: Keup W (Hrsg) Biologie der Sucht. Springer, Berlin Heidelberg New York Tokyo, S 168–177

Ho WKK, Wen HL, Ling N (1980) Beta-endorphine-like immunoactivity in the plasma of heroin addicts and normal subjects. Neuropharmacology 19:117–120

Holaday JW, Hitzemann RJ, Curell J, Tortella FC, Belenky LG (1982) Repeated electroconvulsive shock or chronic morphine treatment increases the number of ^{3}H-D-ALA^2, D-LEU^5-enkephalin binding sites in rat brain membranes. Life Sci 31:2359–2362

Holaday J, Porreca F, Rothman R (1989) Opioid receptor types. TIPS 10

Holmstrand J, Gunne LM, Wahlström A, Terenius L (1981) CSF-endorphins in heroin addicts during methadone maintenance and during withdrawal. Pharmacopsychiatria 14:126–128

Koob GF, Bloom F (1988) Cellular and molecular mechanism of drug dependence. Science 242:715–722

Kosten TR, Kreek MJ, Ragunath J, Kleber HB (1986) Cortisol levels during chronic naltrexone maintenance treatment in ex-opiate addicts. Biol Psychiat 21:217–220

Kosten TR, Kreek MJ, Ragunath J, Kleber HB (1986) A preliminary study of beta-endorphine during chronic naltrexone maintenance treatment in ex-opiate addicts. Life Sci 39:55–59

Kosten TR, Kreek MJ, Swift C, Carney MK, Ferdinands L (1987) Beta endorphin levels in CSF during methadone maintenance. Life Sci 41:1071–1076

Kreek MJ (1987) Multiple drug abuse patterns and medical consequences. In: Meltzer HY (ed) The third generation of progress. Raven Press, New York, p 1597

Mendelson JH, Ellingboe J, Kuehnle JC, Mello NK (1980) Heroin and naltrexone effects on pituitary-gonadal hormones in man: Interaction of steroid feedback effects, tolerance, and supersensitivity. J Pharmacol Exp Ther 214:503–506

Milkman H, Sunderwirth S (1984) Warum werden wir süchtig? Psychologie heute: 34–40

O'Brien CP, Terenius LY, Nyberg F, McLellan AT, Erikson I (1988) Endogenous opioids in cerebrospinal fluid of opioid-dependent humans. Biol Psychiatry 24:649–662

Perry DC, Rosenbaum JS, Sadee W (1982) In-vivo binding of ^{3}H-etorphine in morphine-dependent rats. Life Sci 1405–1408

Phillips AG, LePiane FG (1980) Reinforcing effects of morphine microinjection into the ventral tegmental area. Pharmac Biochem Behav 12:965–968

Schmidt RF, Thews G (Hrsg) (1980) Physiologie des Menschen. Springer, Berlin Heidelberg New York

Spagnolli W, Torboli P, Mattarei M, DeVenuto G, Marcolla A, Miori R (1987) Calcitonin and prolactin serum levels in heroin addicts: Study on a methadone treated group. Drug Alcohol Depend 20:143–148

Topel H (1987) Alkohol, Endorphine und Opiatvorläufer: Kritische Fragen der Alkoholforschung. Suchtgefahren 33:1–15

Untersuchung biologischer Marker des Alkoholismus

L. G. Schmidt, M. Otto, N. Sachs-Ericsson, K. Kreutzberg,
W. E. Platz und H. Rommelspacher

Einleitung

In den letzten Jahrzehnten hat das wissenschaftliche Interesse an den biologischen Grundlagen psychischer Störungen erheblich zugenommen. Im Mittelpunkt standen die endogenen Psychosen, wobei die Suche nach biologischen Markern zu einer zentralen Forschungsrichtung in der Psychiatrie geworden ist (Bondy et al. 1988). In den letzten Jahren wurde dieser Untersuchungsansatz nun auch auf den Bereich der Abhängigkeitserkrankungen, insbesondere den Alkoholismus, ausgedehnt (Begleiter u. Porjesz 1988, Collins 1988, Radouco-Thomas et al. 1984, Reich 1988, Schuckit 1986). Solche Marker haben Bedeutung in mehrfacher Hinsicht:

1. Sie können eine Hilfe bei der Diagnostik des Alkoholismus sein, und zwar bei der Typisierung von Subgruppen innerhalb der heterogenen Population der Alkoholabhängigen sowie bei der Abgrenzung gegenüber Mißbrauch bei anderen diagnostischen Gruppen (z. B. affektiven Störungen, Angsterkrankungen). Wenn solche Marker bekannt wären, hätte dies Konsequenzen für die Therapie und Prognose.
2. Die Suche nach biologischen Markern basiert ferner auf der Vorstellung, Kenntnisse über die Pathogenese der Abhängigkeitserkrankungen zu gewinnen — zumindest, was ihren biologischen Anteil angeht. Je enger die Marker mit der Entstehung des Krankheitsprozesses assoziiert sind, je mehr sie biologischen Systemen nahestehen, die diesen Abhängigkeitsprozeß unterhalten, um so größer dürften die Chancen sein, auch effektivere Therapiemethoden zu entwickeln, als sie heute zur Verfügung stehen. Damit sind insbesondere medikamentöse

Ansätze zur Unterstützung psycho- und/oder soziotherapeutischer Maßnahmen gemeint.

3. Biologische Marker könnten schließlich der Prävention dienen insofern, als Risiko-Patienten rechtzeitig erkannt und beraten werden. Dies wiederum hätte für den Betroffenen wie für die Gesellschaft enorme Konsequenzen.

Definitionen

Ursprünglich stammt der Begriff „Marker" aus der Genetik und bezeichnet dort die Lokalisation eines Genortes auf einem bestimmten Chromosom. Bald wurde dieser Begriff jedoch von einem genetischen Marker zu einem Krankheitsmarker in der Weise erweitert, daß nahezu jede biologische Abweichung einer untersuchten Personengruppe von der Gesamtpopulation als „Marker" bezeichnet wurde – unabhängig davon, ob diesem eine Bedeutung für die Pathogenese zukam oder nicht (Buchsbaum u. Haier 1983). Deshalb sollte man besser von Krankheitsindikatoren sprechen; allerdings hat sich dieser Begriff nicht durchgesetzt.

Konventionsgemäß unterteilt man heute in State- und Trait-Marker. Ein State-Marker ist eine zustandsabhängige Variable, die während der Erkrankung, nicht aber vorher oder nach ihrem Abklingen nachweisbar ist. Im Gegensatz dazu sind Trait-Marker zeitinvariante Merkmale, die während des ganzen Lebens nachgewiesen werden können. Zur Unterscheidung von State- und Trait-Markern sind Untersuchungen auf mehreren Ebenen notwendig. Zum einen müssen Patienten in verschiedenen Abschnitten der Erkrankung (z. B. gemäß der Stadieneinteilung nach Jellinek), d. h. longitudinal untersucht werden, um die zeitliche Beziehung eines Markers zu einem bestimmten Krankheitsabschnitt („state") zu bestimmen. Hier kommen nun mehrere alkoholismustypische Probleme auf. Das erste Problem besteht darin, daß trotz dieses Vorgehens möglicherweise nicht oder nur schwer entschieden werden kann, ob biologische Abweichungen zur Sucht prädisponieren („trait") oder – möglicherweise dann aber in einem anderen Ausmaß – auch mit der manifesten Erkrankung („state") einhergehen können. So gibt es einerseits Hinweise, daß aktives Drogenbeschaffungsverhalten mit einem Defizit im endorphinergen oder serotonergen System gekoppelt sein kann (Ballenger et al. 1979, Genazani et al. 1982). Andererseits wurde postuliert, süchtiges Verhalten könne auch auf eine primäre Störung in der Regulierung von Genexpressionen zurückgehen (Topel 1989), die dann im Rahmen einer spezifischen Gen-Umwelt-Interaktion zur manifesten Erkrankung führt (Bondy et al. 1988). Durch Störungen der Transkription, Translation oder folgenden enzymatischen Prozessierungen könnte ein Mangel an Opioid-Peptiden entstehen (Seizinger et al. 1984), der mit Dysphorie einhergeht und so zu späterer Sucht prädisponiert (Facchinetti et al. 1985). Solche Hypothesen konnten immerhin durch tierexperimentelle Befunde (Blum 1983, Myers u. Melchior 1975, Tajuddin u. Druse 1988) gestützt werden. Das zweite Problem besteht darin, daß nicht bekannt ist, wie lange die möglichen biologischen Marker der Abhängigkeitserkrankung (als Ergebnisse der Prozesse, die zur Abhängigkeit geführt haben) nach Absetzen der die Abhängigkeit bedingenden Substanz nachweisbar sind. Würden sie persistierend − wie die Anonymen Alkoholiker sagen −, so müßte man sie in dieser Zeit als Residualmarker bezeichnen. Das dritte Problem ist, daß oft nicht entschieden werden kann, ob die beobachteten biologischen Veränderungen, die während des akuten Krankseins vorkommen, als State-Marker oder als Folge der chronischen Substanzintoxikation anzusehen sind.

Deshalb müssen State-Marker im Probandenversuch tierexperimentell oder in In-vitro-Untersuchungen validiert werden, deren Aussagekraft allerdings auch wieder begrenzt ist. In Probandenversuchen sind aus ethischen Gründen keine chronischen Expositionen durchführbar, aus Akutversuchen kann wiederum nur selten auf chronische Ethanol-Effekte geschlossen werden. Tierexperimentelle Untersuchungen haben zwar den Vorteil, Bedingungen zu simulieren, die zu einem Drogensuchverhalten („drug seeking behavior") führen, bringen aber die bekannten Nachteile der begrenzten Übertragbarkeit auf den Menschen mit sich. Aus In-vitro-Untersuchungen (beispielsweise an Thrombozyten oder Lymphozyten) sollte zunächst lediglich auf chronische Intoxikationseffekte geschlossen werden.

Bei der Suche nach möglichen Trait-Markern ist man im Bereich des Alkoholismus den Weg gegangen, (noch) nicht erkrankte Söhne von Alkoholabhängigen zu untersuchen und diese mit Söhnen gesunder Kontrollen zu vergleichen (Begleiter u. Porjesz 1988, Moss et al. 1986, Polich u. Bloom 1984, Schuckit 1986, Schuckit et al. 1988). Dieser Forschungsansatz, der auf den Ergebnissen von Adoptionsstudien basiert (Cloninger et al. 1981, Goodwin et al. 1973), unterstellt, daß Traits bei präalkoholischen Persönlichkeiten genetisch bedingt seien, und nimmt damit mögliche Konfundierungen genetischer, frühzeitig erworbener oder auch nichtbiologischer Faktoren an der Ausbildung von Traits in Kauf.

Viele der bisher durchgeführten Studien zu biologischen Markern oder Krankheitsindikatoren wurden an abhängigen Patienten vorgenommen, die in exzessiver Weise Alkohol konsumierten und oft aus Alkoholikerfamilien stammten. Deshalb ist es oft kaum möglich, aus den Ergebnissen einzelner Studien auf den State- oder Trait-Charakter der biologischen Veränderung rückzuschließen. Entsprechend können für die im folgenden diskutierten Parameter − sofern sie als diagnostische Marker verstanden werden − noch keinerlei Kennwerte hinsichtlich Sensitivität, Spezifität oder positivem prädiktiven Wert genannt werden. Die nachfolgende Systematik muß deshalb auch von vorläufigem Charakter bleiben. Sie enthält Ergebnisse eigener Arbeiten, die von der Deutschen Forschungsgemeinschaft (DFG-Az: Ro 422/5-1) gefördert wurden.

State-Marker des Alkoholismus

Aromatische Beta-Carboline in Urin und Blut

Unter den aromatischen Beta-Carbolinen sind bisher Harman und Norharman beim Menschen nachgewiesen. Harman ist eine beim Gesunden nur in Spuren in Blut, Urin, Liquor und Gehirn vorkommende Substanz (Bosin et al. 1989, Rommelspacher et al. 1989), die chemisch aus einem β-Carbolin(BC)-Grundgerüst besteht. Da diese Substanz stickstoffhaltig ist und zu keiner anderen Stoffklasse (z. B. Kohlenhydrate, Aminosäuren, Fette) gerechnet werden kann, wird sie der Gruppe der Alkaloide beigeordnet. Im Rahmen der Alkaloid-Hypothese des Alkoholismus haben diese Substanzen besonderes Interesse gefunden (Blum et al. 1983, Collins 1988). Die Alkaloid-Hypothese geht ursprünglich auf V. Davis (Davis u. Walsch 1970) zurück und sagt aus, Abbauprodukte des Ethanols könnten mit Neurotransmittern Kondensationsprodukte bilden, die für die Entstehung und Aufrechterhaltung von Abhängigkeitsverhalten bedeutsam sind. Dabei würde Acetaldehyd mit den Indolaminen (Serotonin, Tryptamin) zu den β-Carbolinen (z. B. Harman) und mit den Catecholaminen (Noradrenalin, Dopamin) zu den Tetrahydroisoquinolinen (TIQs, z. B. Salsolinol) reagieren. Außerdem könnten die durch die Monoaminoxidase transaminierten Neurotransmitter-Aldehyde mit den Transmittern reagieren. Am Beispiel des Dopamins entsteht Tetrahydropapaverolin (THP), das in Mohnpflanzen als Vorstufe der Opiate vorkommt. Die Alkaloid-Hypothese fand weitere Unterstützung durch tierexperimentelle Untersuchungen, die zeigten, daß BCs und TIQs zu einer Steigerung der Ethanolaufnahme führen, wenn Tieren diese Substanzen in die Hirnventrikel infundiert werden (Airaksinen et al. 1983, Myers u. Melchior 1977, Rommelspacher u. Büchau 1987). Damit kamen BCs und TIQs als State-Marker des Alkoholismus in Frage.

Die Untersuchung von Harman im Urin von Alkoholabhängigen, die sich zum Entzug in stationäre Behandlung begeben hatten, ergab deutlich erhöhte Werte im Vergleich zu gesunden Kontrollen (Rommelspacher et al. 1985). Dabei war die Harman-Konzentration im Verlauf der Entzugsbehandlung abgefallen, die Werte bei Entlassung waren aber auch immer noch vergleichsweise erhöht. Diese Befunde konnten durch die folgenden Untersuchungsergebnisse bezüglich Harman im Blut von Alkoholabhängigen (Patientenstudie) und gesunden Kontrollen (Probandenstudie) abgesichert und erweitert werden. Nach Beurteilung durch die Ethikkommission des Klinikums Charlottenburg der Freien Universität Berlin war das Risiko für die Betroffenen ethisch vertretbar.

In der folgenden Patientenstudie wurde im Plasma Harman und Norharman gemessen. 43 Alkoholabhängige (36 Männer, 7 Frauen; Durchschnittsalter 42,6 [SD 9,2] Jahre), die zum Entzug in eine Klinik aufgenommen worden waren, waren einbezogen. Zuvor hatten die Patienten ihre Einwilligung zur Teilnahme an einer Studie über biologische Grundlagen des Alkoholismus gegeben. Diese

96

bezog sich auf die Erhebung der Anamnese und mehrfache psychopathologische Befunde sowie auf Blutentnahmen ab 1., 4., 8. und am Entlassungstag, der zwischen dem 9. und 21. Tag nach Aufnahme lag. Alle Patienten erfüllten die Kriterien der Alkoholabhängigkeit nach ICD 9. Rev. (World Health Organisation 1978) und DSM III (American Psychiatric Association 1980); 17 (39,5%) hatten Angehörige ersten Grades mit Alkoholproblemen. Nach Angaben der Patienten lag der Beginn verstärkten Trinkens durchschnittlich 13,3 ($\pm$6,6) Jahre zurück, sie gaben eine durchschnittliche tägliche Einnahme von (umgerechnet) 266 g ($\pm$120,7) Alkohol im Monat vor Aufnahme in die Klinik an. Die gestörte Leberfunktion war erkennbar durch Erhöhung der Transaminasen bei Aufnahme, und zwar war die GOT erhöht bei 74,5%, die Gamma-GT bei 72,1% und die GPT bei 48,9% der Patienten.

Die Untersuchung der aromatischen BC's erfolgte nach der von Rommelspacher et al. (1989) angegebenen Methode. Statistische Berechnungen wurden mittels ein- oder mehrfaktorieller Varianzanalysen, gerechnet über Manova, vorgenommen (Nie 1983). Aufgrund technischer Probleme, vorzeitiger Entlassungen der Patienten oder Rücknahme der Einwilligung an bestimmten Zeitpunkten des Entzuges konnten nicht zu allen Meßzeitpunkten biologische Parameter bestimmt werden. Deshalb variierte die Anzahl der Patienten zu den verschiedenen Untersuchungszeitpunkten und ist jeweils angegeben.

Die Norharman-Konzentrationen im Plasma lagen bei den untersuchten Alkoholabhängigen zwischen $110,1\pm139,8$ pg/100 ml (34 Patienten am 1. Tag nach Aufnahme) und $122,2\pm117,7$ (bei 18 Patienten zwischen dem 9. und 21. Tag nach Aufnahme; Abb. 1). Bei der Berücksichtigung kompletter Datensätze von 14 Patienten über vier Meßzeitpunkte ergaben sich keine signifikanten Unterschiede über die Zeit (einfaktorielle Varianzanalyse: $F = 0.94$; $df = 3,11$; n. s.). Dies bedeutet, daß eine Veränderung der Norharman-Konzentration während der Entzugsbehandlung im Gruppendurchschnitt nicht nachgewiesen werden konnte.

Es stellte sich weiterhin die Frage, ob die gefundenen, recht zeitkonstanten Gruppenmittelwerte unterschiedliche Verläufe der Norharman-Konzentration beinhalten, die durch die Berücksichtigung verschiedener Entzugssyndrome aufgedeckt werden könnten. Die-

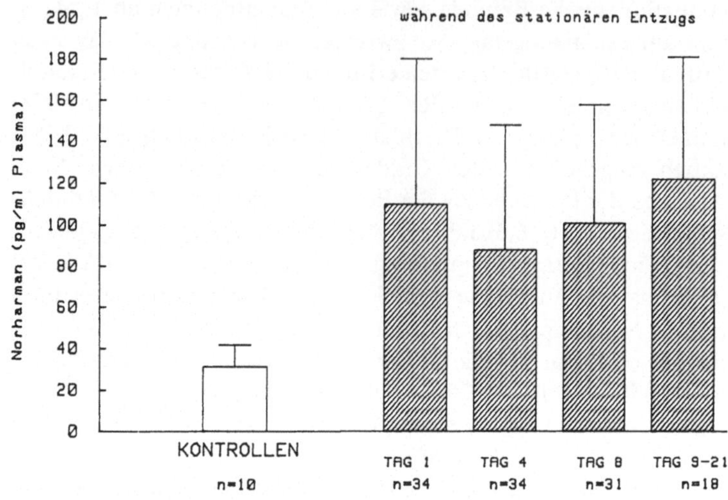

Abb. 1. Vergleich der Norharman-Konzentrationen im Plasma von Alkoholabhängigen (am 1., 4., 8. bzw. 9.–21. Tag) nach Aufnahme in eine stationäre Entzugsbehandlung) und von gesunden Kontrollen

se Überlegungen basierten auf ethnopharmakologischen Studien, die von produktiv-halluzinatorischen Erlebnissen von Schamanen im Amazonas-Quellgebiet nach Einnahme BC-haltiger Pflanzen (die allerdings vor allem Harmalin enthalten) berichteten (Naranjo 1979). Unsere Hypothese war, daß bei Patienten mit Entzugsdelirien oder akuten Halluzinosen höhere Norharman-Konzentrationen nachweisbar sind als bei solchen mit vegetativen Entzugssyndromen. Abbildung 2 zeigt dagegen, daß die Norharman-Konzentration bei Delirpatienten von $92,8 \pm 128,6$ pg/100 ml (bei 19 Patienten am Tag 1) auf $155,9 \pm 132,0$ (bei 10 Patienten am Tag 9–21) anstiegen, während bei Patienten mit vegetativen Entzugssyndromen Norharman von $132,0 \pm 154,6$ pg/100 mg (bei 15 Patienten am Tag 1) auf $80,1 \pm 87,6$ (bei 8 Patienten am Tag 9–21) abfiel. Die zweifaktorielle Varianzanalyse über 14 Patienten ergab einen an Signifikanz grenzenden Interaktionseffekt (Tab. 1). Dieser Befund geht jedoch nicht in die Richtung unserer Hypothese und weist

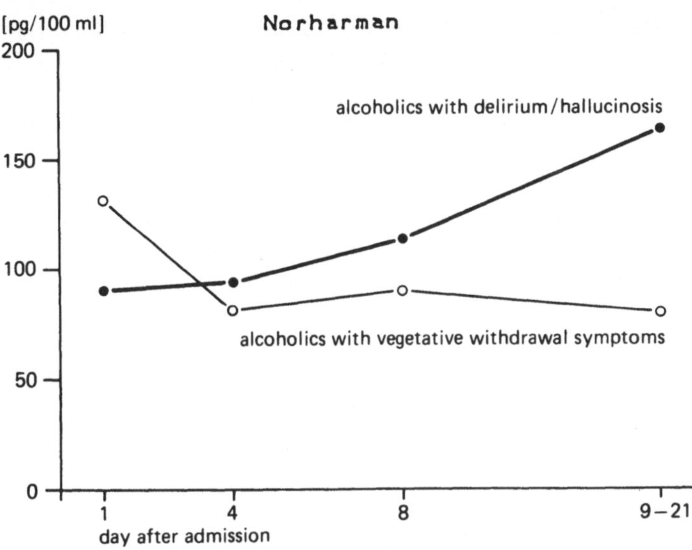

Abb. 2. Zeitverlauf der Norharman-Konzentrationen im Plasma von Alkoholabhängigen mit Delir/Halluzinose bzw. vegetativen Entzugssyndromen

Tabelle 1. Varianzanalyse der Veränderungen der Norharmankonzentration im Plasma bei 14 Alkoholabhängigen mit Delir/Halluzinose oder vegetativen Entzugssyndromen

	df	F	p
Haupteffekte			
Symptomatik	1,12	0,61	n.s.
Zeit	3,10	0,39	n.s.
Interaktion			
Symptomatik × Zeit	3,10	3,04	(0,07)

möglicherweise eher auf die Bedeutung des Ausgangsniveaus und gradueller Konzentrationsveränderungen als absoluter Konzentrationsunterschiede für die Auslösung verschiedenartiger Entzugssyndrome hin.

Weitere uni- und multivariate Analysen wurden vorgenommen, um den Einfluß von Geschlecht, Alter, familiärer Belastung, Dauer verstärkten Trinkens, durchschnittliche tägliche Alkoholmenge (im Monat vor Aufnahme) und Leberstatus (Gamma-GT, GOT, GPT) auf Höhe und Verlauf der Norharman-Konzentration zu prüfen. Dabei ergaben sich keinerlei signifikante Zusammenhänge.

In Ergänzung zu Bestimmungen von Harman und Norharman bei Alkoholkranken führten wir eine Probandenstudie mit gleicher Meß- und Auswertungsmethodik durch (Rommelspacher et al. 1990a, 1990b, 1990c). 11 gesunde, männliche Probanden ohne alkoholkranke Angehörige mit einem Durchschnittsalter von 33,5 (SD 8,9) Jahren wurden für die Untersuchung an zwei verschiedenen Zeitpunkten rekrutiert und für die Teilnahme honoriert. Vor dem ersten Untersuchungszeitpunkt mußten die Probanden eine Woche lang Alkoholkarenz halten. Am Untersuchungstag wurde um 8.00 Uhr ein Leerwert unter Nüchternbedingungen durch Punktion von Venenblut entnommen. Danach erfolgte die Ethanol-Belastung durch Einnahme von 1 g Ethanol/kg Körpergewicht in Orangensaft innerhalb von 10−15 min. Im Abstand von 0,5, 1, 2, 4, 8 Stunden wurden erneut Venenpunktionen vorgenommen. Zu einem zweiten Untersuchungszeitpunkt wurden die Probanden erneut einbestellt und dem gleichen Untersuchungsansatz unterzogen mit der wesentlichen Unterscheidung, daß keine Ethanol-Belastung (Kontrollbedingung) vorgenommen wurde. Bei der anschließenden Analyse zeigte sich, daß weder bei Kontrollbedingung noch unter Ethanol-Belastung Harman und Norharman in nennenswerten Konzentrationen im Plasma der Probanden nachgewiesen werden konnte.

Bei der Untersuchung von Harman in Erythrozyten konnte hingegen ein Anstieg unter Ethanol-Belastung nachgewiesen werden, der der Ethanol- und Acetaldehyd-Konzentration im Blut parallel lief (Rommelspacher et al. 1990a). Aus diesen Befunden ist zunächst zu schließen, daß Plasma und Erythrozyten geeignete Blutkonstituenten zur Bestimmung von Harman sind, die gegenüber zeitlichen Veränderungen sensitiver als Urinproben sind. Weiterhin ist zu folgern, daß die Bildungsrate von Harman (zumindest beim Gesunden) Ethanol-abhängig ist, die erreichten Konzentrationen aber sehr gering sind.

Die Bedeutung von Norharman als möglichem State-Marker für Alkoholismus wird seit längeren kontrovers diskutiert; es existierten lange Zweifel ob überhaupt ein Bezug zur Alkoholerkrankung besteht (Bloom et al. 1982). In den letzten Jahren haben jedoch auch skandinavische und US-amerikanische Arbeitsgruppen (Bosin et al. 1989, Collins 1988) die Existenz der BCs unter physiologischen Bedingungen bestätigt. Immerhin basieren die hier vorgestellten Ergebnisse auf von uns entwickelten Nachweismethoden, die vor kurzem als die empfindlichsten und zuverlässigsten Verfahren bezeichnet wurden (Bosin u. Faull 1988).

Bezüglich der in der Alkaloid-Hypothese auch eingeschlossenen TIQs haben die bisherigen Studien noch keine überzeugenden Hinweise gegeben, daß z. B. Salsolinol im Urin ein brauchbarer Marker sein könnte (Collins 1988).

Endorphine und Enkephaline

Weitere State-Marker für Abhängigkeit, die von unserer Arbeitsgruppe nicht bearbeitet wurden, könnten Konzentrationsveränderungen der Endorphine und Enkephaline darstellen. Dabei wäre denkbar, daß es Individuen mit einer genetisch bedingten basalen Endorphindefizienz gibt, die durch Alkohol oder exogen zugeführte Opioide diesen Mangel ausgleichen (Blum 1983, Goldstein 1977). Es dürfte nun schwierig sein, diese Hypothese empirisch zu belegen. Hingegen gibt es Untersuchungen, die zeigen, daß chronische Ethanolgabe die Bildung von Proopiomelanocortin und die weitere posttranslationale Prozessierung zu β-Endorphine hemmt (Seizinger et al. 1984). Auch konnte belegt werden, daß durch längere Opiatgabe die Syntheserate von β-Endorphin vermindert wird (Herz u. Höllt 1982). Diese Befunde könnten einem möglichen erworbenen Defizit zumindest für die Aufrechterhaltung von Abhängigkeit („drug seeking behavior") eine bestimmte Bedeutung beimessen. Immerhin liegen solche Überlegungen neueren Therapiestudien zugrunde, in denen Enkephalinase-Inhibitoren an Polytoxikomanen auf ihre Wirksamkeit überprüft werden (Blum et al. 1989).

Dopaminerges Reward-System

Als ein weiterer, wichtiger State-Marker für Abhängigkeit könnte sich der Funktionszustand des dopaminergen Reward-Systems erweisen. Zu diesem Belohnungssystem gehören mesolimbische, dopaminerge Neurone mit Zellkörpern im ventralen Tegmentum, die zum Nucleus accumbens projizieren (Engel et al. 1987). Dieses Reward-System wird immer mehr als das neuronale Substrat schlechthin für Reinforcement (d. h. für Euphorie und Verstärkung desjenigen Verhaltens, das der Beschaffung von Substanzen mit Abhängigkeitspotential dient) angesehen, und zwar deshalb, weil alle Substanzen mit Abhängigkeitspotential, wie Amphetamin, Kokain, Opioide oder Ethanol, auf direktem oder indirektem Wege dieses Reward-System aktivieren (Kornetzky 1988, Milkman u. Sunderwirth 1984). Die chronische Aktivierung dieses Reward-Systems bei Abhängigen müßte zu einer Down-Regulation der postsynaptischen dopaminergen Rezeptoren führen; diesem wiederum würde nach Stimulation mit Apomorphin, einem spezifischen D_2-Agonisten, eine verminderte Ausschüttung von Wachstumshormon (sog. HGH-blunting) folgen. Die Überprüfung dieser Hypothese durch unsere Arbeitsgruppe ist geplant.

Serotonin-Metabolismus

Die in der Alkoholismus- und insbesondere in der Depressionsforschung diskutierte Serotoninmangel-Hypothese (Ballenger et al. 1979, Coppen u. Wood 1985) hat in ihrer früheren Form heute ihre Bedeutung verloren. Es wurden aber immer wieder Befunde diskutiert, die zeigen, daß Alkohol zu einer Freisetzung von Serotonin führt mit der Konsequenz einer Verarmung der neuronalen Vesikel an Serotonin (Ballenger et al. 1979, Boismare et al. 1987, Morinan 1987). So konnte bei Ratten, die als Folge einer gezielten Züchtung Alkohol präferierten, ein Serotoninmangel im Gehirn nachgewiesen werden (Myers u. Melchior 1975). Es wurde sogar spekuliert, ob eine Untergruppe von Alkoholabhängigen mit einem ursprünglich niedrigen Serotonin-Turnover dieses Defizit durch Ethanol-Einnahme zunächst ausgleicht (Roy et al. 1987). Die Patienten würden jedoch langfristig im Sinne eines Circulus vitiosus an Serotonin verarmen. Andere Überlegungen gingen an einer malnutritiv-bedingten reduzierten Tryptophan-Aufnahme oder von direkten Ethanol-Effekten auf den Tryptophanstoffwechsel aus. Ferner war auch überlegt worden, ob die serotonergne Transmission wegen der

Alkaloidbildung mit Ethanol-Metaboliten funktionell gestört sei (Kemperman 1983). Neuere therapeutische Berichte weisen auf die Bedeutung des Serotoninstoffwechsels hin, in denen gezeigt wurde, daß eine Behandlung mit Serotonin-Reuptake-Hemmern (wie Zimelidine) zu einer verminderten Aufnahme von Ethanol durch nichtdepressive Alkoholabhängige führt (Naranjo et al. 1984).

Deshalb wurde der Bedeutung des Serotonin-Stoffwechsels im Rahmen des chronischen Alkoholismus durch Untersuchung des Serotoningehaltes der Thrombozyten innerhalb unserer Probanden- und Patientenstudie nachgegangen. Thrombozyten können aufgrund einiger Ähnlichkeiten mit neuronalen Synaptosomen als peripheres Modell gelten. Die Bestimmung der Serotoninkonzentration erfolgte für bestimmte Prozesse nach HPLC-Trennung mit einem Fluoreszenzdetektor. Den tageszeitlichen Verlauf der Serotoninkonzentration in der *Probandenstudie* zeigt Abb. 3. Während der Ethanol-Belastung lag die Serotoninkonzentration zwischen $30,1 \pm 28,0$ ng/mg Protein (bei 10 Probanden um 8.00 Uhr) und $17,9 \pm 10,2$ (bei 9 Probanden um 16.00 Uhr) sowie unter Kontrollbedingungen (keine Ethanol-Belastung) zwischen $27,1 \pm 17,7$ (bei 11 Probanden um 8.00 Uhr) und $40,2 \pm 13,5$ (bei 11 Probanden um 16.00 Uhr). Die zweifaktorielle varianzanalytische Auswertung der Daten von 8 Probanden (über 6 Meßzeitpunkte jeweils während der Ethanol-Belastung und unter Kontrollbedingung) bestätigte eine mit einer gewissen Zeitlatenz einsetzende Verminderung des Serotoningehaltes der Thrombozyten nach Ethanolgabe ($p < 0.09$, Tab. 2).

In der *Patienten-Studie* war eine zeitabhängige Veränderung der Serotoninkonzentrationen der Thrombozyten nicht zu beobachten (einfaktorielle Varianzanalyse bei 13 Patienten über 4 Meßzeitpunkte: $F = 1,81$; $df = 3,10$; n.s.). Es fiel aber auf, daß Patienten mit hohem Ethanol-Konsum von über 250 g/Tag im Mittel niedrigere Serotonin-Konzentrationen (zwischen $24,1 \pm 33,5$ ng/mg Protein am Tag 1 bei 16 Patienten und $21,6 \pm 24,7$ an den Tagen $9-21$ bei 11 Patienten) hatten als Patienten mit niedrigerem Ethanol-Konsum ($80-250$ g/Tag: Die Konzentrationen lagen zwischen $40,1 \pm 35,8$ ng/mg Protein bei 16 Patienten am Tag 1 und $49,1 \pm 57,3$ an den Tagen $9-21$ bei 11 Patienten; Abb. 4). Der Einfluß der Ethanolaufnahme auf den Serotoningehalt konnte an-

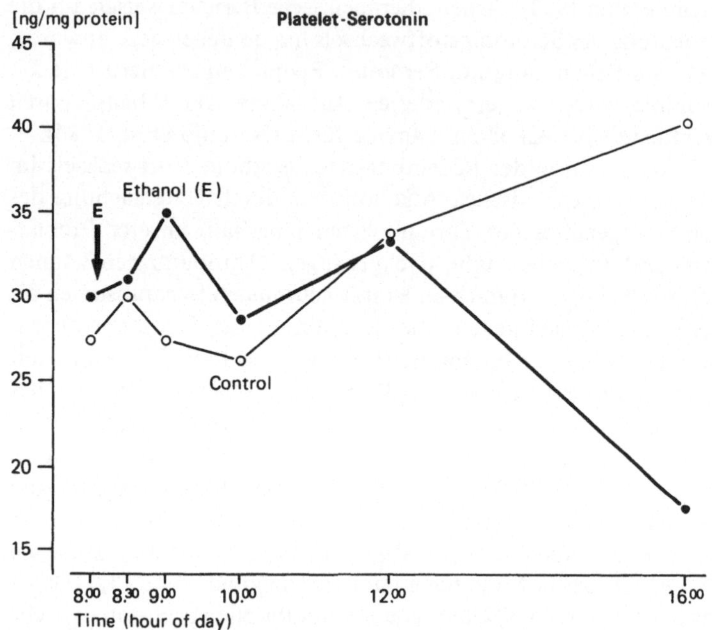

Abb. 3. Zeitverlauf der Serotoninkonzentrationen in Thrombozyten von Probanden unter Ethanolbelastung und Kontrollbedingung

Tabelle 2. Varianzanalyse der Veränderungen der Serotoninkonzentration in Thrombozyten bei 8 Probanden mit und ohne Ethanolbelastung

	df	F	p
Haupteffekte			
Ethanol	1,7	0,02	n.s.
Zeit	4,4	0,14	n.s.
Interaktion			
Ethanol × Zeit	4,4	4,21	(0,09)

hand der Werte von 13 Patienten mit 10% Irrtumswahrscheinlichkeit gesichert werden (Tab. 3). Hingegen wurden keine signifikanten Zusammenhänge zwischen Alter, Geschlecht, familiärer Belastung, Dauer verstärkten Trinkens, Art der Entzugssymptomatik

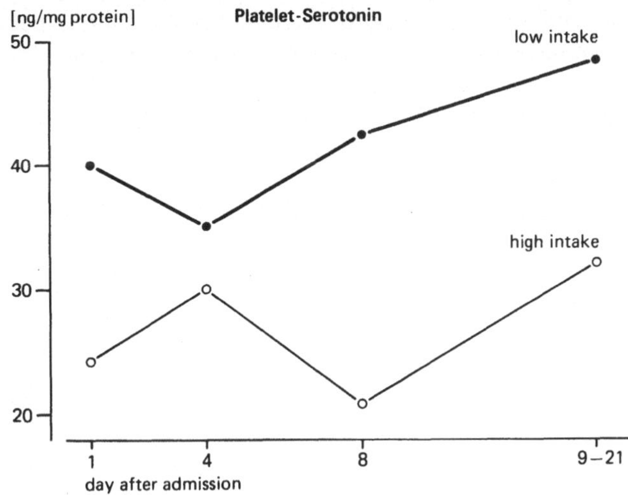

Abb. 4. Zeitverlauf der Serotoninkonzentrationen in Thrombozyten von Alkoholabhängigen mit hoher (>250 g/Tag) oder niedriger (80−250 g/Tag) Alkoholeinnahme vor stationärer Aufnahme

Tabelle 3. Varianzanalyse der Veränderungen der Serotoninkonzentration in Thrombozyten bei 13 Alkoholabhängigen mit hoher (>250 g/Tag) oder niedrigerer (80−250 g/Tag) durchschnittlicher Ethanolaufnahme vor Hospitalisierung

	df	F	p
Haupteffekte			
Ethanolaufnahme	1,11	3,05	(0,10)
Zeit	3,9	1,63	n.s.
Interaktion			
Ethanolaufnahme × Zeit	3,9	2,44	n.s.

(paranoid-halluzinatorisch vs. vegetativ; depressiv vs. nichtdepressiv) und Serotoninkonzentrationen in uni- bzw. multivarianten Verfahren aufgedeckt.

Aufgrund der Abhängigkeit des Serotoningehaltes in Thrombozyten von Ethanol sowohl im Probandenversuch wie bei Alkoholabhängigen wird der Schluß gezogen, daß Erniedrigungen der Serotoninkonzentration in Thrombozyten Folge einer Ethanol-Intoxikation sind. Da serotonergen Neuronen aber modulierende Funktionen auf zerebrale Belohnungsprozesse zugeschrieben werden (Cloninger 1987) dürften darüber hinaus längerfristige Störungen im Hirnstoffwechsel dieses Transmittersystem am ehesten State-Marker-Qualität haben.

Trait-Marker

Neuroendokrinologische Reagibilität

Von Goodwin (1981) stammt die Hypothese, Risikopersonen würden Ethanol gegenüber eine initiale Toleranz zeigen. Damit ist gemeint, daß diese Personen in subjektiver und physiologischer Hinsicht weniger empfindlich auf Ethanol reagieren, wodurch es den Personen erschwert sei, rechtzeitig mit dem Trinken aufzuhören. So konnte Schuckit auch zeigen, daß nichtkranke Söhne von Alkoholabhängigen auf Ethanolbelastung im Vergleich zu Kontrollen eine geringere ACTH-, Cortisol- und Prolaktinausschüttung hatten als Kontrollen (Schuckit et al. 1987a, 1987b, 1988). Moss et al. (1986) hingegen fanden bei männlichen Risikopersonen eine erhöhte TSH-Ausschüttung auf TRH-Gabe. Dieser Befund entspricht eher den Vorstellungen von Tarter et al. (1984) von einer erhöhten physiologischen Labilität präalkoholischer Persönlichkeiten. Ebenfalls schwer zu integrieren sind Befunde zur Interaktion von Alkohol, Streß und Adrenalinkonzentrationen. Einerseits fanden Swartz et al. (1987) bei Söhnen von Alkoholabhängigen vergleichsweise niedrigere Adrenalinwerte unter Streß- und Ruhebedingungen als bei Kontrollen. Diese Autoren sehen Übereinstimmungen mit Befunden, wonach aggressive und hyperaktive Personen, die zum Alkoholismus prädisponiert sein sollen, ebenfalls weniger Adrenalin ausschütten als Kontrollen, und spekulieren, daß stimulierende Effekte des Ethanols zum süchtigen Verhalten der Kranken führen. Andererseits wird diskutiert, daß die streßreduzierende Wirkung von Ethanol mit einer Erniedrigung der Adrenalinausschüttung einhergeht (Patel u. Pohorecki 1988). Möglicherweise sind der Ausgangszustand des autonomen Nervensystems der Arousaleigenschaften dafür entscheidend, ob Alkohol stimulierend oder sedierend wirkt, was bereits Kissin et al. (1959) als „normalisierende" Effekte des Alkohols bezeichneten.

Evozierte Potentiale

Daß EEG-Parameter einen genetischen Einfluß haben, der auch im Rahmen der Alkoholismusforschung von Bedeutung sein könnte, ist schon vor einigen Jahren erkannt worden (Gabrielli 1982, Propping 1977). In jüngster Zeit haben insbesondere evozierte Potentiale bei Söhnen von Alkoholabhängigen und Kontrollen besonderes Forschungsinteresse gefunden. Begleiter u. Porjesz (1988) beschrieben die Amplitudenverkürzung des späten evozierten akustischen Potentials (P 300) als möglichen Trait-Marker, sahen hingegen Veränderungen früher Hirnstammpotentiale als Folge des Alkoholkonsums an. Immerhin konnten die P-300-Auffälligkeiten von einigen Autoren bestätigt werden (Pandey et al. 1988, Steinhauer et al. 1987), andere konnten diesen Marker unter Ethanolbelastung replizieren (Polich u. Bloom 1984). Begleiter u. Porjesz (1988) halten die Amplitudenverkürzung bei Risikopersonen weder für modalitäts- (akustisch vs. visuell) noch für aufgabenspezifisch (Schnelligkeit vs. Genauigkeit).

Ein weiteres interessantes Forschungsparadigma stellt das Stimulus-Augmenting insofern dar, als ein „augmenting" der Amplituden im EEG mit zunehmender Reizintensität akustischer oder visueller Signale bei gesunden Personen mit hohen Sensation-seeking-Werten (Hegerl et al. 1989) als einer Risikogruppe sowie auch bei Alkoholabhängigen (von Knorring 1976) vorkommt.

Indikatoren chronischer Ethanolintoxikation

Ethanolmetabolisierende Enzyme

Untersuchungen des Isoenzymmusters und von Polymorphismen der Alkohol-metabolisierenden Enzyme (ADH, ALDH) haben ethnische Unterschiede ergeben (Chan 1986), so daß es zunächst nahelag, diese Parameter aufgrund ihrer genetischen Bedingtheit als mögliche Trait-Marker des Alkoholismus zu diskutieren. Tatsächlich kommen Unverträglichkeitsreaktionen (Flush-Phänomene) infolge erhöhter Acetaldehyd-Konzentration bei Orientalen gehäuft vor, was mit der besonderen Enzymausstattung (Defizienz der ALDH I, einem Isoenzym mit niedrigem K_M-Wert) erklärt wurde. So wurde argumentiert, erhöhter Acetaldehyd stelle einen Schutzfaktor dar und erkläre niedrige Prävalenzraten von Alkoholabhängigen unter Orientalen (Chan 1986). Hingegen findet man bei manifesten Alkoholkranken fast regelhaft erhöhte Acetaldehydkonzentrationen (Korri et al. 1985), die wiederum als Folge einer Ethanolbedingten erniedrigten Syntheserate in der Leber oder einer erhöhten Inaktivierung der Enzymmoleküle diskutiert werden (Harada et al. 1985) und die sich nach Abstinenz teilweise wieder normalisieren (Harada et al. 1985, Thomas et al. 1982). Dies könnte bedeuten, daß die genetische Konstitution zwar den Rahmen abgibt, innerhalb dessen sich Enzymaktivitäten bewegen können, daß aber aktuelle Aktivitätsmessungen beim Alkoholkranken vielmehr den Effekt der chronischen Intoxikation wiedergeben.

In ähnlicher Weise sind auch biologische Veränderungen der Gamma-GT, GOT, des MCV, Serum-Eisens oder der für Alkoholkranke recht spezifischen Transferrinvariante (Transferrin ohne Kohlenhydratketten; Stibler u. Sydow 1980) zu beurteilen, die gelegentlich als diagnostische Marker bezeichnet werden. Aber auch sie sind oft alkoholismusunspezifisch und bezeichnen ZNS-ferne körperliche Folgezustände, die mit dem eigentlichen zerebralen Abhängigkeitsprozeß nichts zu tun haben.

Thrombozytäre MAO-Aktivität

Die Aktivität der MAO ist in der biologischen Psychiatrie vielfach untersucht worden, da dieses Enzym viele Neurotransmitter (Catecholamine, Indole) abbaut. Wie bei den endogenen Psychosen sind auch im Bereich des Alkoholismus die Ergebnisse widersprüchlich (Facchinetti et al. 1985, O'Connor et al. 1987, Tabakoff et al. 1988, von Knorring et al. 1985); die Heterogenität der Patienten, Trinkstatus und nicht zuletzt methodisch-laboranalytische Probleme haben bis heute die Klärung der Rolle der MAO-Aktivität in der Pathogenese des Alkoholismus erschwert.

Schon die ersten Arbeiten zeigten, daß erniedrigte MAO-Aktivität nicht speziell mit Alkoholismus, sondern allgemein mit erhöhter psychiatrischer Morbidität verbunden war (Cloninger 1987). Zwar fand sich in den meisten Folgearbeiten eine Erniedrigung der MAO-Aktivität bei Alkoholabhängigen (Faraj et al. 1987, Pandey et al. 1988, von Knorring et al. 1985); es fand sich aber auch ein erheblicher Überlappungsbereich mit Gesunden oder anderen Krankheitsgruppen (Zureick u. Meltzer 1988). Einige Autoren schlossen auf das Vorliegen eines Vulnerabilitätsmarkers, da erniedrigte MAO-Aktivität, insbesondere in Untergruppen mit hoher genetischer Belastung (Typ II nach Cloninger 1981), gehäuft gefunden wurde (Pandey et al. 1988, von Knorring et al. 1985). Damit konsistent waren auch Befunde, daß die MAO-Aktivität vor allem bei solchen Personen mit Merkmalen wie Impulsivität, Monotonievermeidung, Abenteuersuche (aus der Sensation-Seeking-Scale nach Zuckermann 1984), die zu einem Mißbrauch psychotroper Substanzen tendieren, erniedrigt war (von Knorring et al. 1987). Andere Autoren konnten jedoch keinerlei Veränderung der basalen MAO-Aktivität bei Alkoholabhängigen nachweisen oder fanden eine erhöhte Hemmbarkeit der MAO (Typ B) durch Ethanol. Auch wurden Normwerte der MAO-Aktivität unter abstinenten Alkoholkranken beschrieben (Giller u. Hall 1983). Insgesamt könnte wohl in Analogie zu den ethanolmetabolisierenden Enzymen gefolgert werden, daß die MAO-Aktivität zwar einer genetischen Kontrolle unterliegt, daß innerhalb dieses Rahmens aber chronische Ethanolwirkungen zu einer Reduktion der Syntheserate oder einem vermehrten Abbau dieses Enzyms führen (Faraj et al. 1987). Zur Zeit gibt es jedoch noch keine schlüssigen Überlegungen, die die widersprüchlichen Befunde zur MAO-Aktivität erklären.

Einfluß auf Second-messenger-Systeme

Neuere Arbeiten haben gezeigt, daß chronische Alkoholeinnahme zu einer Verminderung der Stimulierbarkeit der Adenylatcyclase (Tabakoff et al. 1988) und zu einer Verminderung des G_s-Proteins des Rezeptor-Adenylcyclase-Komplexes und der Messenger-RNA für G_s führt (Diamond et al. 1987, Mochly-Rosen et al. 1988). Daraus resultiert eine Verminderung der transmembranären Signalübertragung. Da die Veränderungen nach langjährigem und exzessivem Alkoholkonsum eingetreten waren und unter Abstinenz noch teilweise über mehrere Jahre persistierten, kommen sie auch am ehesten als überdauernder Ausdruck chronischer Intoxikationseffekte in Frage.

Literatur

Airaksinen MM, Mähönen M, Tuomisto P, Peura P, Erikson CJP (1983) Tetrahydro-β-carbolines: effects on alcohol intake in rats. Pharmacol Biochem Behav 18:525–529

American Psychiatric Association (1980) Diagnostic and statistical manual of mental disorder, third edition, revised. APA, Washington DC

Ballenger JC, Goodwin FK, Major LF, Brown GL (1979) Alcohol and central serotonin metabolism in man. Arch Gen Psychiat 36:224–227

Begleiter H, Porjesz H (1988) Potential biological markers in individuals at high risk for developing alcoholism. Alcoholism: Clin Exp Res 12:488–493

Bloom F, Barchas J, Sandler U, Usdin E (1982) Beta-Carbolines and tetrahydro-isoquinolines. Alan R Liss Inc, New York

Blum K, Elston SFA, DeLallo L (1983) Ethanol acceptance as a function of genotype amounts of brain [Met]enkephalin. Proc Natl Acad Sci USA 80:6510–6512

Blum K (1983) Alcohol and central nervous peptides. Subst Alcohol Actions/ Misuse 4:73–83

Blum K, Trachtenberg MC, Elliott CE, Dingler ML, Sexton RL, Samuels AI, Cataldie L (1989) Enkephalinase inhibition and precursor amino acid loading improves inpatient treatment of alcohol and polydrug abusers: double-blind placebo-controlled study of the nutritional adjunct SAVVE TM. Alcohol 5:481–493

Boismaré F, Lhuintre JP, Daoust M, Moore N, Saligaut C, Hillemand B (1987) Platelet affinity for serotonin is increased in alcoholics and former alcoholics: a biological marker for dependence? Alc Alcoholism 22:155–159

Bondy B, Ackenheil M, Müller-Spahn F, Hippius H (1988) Biologische Marker endogener Psychosen. Nervenarzt 59:565–572

Bosin TR, Faull KF (1988) Measurement of β-carbolines by high-performance liquid chromatography with fluorescence detection. J Chromatogr 428:229–236

Bosin TR, Borg S, Faull KF (1989) Harmann in rat brain, lung and human CSF: effect of alcohol consumption. Alcohol 5:501–511

Buchsbaum MS, Haier RJ (1983) Psychopathology: biological approaches. Am Rev Psychol 34:310–430

Chan AWK (1986) Racial differences in alcohol sensitivity. Alc Alcoholism 21:93–104

Cloninger CR, Bohman M, Sigvardsson S (1981) Inheritance of alcohol abuse. Crossfostering analysis of adopted men. Arch Gen Psychiat 38:861–868

Cloninger CR (1987) Neurogenetic adaptive mechanisms in alcoholism. Science 236:410–416

Collins MA (1988) Acetaldehyde and its condensation products as markers in alcoholism. In: Galanter M (ed) Recent developments in alcoholism, vol 6, pp 387–403

Coppen A, Wood K (1985) The biology of depressive illness: 5-HT and other matters. In: Iversen SD (ed) Psychopharmacology. Recent advances and future prospects. Oxford University Press, Oxford, pp 14–20

Coursey RD, Buchsbaum MS, Murphy DL (1979) Platelet MAO activity and evoked potentials in the identification of subjects biologically at risk for psychiatric disorders. Brit J Psychiat 134:372–381

Davis VE, Walsh MJ (1970) Alcohol amines and alcaloids: a possible biochemical basis for alcohol addiction. Science 167:1005–1007

Diamond I, Wrubel B, Estrin W, Gordon A (1987) Basal and adenosine receptor-stimulated levels of cAMP are reduced in lymphocytes from alcoholic patients. Proc Natl Acad Sci USA 84:1413–1416

Engel JJ (1987) Brain reward systems and abuse. Raven Press, New York

Facchinetti F, Petraglia F, Nappi G, Martignoni E, Sinforiani E, Bono G, Genazzani AR (1985) Functional opioid activity variates according to the different fashion of alcohol abuse. Substance and Alc Act/Misuse 5:281–289

Faraj BA, Lenton JD, Kutner M, Camp VM, Stammers TW, Lee SR, Lolies PA, Chandora D (1987) Prevalence of low monoamine oxidase function in alcoholism. Alcoholism: Clin Exp Res 11:464–467

Gabrielli WF, Mednick SA, Volavka J, Pollock VE, Schulsinger F, Itil TM (1982) Electroencephalograms in children of alcoholic fathers. Psychophysiology 19:404–407

Genazzani AR, Nappi G, Facchinetti GL, Mazella GL, Petraglia F, Savoldi F (1982) Central deficiency of β-endorphin in alcohol addicts. Clin Endocrinol Metab 55:583–586

Giller E, Hall H (1983) Platelet MAO activity in recovered alcoholics after long-term abstinence. Am J Psychiat 140:114–115

Goldstein A (1977) Future research on opioid peptides (endorphines): a review. In: Blum K (ed) Alcohol and opiates: Neurochemical and behavioral mechanisms. Academic Press, New York, pp 397–403

Goodwin DW, Schulsinger FF, Hermansen L, Guze SB, Winokur G (1973) Alcohol problems in adoptees raised apart from alcoholic biological parents. Arch Gen Psychiat 28:238–242

Goodwin DW (1981) Alcoholism: the facts. Oxford University Press, New York

Harada S, Agarwal DP, Goedde HW, Miyake K (1985) Quantitative and qualitative biochemical parameters for alcohol abuse. Alcohol 2:411–414

Hegerl U, Prochno I, Ulrich G, Müller-Oerlinghausen B (1989) Sensation seeking and audiotory evoked potentials. Biol Psychiat 25:179–190

Herz A, Höllt V (1982) On the role of endorphines in addiction. In: Yoshida H, Hagihara Y, Ebashi S (eds) Advances in pharmacology and therapeutics II, vol 1. Pergamon Press, Oxford and New York, pp 67–76

Jellinek EM (1952) Phases of alcohol addiction. Quart J Stud Alc 13:673

Kissin B, Schenker V, Schenker A (1959) The acute effects of ethyl alcohol and chlorpromazine on certain physiological functions in alcoholics. Q J Stud Alcohol 20:480–492

Kemperman CJF (1983) β-carbolines, alcohol and depression. Lancet 1:124–125

Knorring L von (1976) Visual averaged evoked responses in patients suffering from alcoholism. Neuropsychobiology 2:233–238

Knorring AL von, Bohman M, Knorring L von, Oreland L (1985) Platelet MAO activity as biological marker in a subgroup of alcoholics. Acta Psychiat Scand 72:51–58

Knorring L von, Oreland L, Knorring AL von (1987) Personality traits and platelet MAO activity in alcohol and drug abusing teenage boys. Acta Psychiat Scand 75:307–314

Kornetsky C, Bain GT, Unterwald EM, Lewis MJ (1988) Brain stimulation reward: effects of ethanol. Alcoholism: Clin Exp Res 12:609–616

Korri UM, Nuutinen H, Salaspuro M (1985) Increased blood acetate: a new laboratory marker of alcoholism and heavy drinking. Alcoholism: Clin Exp Res 9:468–471

Milkman A, Sunderwirth S (1984) Warum werden wir süchtig? Psychologie heute 34–34

Mochly-Rosen D, Chang FH, Cheever L, Kim M, Diamond I, Gordon AS (1988) Chronic ethanol causes heterologous desensitization of receptors by reducing α_s messenger RNA. Nature 333:848–850

Moriman A (1987) Reduction in striatal 5-Hydroxytryptamine turnover following chronic administration of ethanol to rats. Alc Alcoholism 22:53–60

Moss HB, Guthrie S, Linnoila M (1986) Enhanced thyrotropin response to thyrotropin releasing hormone in boys at risk for development of alcoholism. Arch Gen Psychiat 43:1137–1142

Myers RD, Melchior CL (1975) Alcohol drinking in the rat after destruction of serotonergic and catecholaminergic neurons in the brain. Res Commun Chem Pathol Pharmacol 10:363–378

Myers RD, Melchior CL (1977) Alcohol drinking: abnormal intake caused by tetrahydropapaveroline in brain. Science 196:554–556

Naranjo C (1979) Psychotropic properties of the harmala alkaloids. In: Efrom DH, Holmstadt B, Kline NS (eds) Ethanopharmacologic search for psychoactive drugs. Raven Press, New York, pp 385–391

Naranjo CA, Sellers EM, Roach CA, Woddley DV, Sanchez-Craig M, Sykora K (1984) Zimelidine-induced variations in alcohol-intake by nondepressed heavy drinkers. Clin Pharmacol Ther 35:374–381

Nie NH (1983) SPSS-X. User's Guide. McGraw-Hill, Chicago

Pandey GN, Fawcett J, Gibbons R, Clark DC, Davis JM (1988) Platelet monoamine oxidase in alcoholism. Biol Psychiat 24:15–24

O'Connor S, Hesselbrock V, Tasman A, De Palma N (1987) P 3 amplitude in two distinct tasks are decreased in young men with a history of paternal alcoholism. Alcohol 4:323–330

Patel V, Pohorecki LA (1988) Interaction of stress and ethanol: effects of β-endorphin and catecholamines. Alcoholism: Clin Exp Res 12:785–788

Polich J, Bloom FE (1984) P 300 from normals and adult children of alcoholics. Alcohol 4:301–305

Propping P (1977) Genetic control of ethanol action in the central nervous system: an EEG-study in twins. Human Genet 35:309–334

Radouco-Thomas S, Garcin F, Murthy MRV, Faure N, Lemay A, Forest JC, Radouco-Thomas C (1984) Biological markers in major psychosis and alcoholism: phenotypic and genotypic markers. J Psychiat Res 18:513–539

Reich T (1988) Biological-marker studies in alcoholism. N Engl J Med 318:180–182

Rommelspacher H, Damm H, Schmidt L, Schmidt G (1985) Increased excretion of harman by alcoholics depends on events of their life history and the state of the liver. Psychopharmacology 87:64–68

Rommelspacher H, Büchau C, Weiss J (1987) Harman induces preference for ethanol in rats: is the effect specific for ethanol? Pharmacol Biochem Behav 26:749–755

Rommelspacher H, Damm H, Lutter S, Schmidt LG, Otto M, Sachs-Ericsson N, Schmidt G (1990a) Harman (1-methyl-β-carboline) in blood plasma and erythrocytes of nonalcoholics following ethanol loading. Alcohol 7:27–31

Rommelspacher H, Schmidt LG, Otto M (1990b) Pathobiochemie der Alkoholabhängigkeit. In diesem Band

Rommelspacher H, Schmidt LG, May T (1990c) Plasma norharman (β-carboline) levels are elevated in chronic alcoholics. Alcoholisms Clin Exp Res (eingereicht)

Roy A, Virkkunen M, Linnoila M (1987) Reduced central serotonin turnover in a subgroup of alcoholics? Prog Neuro-Psychopharmacol Biol Psychiat 11:173–177

Schuckit MA (1986) Biological markers in alcoholism. Prog Neuro-Psychopharmacol Biol Psychiat 10:191–199

Schuckit MA, Gold E, Risch C (1987a) Serum prolactin levels in sons of alcoholics and control subjects. Am J Psychiat 144:854–859

Schuckit MA, Gold E, Risch C (1987b) Plasma cortisol levels following ethanol in sons of alcoholics and controls. Arch Gen Psychiat 44:942–945

Schuckit MA, Risch SC, Gold EO (1988) Alcohol consumption, ACTH level and family history of alcoholism. Am J Psychiat 145:1391–1395

Seizinger BR, Höllt V, Herz A (1984) Effects of chronic ethanol treatment on the in vitro biosynthesis of pro-opiomelanocortin and its posttranslational processing to β-endorphin in the intermediate lobe of the rat pituitary. J Neurochem 43:607–613

Steinhauer S, Hill SY, Zubin J (1987) Event-related potentials in alcoholics and their first degree relatives. Alcohol 4:307–314

Stibler H, Sydow O (1980) Quantitative estimation of abnormal microheterogeneity of serum transferring in alcoholics. Pharmacol Biochem Behav 13 (Suppl) 1:47–51

Swartz CM, Drews V, Cadoret R (1987) Decreased epinephrine in familial alcoholism. Arch Gen Psychiat 44:938–941

Tabakoff B, Hofmann PL, Lee JM, Saito T, Willard B, De Leon-Jones F (1988) Differences in platelet enzyme activity between alcoholics and nonalcoholics. N Engl J Med 318:134–139

Tajuddin N, Druse MJ (1988) Chronic maternal ethanol consumption results in decreased serotonergic $5HT_1$ sites in cerebral cortical regions from offspring. Alcohol 5:465–470

Tarter RE, Alterman AI, Edwards KL (1984) Alcoholic denial: a biopsychological interpretation. J Stud Alc 45:214

Thomas M, Halsall S, Peters TJ (1982) Role of hepatic aldehyde dehydrogenase in alcoholism: demonstration of persistent reduction of cytosolic activity in abstaining patients. Lancet 2:1057–1059

Topel H (1989) Opioid-Genetik in der Suchtforschung. Suchtgefahren 35:73–83

World Health Organization (1978) International classification of diseases, revision. WHO, Geneva

Zuckermann M (1984) Sensation seeking: a comparative approach to a human trait. Beh Brain Sci 7:413–471

Zureick JL, Meltzer HY (1988) Platelet MAO activity in hallucinating and paranoid schizophrenics: a review and meta-analysis. Biol Psychiat 24:63–78

Pathobiochemie der Alkoholabhängigkeit*

H. Rommelspacher, L. G. Schmidt und M. Otto

Einleitung

Eine ganze Reihe von biochemischen Veränderungen bei Alkoholkranken ist bekannt. Für die meisten Befunde ist nicht ausreichend
belegt, ob sie Ausdruck der Disposition, der Intoxikation, von Re-
sidualeffekten im Sinne von Krankheitsmarkern (Folge der Manifestation der Erkrankung) oder der Folgen der toxischen Wirkung
von Alkohol und seines Metaboliten Acetaldehyd sind. Trotz dieser
Schwierigkeiten soll anhand von Arbeitshypothesen versucht werden, über einige Befunde zu berichten und durch Aufzeigen von
Querverbindungen zu anderen Forschungsgebieten das Verständnis
für die biochemischen Grundlagen der Alkoholkrankheit zu vertie-
fen. Unsere Arbeitshypothesen lauten:

- Bei disponierten Personen führt die Vulnerabilität zusammen
  mit nichtbiologischen Faktoren zu erhöhter Ethanolaufnahme
  und zu einer erhöhten Bildungsrate von β-Carbolinen (BC) und
  Isochinolinen (Alkaloidhypothese).
- Eine erhöhte Konzentration von β-Carbolinen (BC) führt im
  Sinne eines Circulus vitiosus zu vermehrtem Drang nach Alkoholeinnahme (Suchtprogression).
- Eine vermehrte Alkoholeinnahme führt über eine erhöhte BC-
  Konzentration zur „down"-Regulierung der BC-Rezeptoren sowie zu erhöhter Hemmbarkeit der MAO-B durch Ethanol, verminderter Stimulierbarkeit der Adenylatcyclase und anderer
  biochemischer Meßgrößen („state"-Marker).

* *Danksagung.* Die Arbeiten der Autoren wurden von der Deutschen Forschungsgemeinschaft unterstützt (Az. RO 422/5-1).

115

– Einseitige Ernährung wie beispielsweise verminderte Thiamin-
  (Vitamin B_1) oder Glucoseaufnahme führt über Änderungen
  der Pyruvatkonzentration (Vorstufe der BCs) zu Erhöhung,
  aber auch Erniedrigung der BC-Konzentration. Über einen enzymatischen Angriffspunkt (Aldehyddehydrogenase) kann
  auch der Acetaldehyd die BC-Konzentration erhöhen (Metabo-
  lismushypothese).
– BCs aktivieren oder hemmen das dopaminerge „reward"-Sy-
  stem im Hirnstamm (der tierexperimentelle Nachweis steht
  noch aus) und können so direkt oder indirekt zu Abhängigkeit
  führen.
– Vermehrte Alkoholeinnahme schränkt die Fähigkeit von Rezeptoren ein, sich an veränderte Bedingungen anzupassen (Adap-
  tationshypothese).
– Die verminderte Adaptationsfähigkeit von Rezeptoren wird ir-
  reversibel fixiert. Außerdem treten Veränderungen auf der Ebene der Translation von Proteinen auf (point of no return). Andererseits werden bestimmte Adaptationsmechanismen besonders gebahnt, die auf akute Konzentrationsanstiege von BCs
  sofort reagieren, um überschießende Reaktionen abzupuffern
  (s. auch erste Hypothese).

Die Alkaloidhypothese

Die Einnahme von geringen Mengen von Ethanol führt zu leichter
Euphorie, zu verminderter Ängstlichkeit sowie zu Störungen der
Konsolidierung von Lernen und Gedächtnis (Hunt 1983, Lister et
al. 1987). Diese Mengen übertreffen trotzdem die wirksamen Do-
sen der Opioide und von Kokain um mehrere Größenordnungen.
Höhere Dosen führen zu Störungen der Motorik und Kognition
(Hoffman et al. 1989). Der anxiolytische Effekt soll durch Aktivie-
rung von GABA-Rezeptoren erfolgen (Picrotoxin-Bindungsstelle)
(Greenberg et al. 1984, Koob et al. 1989, Liljequist u. Engel 1984,
Suzdak et al. 1986, Takada et al. 1989, Ticku u. Burch 1980).
Selbststimulierungsexperimente wie auch genetische Experimente
mit alkoholpräferierenden Ratten haben gezeigt, daß auch andere
Neurotransmitter für die verstärkenden Effekte von Ethanol eine

Rolle spielen, wie Noradrenalin, 5-Hydroxytryptamin und Opioide (Beaman et al. 1984, Hunter et al. 1984, Myers u. Veale 1972, Reid u. Hunter 1984, Samson et al. 1987). Alkoholpräferierende Ratten zeigen eine verminderte 5-Hydroxytryptaminkonzentration im Gehirn (Murphy et al. 1987). Bei diesen Tieren wird eine rasche Entwicklung von Toleranz gegenüber aversiven Wirkungen von Ethanol beobachtet. Diese selektive Toleranz könnte auch eine Präferenz vortäuschen, da sie Belohnungsverhalten verstärkt. Bei Inzuchtratten konnte ebenfalls nachgewiesen werden, daß serotonerge Neurone die Ethanolabhängigkeit beeinflussen. Zerstörung mit einem Neurotoxin führte allerdings zu verminderter Toleranz (Melchior u. Tabakoff 1986). Behandlung mit Hemmstoffen der neuronalen Wiederaufnahme des Serotonins (indirekte Serotoninagonisten) verminderte die Ethanoleinnahme (Amit et al. 1984). Offenbar spielt dabei der 5-HT$_{1A}$-Rezeptor eine wichtige Rolle. Stimulierung dieses Rezeptorsubtyps führte bei den Tieren, die relativ viel Ethanol tranken, zu einer verminderten Einnahme, während diejenigen, die bei der Voruntersuchung Ethanol weitgehend verschmäht hatten, sich in ihrem Verhalten nicht veränderten (Svensson et al. 1989). Die Rolle noradrenerger Neurone wird ebenfalls auf deren Beeinflussung der Entwicklung von Toleranz zurückgeführt. Mäuse, deren noradrenerge Bahnen zerstört worden waren, entwickelten nur eine geringe Toleranz gegen die hypothermen und schlafanstoßenden Effekte von Ethanol. Auf die Abhängigkeit selbst hatte die Ausschaltung noradrenerger Neurone keinen bedeutsamen Einfluß (Tabakoff u. Ritzmann 1977). Über den Einfluß opioider Mechanismen wird an anderer Stelle berichtet (Otto et al. 1990).

Nach der Einnahme von Alkohol wird Acetaldehyd gebildet. Dieser kann mit Noradrenalin, Dopamin, 5-Hydroxytryptamin (Serotonin) und Tryptamin auf die im folgenden beschriebene Weise reagieren. Diese Neurotransmitter werden durch die Monoaminoxidase zu den jeweiligen Aldehyden oxidiert. Die Aldehyde werden durch eine Aldehyddehydrogenase (AIDH) weiter abgebaut. Wenn andere Aldehyde − wie der Acetaldehyd − in der Nervenzelle um dieses Enzym zusätzlich konkurrieren, kann dies zu einem Rückstau der Neurotransmitteraldehyde führen (Helander u. Tottmar 1987). Unter diesen Umständen kann es zu nichtenzymatischen Reaktionen der chemisch sehr aktiven Aldehyde kommen. Zwei Reaktionen sind im Zusammenhang mit dem Alkoholismus von Interesse. Einmal die Reaktion des Transmitteraldehyds mit dem jeweiligen Transmitter selbst und zum anderen die Reaktion von Acetaldehyd mit den Transmittern. Im ersten Fall entsteht in dopaminergen Neuronen Tetrahydropapaverolin, eine Vorstufe des Morphins im Schlafmohn, und im zweiten Fall entstehen Tetrahydroisochinoline (Dopamin + Acetaldehyd, TIQ) bzw. in serotonergen Neuronen β-Carboline (5-Hydroxytryptamin oder Tryptamin + Acetaldehyd (Davis et al. 1970). Exemplarisch sollen im folgenden die im Zusammenhang mit dem Alkoholismus interessierenden Wirkungen der β-Carboline dargestellt werden.

Die Biosynthese erfolgt durch Kondensation von Pyruvat (Brenztraubensäure) und Indolen (Susilo u. Rommelspacher 1987). Nur bei höheren Konzentrationen von Acetaldehyd, wie sie nach Einnahme von etwa 1 g/kg Ethanol erreicht werden, kann auch Acetaldehyd als Vorstufe dienen (Rommelspacher, Damm et al. 1989). Unter pathologischen Bedingungen könnten allerdings auch niedrigere Konzentrationen von Acetaldehyd für die Biosynthese von β-Carbolinen ausreichen. Dies wurde in einer Studie mit Nichtalkoholikern und Alkoholikern festgestellt. Zunächst wurde einer Gruppe von elf Nichtalkoholikern, die mindestens eine Woche lang kein alkoholisches Getränk zu sich genommen hatten, über den Tag verteilt Blut abgenommen, um Daten für ein Tagesprofil zu bekommen. Das β-Carbolin Harman, für das Acetaldehyd Vorstufe sein kann, einige Indole und Hormone wurden bestimmt. Nach wenigen Wochen wurde unter den gleichen Bedingungen bei derselben Gruppe nach einem Trunk von 1 g/kg reinen Ethanols in Orangensaft erneut ein Tagesprofil bestimmt. Die Abb. 1 zeigt, daß Ethanol im Blut nach einer halben Stunde nachweisbar wird und seine Konzentration nach etwa vier Stunden wieder absinkt. Nach 24 Stunden ist Ethanol nicht mehr nachweisbar. Acetaldehyd, der unter physiologischen Bedingungen im Blut vorkommt, zeigt etwa denselben Verlauf. Die Harmankonzentration nimmt ebenfalls zu, wobei der zeitliche Trend mit dem von Ethanol und Acetaldehyd gut übereinstimmt (Abb. 2). Damit konnte erstmals gezeigt werden, daß nach Belastung mit Ethanol vermehrt ein β-Carbolin auch beim Menschen gebildet wird. Bisher war be-

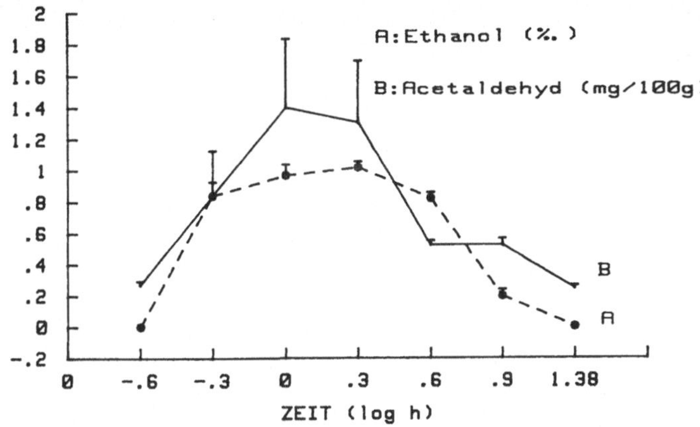

Abb. 1. Zeitverlauf der Ethanol- und Acetaldehydkonzentration in Blutproben von Nichtalkoholikern nach Ethanolbelastung (1g/kg Körpergewicht)

kannt, daß Ethanol eine Vermehrung von Harman im Rattengehirn induzieren kann. Im Blutplasma konnte Harman weder vor noch unter Ethanolbelastung nachgewiesen werden. Allerdings wurden bei Patienten, die in eine Klinik zur Entgiftung aufgenommen worden waren, am Tag der Aufnahme erhebliche Mengen an Norharman im Blutplasma gefunden (Schmidt et al. 1990). Diese änderten sich auch nach einem wenige Wochen dauernden Aufenthalt nicht wesentlich. Bei keinem Patienten wurde Ethanol bei der Klinikaufnahme gefunden. Diese Befunde zeigen, daß sich bei Alkoholikern die Stoffwechsellage in der Weise ändert, daß vermehrt Norharman vorhanden ist. Da Norharman die Blut-Hirn-Schranke leicht passiert, ist anzunehmen, daß Alkoholiker eine höhere Konzentration im Gehirn haben als Nichtalkoholiker. Die Höhe der Konzentration bei der von uns untersuchten Gruppe von 43 männlichen Alkoholikern korreliert nicht mit der Dauer der Erkrankung, nicht mit der nach Patientenangaben im letzten halben Jahr eingenommenen Menge an Alkohol (überschlagsweise berechnet nach der Art der konsumierten Getränke wie Bier, Wodka usw.) noch mit dem Alter, zu dem der Patient nach seiner Angabe erstmals betrunken war. Die fehlenden Korrelationen legen den Schluß nahe, daß Norharman ein Indikator für die Erkrankung

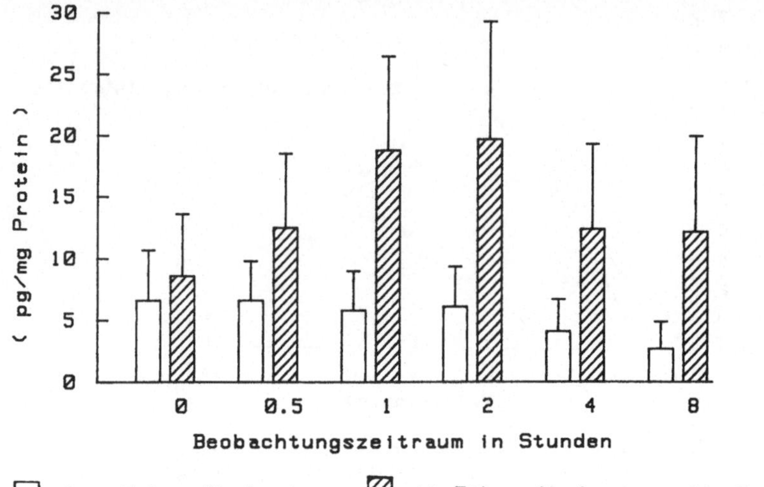

Abb. 2. Harman in Erythrozyten von Nichtalkoholikern

ist, unabhängig von der chronischen Intoxikation durch Ethanol. Längsschnittuntersuchungen sind dringend geboten, um diese Befunde richtig bewerten zu können. Bemerkenswert sind diese Befunde auch insofern, als Norharman der einzige Marker ist, der bei Alkoholikern gebildet wird und biologisch aktiv ist. Bei allen anderen handelt es sich um defizitäre Veränderungen.

Welche funktionelle Bedeutung haben die Veränderungen? β-Carboline sind in zahlreichen Pflanzen einschließlich Mikroorganismen nachgewiesen worden. Sie haben teilweise sehr komplexe chemische Strukturen wie Reserpin, Yohimbin und die aus Aspergillus extrahierten Substanzen. Einfachere Moleküle wurden in Pflanzen gefunden, die von Indianern am Oberlauf des Amazonas (Banisteriopsis) und den Hunza-Stämmen im Norden Pakistans (Peganum harmala) für rituelle Zeremonien verwandt werden (Naranjo 1979). Die Einnahme des Suds bzw. die Inhalation des Rauchs, der beim Verbrennen der Sträucher entsteht, hilft den Schamanen, ihre Vermittlerrolle zu den Naturgeistern zu übernehmen. Sie fangen an zu tanzen, geraten in Erregungszustände, in

120

Ekstase, tanzen immer wilder und kauern sich zuletzt, von Krämpfen geschüttelt, vor den Trommeln nieder, um den Stammesangehörigen ihre Weissagungen mitzuteilen. Eine Übertragung dieser Wirkungen auf die hier zur Diskussion stehenden β-Carboline ist sicherlich im einzelnen nicht zulässig. Die eingenommenen Substanzen sind nicht definiert, es handelt sich um ein Gemisch mit verschiedenen psychotropen Wirkungen, und bei der Aufbereitung der Pflanzen entstehen sicher auch noch Substanzen, die bei der phytochemischen Untersuchung der Pflanzen überhaupt nicht nachweisbar sind. Trotzdem bleibt festzuhalten, daß die β-Carboline beim Menschen alle Grade der Anregung bis zu Krämpfen auslösen können. Ob sie auch zu Halluzinationen, Autismus und Gedankenflucht führen, muß offen bleiben (Rommelspacher 1981).

β-Carboline kommen ebenso in der Passionsblume und in geringen Mengen auch in Wein und Bier vor (Allen et al. 1980, Bosin et al. 1988). Ob die Mengen in diesen Getränken ausreichen, um zur Wirkung beizutragen, ist zweifelhaft.

Eine genauere Untersuchung einiger Wirkungen unter definierten Bedingungen ist also nur tierexperimentell möglich. Injektion von Harman führt zu erhöhtem Muskeltonus, der nach höheren Dosen in tonisch-clonische Krämpfe übergeht. Diese Beobachtungen stimmen also gut mit den ethnopharmakologischen Berichten überein. Niedrige Dosen von Norharman, das sich von Harman nur durch das Fehlen einer Methylgruppe unterscheidet, führt zur Verstärkung von Konfliktverhalten. Die Wirksamkeit ist größer als die von synthetischen β-Carbolinen wie β-Carbolin-3-carboxylethylester (β-CCE), von dem angenommen wird, daß es invers zu den Benzodiazepinen am GABA-Benzodiazepinrezeptor wirkt (Rommelspacher et al. 1980, 1981, 1982).

Der angewandte Test ist ein gutes Maß für anxiolytische bzw. anxiogene Wirkungen beim Menschen (Geller-Seifter-Conflict-Test; Geller u. Seifter 1960). Da die synthetischen β-Carboline invers zu den Tranquilizern wirken, wurde bis vor kurzem angenommen, daß auch die natürlichen, beim Menschen vorkommenden β-Carboline über den GABA-BZ-Komplex wirken. Allerdings liegt deren Affinität im unteren mikromolaren Bereich ($k_i \sim 8\ \mu M$), was angesichts der niedrigen Konzentration ($\sim 1{,}5\ ng/g$ im Rattengehirn) für physiologische Wirkungen nicht ausreichen dürfte. Vor kurzem wurde eine spezifische Bindungsstelle an neuronalen Membranen aus Rattengehirn nachgewiesen, zu der Harman und Norharman eine vergleichsweise etwa 2000fach höhere Affinität hat. Die Stimulierung dieses spezifischen β-Carbolinrezeptors führt zur Aktivierung der Adenylatcyclase, was ebenfalls ein prinzipieller Unterschied zum GABA-RZ-Rezeptorkomplex ist, der zur Öffnung eines Ionenkanals (Chlorid) führt (Rommelspacher 1988).

Molekularpharmakologische und autoradiographische Untersuchungen belegten ebenfalls die Spezifität des Rezeptors für natürliche β-Carboline (Pawlik u. Rommelspacher 1988, Pawlik et al. 1989).

Damit war eine wichtige Voraussetzung geschaffen zur Erklärung der psychotropen Wirkungen der natürlichen β-Carboline besonders auch im Hinblick auf ihre Bedeutung für die Pathogenese und Pathobiochemie des Alkoholismus. Infusion von Harman in den Seitenventrikel des Gehirns kontinuierlich für 14 Tage führte zu einer dosisabhängigen Zunahme der freiwilligen Alkoholeinnahme (Rommelspacher et al. 1987). Naive Ratten verschmähen Ethanol weitgehend und bevorzugen im Wahlversuch Wasser — es sei denn, sie seien speziell gezüchtet worden (alkoholpräferierende Ratten). Diese Beobachtungen müssen zunächst überraschen, da β-Carboline offenbar eher aversive Effekte induzieren — abgesehen vielleicht von niedrigen Dosen, die anregend wirken dürften sowie von ganz besonderen Bedingungen, beispielsweise den rituellen Tänzen. Die Einnahme von Ethanol dürfte demnach zu einem Circulus vitiosus führen, in dem Ethanol, der dämpfend, entspannend und anxiolytisch wirkt, die Bildung von β-Carbolinen induziert — zumindest von einer bestimmten Menge an. Die dann entstehende innere Unruhe kann weiteres Trinken von alkoholischen Getränken auslösen. Da bei Alkoholikern die Bildung von Harman gesteigert ist, dürften bei diesen Personen schon geringere Mengen an Alkohol für die Induktion des Circulus vitiosus ausreichen. Interessanterweise war bei Ratten, die nach bestimmten Kriterien von Ethanol psychisch abhängig waren, die Zahl der β-Carbolin-Rezeptoren im Gehirn erniedrigt. Diese Tiere waren neun Monate lang mit Ethanol behandelt worden, so daß zu erwarten ist, daß die Harman-Konzentration über lange Zeit, verglichen mit wasserbehandelten Kontrolltieren, erhöht gewesen sein dürfte. Die Alkaloidhypothese ist zwar keineswegs verifiziert, doch können die bisherigen Befunde eine Basis für weitere Untersuchungen auf verschiedenen Ebenen einschließlich der genetischen bilden.

Metabolismushypothese

Auf die bei den Arbeitshypothesen angeführten Einflüsse der Ernährung auf die β-Carbolin-Konzentration soll hier nicht weiter eingegangen werden. Diese Zusammenhänge wurden an anderer Stelle bereits referiert (Rommelspacher 1988).

Anpassungsfähigkeit von Rezeptoren

Chronische Einnahme von Ethanol beeinflußt zahlreiche physiologische Prozesse, worauf teilweise die bekannten „state"-Marker hinweisen. Darauf gehen Schmidt et al. (1990) ein. Inwiefern diese Veränderungen auch Bedeutung für Körperfunktionen haben, ist weitgehend unklar. Interessant in diesem Zusammenhang ist die Beobachtung, daß Ethanol die Adaptationsfähigkeit von Rezeptoren einschränkt. Dies soll am Beispiel der Zunahme von Dopamin$_2$-Rezeptoren unter der Behandlung mit dem Neuroleptikum Haloperidol und der Abnahme von β-adrenergen Rezeptoren unter der Behandlung mit dem Antidepressivum Desipramin kurz dargestellt werden.

Nach unserem heutigen Kenntnisstand wirken Neuroleptika durch eine Blockade dopaminerger Rezeptoren (D_2) im zerebralen Cortex und in mesolimbischen Regionen antipsychotisch. Unter chronischer Behandlung mit diesen Substanzen stellt sich im Gehirn eine neue Homöostase ein. Ausdruck dafür ist u. a. die Zunahme der Dopamin-Rezeptoren im Striatum. Wir beobachteten, daß sich bei Kombination des Neuroleptikums Haloperidol mit Ethanol im subchronischen Experiment keine solche Zunahme einstellt. Unter diesen Bedingungen reagieren die Rezeptoren in verschiedenen Verhaltenstests auf Stimulierung oder Blockade so, als ob sie nicht subchronisch dem Haloperidol ausgesetzt gewesen wären. Daraus läßt sich nicht ohne weiteres abschätzen, ob der antipsychotische Effekt bei der Pharmakotherapie mit Neuroleptika durch Trinken alkoholischer Getränke abgeschwächt wird – zumal nicht klar ist, ob die Rezeptorvermehrung für diese Wirkung eine Rolle spielt. Bemerkenswert ist auch die Beobachtung, daß Ethanol die Vermehrung der Rezeptoren wieder rückgängig machen kann. Unsere Befunde legen nahe, daß Einnahme von alkoholischen Getränken die Wirkung von Neuroleptika beeinflußt. Wie sich dies auf die Therapie auswirkt, muß die klinische Beobachtung ergeben. Dies sollte bei der Behandlung mit antipsychotisch wirkenden Medikamenten berücksichtigt werden (Fuchs et al. 1987).

Weiterreichende Konsequenzen für Therapieerfolge könnten unsere Beobachtungen mit dem Antidepressivum Desipramin haben. Alle therapeutischen Maßnahmen, die klinisch eine antidepressive Wirkung zeigen, führen bei der Simulierung im Tierversuch zu einer Abnahme von β-adrenergen Rezeptoren im Cortex bzw. zu einer verminderten Stimulierbarkeit der Adenylatcyclase (typische und untypische Antidepressiva, Hemmstoffe der Monoaminoxidase, Elektrokrampfbehandlung, REM-Schlaf Deprivation) (Waldmeier 1983). Wir konnten zeigen, daß bei gleichzeitiger Behandlung von Ratten mit Desipramin und Äthanol die Abnahme der β-adrenergen Rezeptoren im Cortex ausbleibt oder abgeschwächt ist. Diese führt auch dazu, daß in verschiedenen Verhaltenstests die Ansprechbarkeit dieser Rezeptoren sich von der von Kontrolltieren weniger unterscheidet als die von Tieren, die nur mit Desipramin behandelt worden sind (Rommelspacher, Wolffgramm 1989). Diese Beobachtung weist darauf hin, daß Äthanol die Wirksamkeit von antidepressiv wirkenden Maßnahmen aufheben kann. Außerdem wäre dies ein Modell, das helfen könnte, den Stellenwert der „β-down-Regulierung" für die antidepressive Wirkung einzuschätzen. Unsere Beobachtungen sind für den Kliniker ein Caveat bei der Beratung des depressiven Patienten. Interessant in diesem Zusammenhang sind die Beobachtungen von Schuckit (1986), daß Trinken von Alkohol wahrscheinlich die affektiven Störungen verschlechtert und mit der wirksamen Behandlung interferiert. Besondere Bedeutung haben unsere Befunde wahrscheinlich für eine Gruppe von Patienten, bei denen eine Übergangsform von Depression und Alkoholismus beschrieben ist („depression spectrum disease", Winokur 1983). Vor allem die männlichen Patienten versuchen das Defizit im affektiven Bereich durch Alkohol zu kompensieren. Wie bereits bei den Neuroleptika angeführt, kann erst die klinische Beobachtung die Zusammenhänge aufdecken. Unsere Befunde sollten aber gerade den Blick dafür schärfen.

Offenbar schränkt subchronische Behandlung mit Ethanol nicht nur die Adaptivität von Rezeptoren ein, sondern auch Prozesse der Biosynthese von Proteinen. Chronische Behandlung mit Ethanol führte zu einer verminderten Biosynthese von Proopiomelanocortin, der Vorstufe von β-Endorphin. Dieser Effekt war mit einer Verlangsamung der posttranslationalen Verarbeitung der Vorstufe in das β-Endorphin verknüpft (Seizinger et al. 1984). Sicherlich werden in naher Zukunft auch Wirkungen von Ethanol auf andere intrazelluläre Prozesse bekannt werden.

Schlußfolgerung

Die vorgestellten Befunde sind nur ein Ausschnitt der immer umfassenderen Kenntnisse über die biochemischen Grundlagen der Alkoholabhängigkeit. Eine schlüssige Hypothese, die alle Teilaspekte einschließt, kann heute sicherlich noch nicht formuliert werden. Trotzdem zeigt die mit einiger Phantasie durchführbare Extrapolation der bekannten Befunde, daß bei der enorm schnellen Zunahme der Kenntnisse in absehbarer Zeit die Zusammenhänge so weit verstanden werden dürften, daß auch neue therapeutische Prinzipien entwickelt werden können, was das eigentliche Ziel dieser Untersuchungen ist.

Literatur

Allen JRF, Holmstedt BR (1980) The simple alkaloids. Phytochemistry 19:1573–1582
Amit Z, Sutherland EA, Gill K, Ogren SO (1984) Zimelidine: a review of its effects on ethanol consumption. Neurosci Biobehav Rev 8:35–54
Beaman CM, Hunter GA, Dunn LL, Reid LD (1984) Opioids, benzodiazepines and intake of ethanol. Alcohol 1:39–42

Bosin TR, Faull KF (1988) Harman in alcoholic beverages: pharmacological and toxicological implications. Alcohol Clin Exp Res 12:679–682

Davis VE, Walsh MJ, Yamanaka Y (1970) Augmentation of alkaloid formation from dopamine by alcohol and acetaldehyde in vitro. J Pharmacol Exp Ther 174:401–412

Fuchs V, Coper H, Rommelspacher H (1987) The effects of ethanol and haloperidol on dopamine receptor (D_2) density. Neuropharmacology 26:1231–1233

Geller I, Seifter J (1960) The effects of meprobamate, barbiturates, D-amphetamine and promazine on experimentally induced conflict in the rat. Psychopharmacologia (Berlin) 1:482–492

Greenberg DA, Cooper EC, Gordon A, Diamond I (1984) Ethanol and the γ-aminobutyric acid-benzodiazepine receptor complex. J Neurochem 42:1063–1068

Helander A, Tottmar O (1987) Effects of ethanol, acetaldehyde and disulfiram on the metabolism of biogenic aldehydes in isolated human blood cells and platelets. Biochem Pharmacol 36:3981–3985

Hoffman PL, Rabe CS, Moses F, Tabakoff B (1989) N-Methyl-D-aspartate receptors and ethanol: Inhibition of calcium flux and cyclic GMP production. J Neurochem 52:1937–1940

Hunt WA (1983) Ethanol and the central nervous system. In: Tabakoff B, Sutker PB, Randall CL (eds) Medical and social aspects of alcohol abuse. Plenum, New York, pp 133–163

Hunter GA, Beaman CM, Dunn LL, Reid LD (1984) Selected opioids, ethanol and intake of ethanol. Alcohol 43–46

Koob GF, Mendelson WB, Schäfer J, Wall TL, Britton KT, Bloom FE (1989) Picrotoxin receptor ligand blocks anti-punishment effects of alcohol. Alcohol 5:437–443

Liljequist S, Engel JA (1984) Reversal of the anti-conflict action of valproate by various GABA and benzodiazepine antagonists. Life Sci 34:2525–2533

Lister RG, Eckardt M, Weingartner H (1987) Ethanol intoxication and memory. Recent developments and new directions. In: Galanter M (ed) Recent developments in alcoholism, vol 5. Plenum Press, New York, p 111–125

MacKerell AD, Blater EE, Pietruszko R (1986) Human aldehyde dehydrogenase: Kinetic identification of the isozyme for which biogenic aldehydes and acetaldehyde compete. Alcohol Clin Exp Res 10:266–270

Melchior CL, Tabakoff B (1986) The effect of 5,7-dihydroxytryptamine treatment on the response to ethanol in mice. Pharmacol Biochem Behav 24:955–961

Murphy JM, BcBride WJ, Lumeng L, Li TK (1987) Contents of monoamines in forebrain regions of alcohol-preferring (P) and non-preferring (NP) lines in rats. Pharmacol Biochem Behav 26:389–392

Myers RD, Veale WL (1972) The determinants of alcohol preference in animals. In: Kissin B, Begleiter H (eds) Biology of alcoholism, vol II. Plenum Press, New York, pp 131–168

Naranjo C (1979) Psychotropic properties of the harmala alkaloids. In: Efron DH, Holmstedt B, Kline NS (eds). Ethnopharmacologic search for psychoactive drugs. Raven Press, New York, pp 385–391

Otto M, Rommelspacher H, Schmidt LG (1990) Neurobiologische Befunde bei Opioidabhängigen. In diesem Band

Pawlik M, Rommelspacher H (1988) Demonstration of a distinct class of high-affinity binding sites for [³H]norharman ([³H]β-carboline) in the rat brain. Eur J Pharmacol 147:163–171

Pawlik M, Kaulen P, Baumgarten HG, Rommelspacher H (1990) Quantitative autoradiography of [³H]norharman ([³H]β-carboline) binding sites in the rat brain. J Chem Neuroanat 3:19–24

Reid LD, Hunter GA (1984) Morphine and naloxone modulate intake of ethanol. Alcohol 1:33–37

Rommelspacher H, Nanz C, Borbe HO, Fehske KJ, Müller WE (1980) Methyl-β-carboline (harmane), a potent endogenous inhibitor of benzodiazepine receptor binding. Naunyn-Schmiedeberg's Arch Pharmacol 314:97–100

Rommelspacher H (1981) The β-carbolines (Harmanes) – a new class of endogenous compounds. Their relevance for the pathogenesis and treatment of psychiatric and neurological diseases. Pharmacopsychiatria 14:117–125

Rommelspacher H, Nanz C, Borbe HO, Fehske KJ, Müller WE, Wollert U (1981) Benzodiazepine antagonism by harmane and other β-carbolines in vitro and in vivo. Eur J Pharmacol 70:409–416

Rommelspacher H, Barbey M, Strauss S, Greiner B, Fähndrich E (1982) Is there a correlation between the concentration of β-carbolines and their pharmacodynamic effects? In: Bloom F, Barchas J, Sandler M, Usdin E (Hrsg) Prog Clin Biol Res, vol 90, pp 41–55

Rommelspacher H, Büchau C, Weiss J (1987) Harman induces preference for ethanol in rats: is the effect specific for ethanol? Pharmacol Biochem Behav 26:749–755

Rommelspacher H (1988) Pathobiochemie der Alkoholkrankheit. Dtsch Ärztebl 85:19–21

Rommelspacher H, Strauss S, May T (1988) Demonstration of a distinct class of high-affinity receptors for [³H]β-carbolines in man and rat. Soc Neurosci Abstr 143:10

Rommelspacher H, Wolffgramm J, Widjaja S (1989) Effects of despiramine on rat behavior are prevented by concomitant treatment with ethanol. Pharmacol Biochem Behav 32:533–542

Rommelspacher H, Damm H, Lutter S, Schmidt LG, Otto M, Sachs-Ericsson N, Schmidt G (1990) Harman (1-methyl-β-carboline) in blood plasma and erythrocytes of nonalcoholics following ethanol loading. Alcohol 7:21–31

Samson HH, Tollvier GA, Peffer AO, Sadeghi KG, Mills FG (1987) Oral ethanol reinforcement in the rat: effect of the partial inverse benzodiazepine agonist RO 15-4513. Pharmacol Biochem Behav 27:517–519

Schmidt LG, Otto M, Sachs-Ericsson N, Kreutzberg K, Platz W, Rommelspacher H (1990) Untersuchung biologischer Marker des Alkoholismus. In diesem Band

Schuckit MA (1986) Genetic and clinical implications of alcoholism and affective disorders. Am J Psychiat 143:140−147

Seizinger BR, Höllt V, Herz A (1984) Effects of chronic ethanol treatment on the in vitro biosynthesis of pro-opiomelanocortin and its posttranslational processing to β-endorphine in the intermediate lobe of the rat pituitary. J Neurochem 43:607−613

Suzdak PD, Schwartz RD, Skolnik P, Paul SMU (1986) Ethanol stimulates γ-aminobutyric acid receptor-mediated chloride transport in rat brain synaptoneurosomes. Proc Natl Acad Sci USA 83:4071−4075

Svensson L, Engel J, Härd E (1989) Effects of the 5-HT receptor agonist, 8-OH-DPAT, on ethanol preference in the rat. Alcohol 6:17−21

Susilo R, Rommelspacher H (1987) Formation of a β-carboline (1,2,3,4-tetrahydro-1-methyl-β-carboline-1-carboxylic acid) following intracerebroventricular injection of tryptamine and pyruvic acid. Naunyn-Schmiedeberg's Arch Pharmacol 335:70−75

Tabakoff B, Ritzmann RF (1977) The effects of 6-hydroxydopamine on tolerance to and dependence on ethanol. J Pharmacol Exp Ther 203:319−331

Takada R, Saito K, Matsumura H, Inoki R (1989) Effect of ethanol on hippocampal GABA receptors in the rat brain. Alcohol 6:115−119

Ticku MK, Burch T (1980) Alterations in aminobutyric acid receptor sensitivity following acute and chronic ethanol treatments. J Neurochem 34:417−423

Waldmeier PL (1983) Neurobiochemische Wirkungen antidepressiver Substanzen. In: Langer G, Heimann H (Hrsg) Psychopharmaka, Grundlagen und Therapie. Springer, Wien, pp 65−78

Winokur G (1983) Alcoholism and depression. Subst Alcohol Actions Misuse 4:111−119

III. Psychologische und soziale Konzepte für Grundstörungen

Sucht als Folge von Entwicklungsstörungen — Folgerungen für die Behandlung

W. Kindermann

Ein Drogenabhängiger im Beratungsalltag

Die Szene ist für uns alle vertraut, alltäglich: Ein Drogenabhängiger sitzt uns gegenüber. Wir kennen ihn schon seit mehreren Jahren. Noch etwas länger ist die von Drogen dominierte Zeit in seinem Leben: Kindheit, ein kleines Stückchen Jugend und dann Drogen, Drogen, Drogen...

In dieser Zeit hat er außer uns noch andere Berater kennengelernt; alle haben redlich versucht, ihm einen Weg zu zeigen. Keinem von uns ist es gelungen, eine therapeutische Beziehung nach den Regeln der Kunst aufzubauen. Er geht zwar auf alle Vereinbarungen ein; aber wenn es darauf ankommt, gibt es immer einen guten Grund, warum er sich leider, gerade jetzt, unglücklicherweise an die Regeln unseres Therapievertrages nicht halten kann.

Er ist schwach, labil, außengesteuert, aber seltsamerweise gleichzeitig stark genug, um uns die Regeln der Beratungsbeziehung zu diktieren. *Er* kommt, wenn *er* uns braucht. *Er* hat gerade ein ganz dringendes Problem. Genauer gesagt, er hat es schon seit fünf Wochen. Nur hatte er aus den verschiedensten Gründen bisher noch keine Gelegenheit, sich darum zu kümmern. Aber *jetzt* braucht er unsere Hilfe. *Sofort*. Sonst ist alles aus.

Wir haben zwar gerade andere dringliche Arbeiten zu erledigen. Aber wir wollen doch nicht, daß er vor die Hunde geht? Oder vielleicht gar ins Gefängnis muß, weil ihn irgend so ein Idiot wegen eines Einbruchdiebstahls verpfiffen hat. Oder daß man ihm den Führerschein entzieht, weil ihn so ein blöder „Bulle" mit 1,5 Promille erwischte (auf andere Drogen hat man ihn glücklicherweise nicht untersucht) und er diesen „Bullen" bei dieser Gelegenheit ja selbstverständlich mit Verbalinjurien belegen mußte. Den letzten Termin zum „Idiotentest" hat er leider verschlampt, weil er da gerade einen „Affen" hatte. Und das alles gerade jetzt, wo er wirklich clean werden möchte und er sich sogar schon mal die Informationsbroschüre einer Therapieeinrichtung angesehen hat, zumindest flüchtig.

Wir schieben unsere andere Arbeit beiseite. Wir hören zu, fragen nach, sind therapeutisch professionell. Wir bezähmen den Normalbürger in uns, der – wie weiland das HB-Männchen – eigentlich aufspringen und empört fragen möchte: „Was bildest du dir eigentlich ein? Kannst du denn nicht *einmal* für die Folgen deines Handelns selbst einstehen? Einmal *vorher* an die Folgen denken?

Wir erinnern uns daran, wie oft wir mit ihm solche Situationen schon erlebt haben und wie oft mit anderen Süchtigen. Uns wird das Ausmaß der Egozentrik und der Mangel an Verantwortungsbereitschaft bewußt. Die Verletzungen, die *er* anderen schon zugefügt hat, fallen uns ein. Und bei jedem Versuch – so indirekt und behutsam wir ihn auch unternehmen –, ihn in die Richtung zielorientierten Handelns zu locken, treffen wir auf eine Schaumgummiwand.

Wir haben gelernt, daß die Impulse des Normalbürgers, aufzurütteln und durchzuschütteln, nicht weiterhelfen. Wir haben das Suchtbegleitungskonzept definiert, das uns theoretisch legitimiert, den Abhängigen die Regeln des Kontakts in großem Maße bestimmen zu lassen.

Die Suche nach den Ursachen

Trotzdem ist es unbefriedigend, solche Verhaltensweisen von Abhängigen als suchtassoziierte Attitüden einfach nur hinzunehmen. Es würde uns helfen, wenn wir einen wissenschaftlichen Begründungszusammenhang zur Verfügung hätten, der das Verhalten des Abhängigen ableitbar macht.

Gibt es Grundstörungen der Sucht? Was macht Abhängige so, wie sie sind? Ist es wirklich nur der Stoff? Liegen die Ursachen in der Biographie? Oder noch weiter zurück? Sicher ist, daß, wenn wir in die Biographie hineingehen, wir Vorläufer des heutigen Verhaltens schon vor der Drogenzeit finden. Aber wir finden auch besondere Belastungen.

Anna, 21 Jahre alt:

„Das war schon ziemlich chaotisch bei der Geburt. Ich hab' das dann erst später erfahren. Es war anscheinend so, daß meine Mutter zwar mit einem deutschen Mann verheiratet war, aber sie hat mit einem Portugiesen ein Verhältnis gehabt. Das Kind, also ich, war von dem Portugiesen.

Ja, da hat sie mich auf die Welt gebracht, und ihr Mann hat gesagt: ‚Hier, das ist nicht mein Kind‘. Der hatte das irgendwie mitbekommen und wollte sich dann auch scheiden lassen. Drei Monate nach meiner Geburt hat meine Mutter Selbstmord verübt und hat mich an meine Tante abgegeben. Drei Monate war ich bei der Tante, die wollte mich dann auch nicht mehr, da kam ich ins Kinderheim. Also, ich weiß nicht, was in der Zeit abging. Mit zwei Jahren bin ich adoptiert worden. Bei den Adoptiveltern hab' ich bis zum Schluß gelebt."

„Bis zum Schluß", das heißt in Annas Fall, bis sie nach einer von Auseinandersetzungen über Freiräume geprägten Adoleszenz schließlich mit 18 Jahren auszog. Bald nach ihrem Auszug kam sie in intensiveren Kontakt mit Drogenkonsumenten.

Retrospektiv ist dieser Weg plausibel, er mag sogar zwingend erscheinen. Auf der anderen Seite finden vergleichbare Auseinandersetzungen über die Freiheitsimpulse des Jugendlichen auch in formal intakten Familien statt. Und: Nicht aus jedem Broken home kommen Drogenabhängige. Kam Anna also vielleicht schon durch Prädispositionen geprägt auf die Welt? Wenn ja, gibt es vielleicht Prädispositionen für Anna, aber deshalb auch für Sucht? Denn wir wissen ja, wie unterschiedlich Süchtige sein können.

Die Frage nach den Grundstörungen der Sucht, die Suche nach einer „Suchtpersönlichkeit" oder mindestens einigen Typen von „Suchtpersönlichkeiten"; der Versuch prädisponierende Faktoren oder „traits" zu finden, die die spätere Suchtentwicklung bedingen; der Versuch, die Suchtgenese näher zu bestimmen − alle diese Zugänge zur im Grunde gleichen Frage waren lange Zeit in der Suchtforschung dominierend. Irgendwie jedoch liefen sie alle ins Leere. Viele dieser Versuche scheiterten an dem Problem, daß sich nicht herausarbeiten ließ, welche der gefundenen Grundstörungen, korrespondierenden Faktoren, Traits schon *vor* der Sucht bestanden und letztere bedingten, welche mit ihr einhergingen und welche lediglich Folgen der Sucht waren. Oder sie scheiterten am Prüfstein jeder Genesetheorie: an der plausiblen *Vorhersage* einer späteren Suchtentwicklung auf der Basis der prädisponierenden Faktoren.

Das Kernproblem erkannte schon Freud (1920): Was retrospektiv (notwendig) oder gar hinreichend erklärt erscheint, sei prospektiv weder das eine noch das andere (zitiert nach Montada 1981).

Vielleicht hängt es mit solchen ernüchternden Erfahrungen zusammen, daß die Suchtforschung der letzten Zeit weniger nach den großen Zusammenhängen suchte, sondern mehr Einzelfragen bearbeitete oder aber Disziplinen wie die Begleitforschung forcierte und hier auch eine Forschung-Praxis-Verknüpfung leistete.

Bescheidene Schritte hin zu einem Genesekonzept

Soll es nun aber gar keine Chance für eine praxistaugliche Genesetheorie geben?

Der Prüfstand für die Theorie ist die Praxis. Aber auch umgekehrt: Wir behaupten doch, unsere Praxis sei wissenschaftlich fundiert. Wie weit ist sie dies wirklich? Gibt es Ansatzpunkte – wenn denn (heute) der große Wurf einer umfassenden Genesetheorie der Sucht noch nicht geleistet werden kann – wenigstens einige Gesetzmäßigkeiten der Suchtentwicklung schon herauszuarbeiten, die wissenschaftliche Grundlage für die Behandlung sein können?

Einen guten Ansatz in dieser Richtung sehe ich in neueren Konzeptionen der Entwicklungspsychologie. In der Arbeit an unserer prospektiven Längsschnittstudie („Amsel") mit Heroinabhängigen nutzen wir solche Konzeptionen (Life-span development, Critical life event, Developmental task, Coping, Drogengebrauch als palliatives Coping, als problematischen Selbstregulationsversuch), um sowohl das Hineingleiten in die Sucht als auch das Herauswachsen aus ihr begrifflich abzubilden.

Die Entscheidung für diese theoretischen Konzepte impliziert eine Reihe inhaltlicher Beschränkungen.

– *Erste Beschränkung*: Wir akzeptieren, daß die Verhaltens- und Entwicklungsmöglichkeiten eines Menschen, zumal in seiner Interdependenz mit den ihn umgebenden sozialen Kleingruppen und der Gesellschaft, die ihn ebenfalls prägt, um ein Vielfaches komplexer sind als unsere Möglichkeiten der Diagnose, der Beschreibung oder gar der Prognose. (Zur Zeit wird in einem Jahrzehnteprojekt ein Supercomputer entwickelt („Suprenum"), der imstande ist, in einer Sekunde Millionen von Rechenoperationen durchzuführen. Eines der beabsichtigten Anwendungsgebiete ist die Optimierung von Wettervorhersagen. Wenn schon eine Wettervorhersage für die nächsten Tage so unsicher ist, wie wollen wir dann den Anspruch erheben, eine menschliche Entwicklung für einen Zeitraum von Jahrzehnten mit den heutigen Möglichkeiten in ein vorhersagetaugliches Modell zu fassen? Es kann also auch hier nur um Wahrscheinlichkeiten gehen. Wir müssen uns auf den Versuch beschränken, Grundlinien der Entwicklung, ihrer Ursachen und ihrer Folgen zu benennen.)

- *Zweite Beschränkung*: Obwohl wir heute wissen, daß das Verhalten und Empfinden eines Menschen Wurzeln hat, die in die früheste Biographie zurückreichen, ja die sogar in Abhängigkeit stehen können zu Prägungen, die mehrere Generationen der Herkunftsfamilie umfassen, konzentrieren wir uns auf den für die Ausbildung von Sucht besonders relevanten Zeitabschnitt der Adoleszenz. Diese Beschränkung erhält eine Legitimation auch inhaltlich dadurch, daß in dieser Zeit auch die anderen biographischen Anteile fokussiert werden.

- *Dritte Beschränkung*: Wir suchen Ursachen nicht als Selbstzweck, sondern konzentrieren uns auf *die* kausalen Anteile, die *final* von Bedeutung sind und deren Kenntnis in der Therapie in den Aufbau von Kompetenzen umgesetzt werden kann. Die Hoffnung ist, der Betroffene möge in die Lage versetzt werden, trotz weiterbestehender psychischer und sozialer Beeinträchtigungen zunächst einfach mal im Leben zu bestehen — und dann nach und nach auch die anderen Verletzungen zu überwinden.

Kritische Lebensereignisse, Entwicklungsaufgaben und beider Bewältigung

Die mit diesen Begriffen etikettierten entwicklungspsychologischen Konzeptionen gehen von zwei Prämissen aus:

1. „Entwicklung" vollzieht sich nicht nur in Kindheit und Jugend, sondern über die gesamte Lebensspanne. Der in dieser scheinbar einfachen Botschaft ausgedrückte Paradigmenwechsel der Entwicklungspsychologie hat in den vergangenen Jahren (zu erinnern sei hier nur beispielhaft an die Arbeiten von Paul Baltes, Ursula Lehr und Hans Thomae) die Alternsforschung entscheidend vorangebracht.

2. „Entwicklung" vollzieht sich nicht kontinuierlich, sondern verdichtet sich jeweils in Knotenpunkten. Solche „Knoten" sind:
   a) (nichtnormative) kritische Lebensereignisse (Filipp 1981)
   b) (normative) Entwicklungsaufgaben (Havighurst 1972), welche sich über
   c) „everyday hassles" (Alltagswidrigkeiten) vollziehen (Lazarus 1966).

Der entscheidende psychische Prozeß gegenüber all diesen großen und kleinen „Knoten" ist der der „Bewältigung".

Die Abbildung 1 zeigt, wie der einzelne Mensch, geprägt durch seine biographischen Vorerfahrungen und seine aktuelle Lebenssituation in der Konfrontation mit kritischen Lebensereignissen (oder Everyday hassles im Zusammenhang mit normativen Entwicklungsaufgaben), Bewältigungstrategien entwickelt. Die Entwicklung dieser Strategien geht mit Persönlichkeitsveränderungen einher. Je nachdem, welcher Art die entwickelten Strategien (und Persönlichkeitsveränderungen) sind, verändern sich die Chancen des Individuums, die jeweils folgenden Ereignisse anzugehen. Von Bewältigungsaufgabe zu Bewältigungsaufgabe bilden sich so immer stabiler werdende Problemlösungs-, Verdrängungs-, Verleugnungs- oder Linderungsstrategien heraus, die sich zu Persönlichkeitseigenschaften verfestigen können. Der Volksweisheit ist dieser Prozeß gut vertraut und im Grimmschen Märchen von „Pechvogel und Glückskind" sind die extremen Pole möglicher Persönlichkeitsausprägungen sehr schön dargestellt. Die Life-event-Forschung

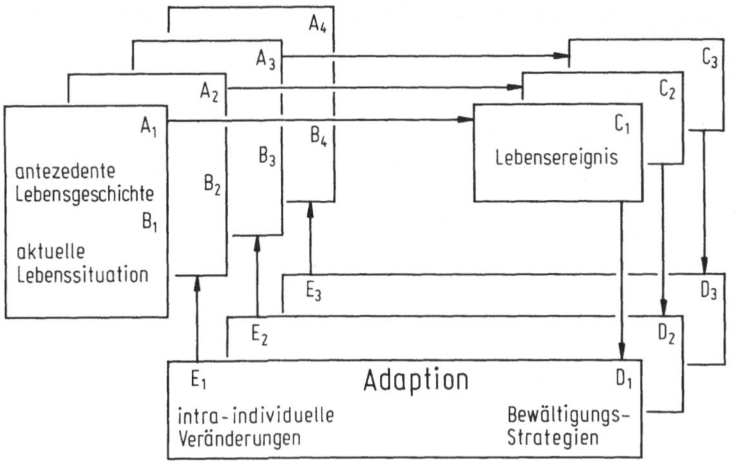

Abb. 1. Bewältigung kritischer Lebensereignisse

(Filipp 1981) hat nun versucht (und ähnliche Ansätze sind in der Suchtforschung unternommen worden, z. B. Projektgruppe TU-drop 1984) herauszufinden, ob Menschen mit psychischen Problemen in höherem Maße als andere durch problematische Lebensereignisse „belastet" sind. Die Ergebnisse sind recht differenziert. Zusammenhänge mit der Ausprägung psychischer Probleme (wie auch Sucht) ergeben sich weniger deutlich bei der Kategorie „objektive Belastetheit" als vielmehr bei den Bewältigungs*prozessen*. Deren Entstehung wiederum (s. o.) ist sehr vielschichtig.

Betrachten wir nun einmal nur die normativen Entwicklungsaufgaben, denen sich jeder Angehörige unserer Kultur gegenübergestellt sieht (Abb. 2). Die Bewältigung dieser Entwicklungsaufgaben vollzieht sich über eine Vielzahl von Alltagswidrigkeiten. Die Entwicklungsaufgaben der Adoleszenz sind zeitlich am stärksten verdichtet und objektiv schwierig zu bewältigen. Die Adoleszenz kann dabei als Resultat der Kindheit und als Determinante für die späteren Lebensabschnitte verstanden werden. Positiv formuliert: In der Kindheit werden die gesamte Kraft, all die Kompetenzen behutsam aufgebaut, die den Jugendlichen die riskante Adoleszenz bewältigen lassen, so daß er von hier aus Stück für Stück Erwach-

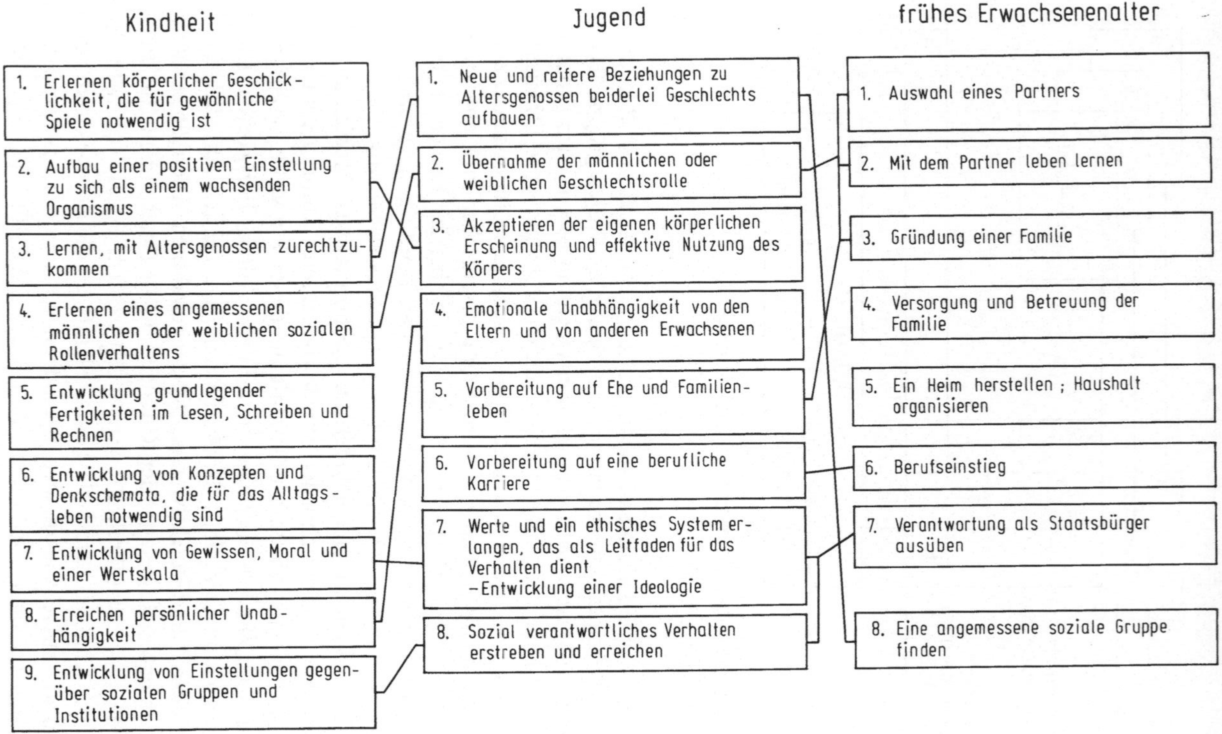

Abb. 2. Entwicklungsaufgaben nach Dreher u. Dreher (1985)

senenaufgaben übernehmen kann. Möglicherweise läge in dieser
positiven Sichtweise sogar der zukunftsweisende Forschungsansatz
für die Suche nach Dispositionen. Wenn wir an all die individuellen, sozialen und gesellschaftlichen Einflüsse denken, die eine
Suchtkarriere begünstigen, dann scheint ja fast der Drogengebrauch plausibler als dessen Vermeidung zu sein. Die entscheidende Forschungsfrage wäre demnach die nach der „invulnerability":
Welche Faktoren bewahren Menschen vor der Sucht?

Negativ formuliert: In der Kindheit allzu labil gebliebene Kompetenzen reichen nicht aus, die schwierigen Entwicklungsaufgaben
der Adoleszenz produktiv anzugehen – zumal dann, wenn deren
Lösung durch Kontextbedingungen (suchtgeprägte Erwachsene
und gleichaltrige Vorbilder, geringe Zukunftsperspektiven etc.) erschwert wird. Dann kann sich der Entwicklungsprozeß durch die
einzelnen Aufgaben und über die einzelnen Alltagswidrigkeiten
verformen in ein allmähliches Abgleiten in immer weniger reali-
tätsgerechte Problemlösungsstrategien. Die normativ geforderten
Entwicklungsprozesse verlangsamen; manche Aufgaben werden
verweigert oder verdrängt, falsch oder in der falschen Reihenfolge
angegangen. Der Jugendliche verstrickt sich in ein Knäuel von
Fehlanpassungen, und mangels Basis in Gestalt mindestens partiell
erledigter Adoleszenzaufgaben fehlt ihm jegliche Grundlage, Perspektiven für ein erwachsenes Leben zu bilden, die der Realität
standhalten könnten. Genau solche Prozesse entdecken wir, wenn
wir die Biographien Drogenabhängiger präzise untersuchen.

Von 324 Drogenabhängigen liegen uns Berichte zur Bewältigung
der verschiedenen Entwicklungsaufgabenbereiche vor. In allen Bereichen zeigen sich Entwicklungsverzögerungen oder -beeinträchti-
gungen (vgl. Kindermann et al. 1989). Bei einem erheblichen Teil
sind sie sogar an objektiven Daten festzumachen. So sind z. B.
44,5% in der ohnehin kritischen Phase zwischen elf und fünfzehn
Jahren mit dem Auseinanderbrechen der Herkunftsfamilie konfrontiert gewesen. Im Alter von sechzehn bis achtzehn Jahren lebten nur noch 34% der Befragten bei beiden Eltern. Aber auch bei
dieser Gruppe zeigt sich in der qualitativen Analyse der Interviews,
daß zum Teil gravierende Probleme in den familiären Kommunika-
tions- und Beziehungsstrukturen vorliegen (ähnliche Hinweise geben Uchtenhagen 1980, Welter-Enderlin 1982, Stierlin 1980).

Auch im Entwicklungsaufgabenbereich „Schule, Ausbildung, Beruf" zeigen sich solche Entwicklungsverzögerungen. Deutliche Schul- und Lernprobleme treten bereits in der Zeit *vor* dem ersten Drogenkontakt auf. Im Alter von elf bis dreizehn Jahren führen diese bei 46% zu mindestens einer Klassenwiederholung.

Die Entwicklungsverzögerungen verstärken sich bei einem großen Teil weiter, die „Lösungsstrategie" Droge tut ein übriges mit der Folge, daß die Aufgabe „Einstieg ins Berufsleben" bei den weitaus meisten nicht altersgemäß bewältigt werden kann. Zu vergleichbaren Ergebnissen kommen wir auch in den anderen Entwicklungsaufgabenbereichen „Freundschaftsbeziehungen, Partnerschaft und Werteentwicklung".

Folgerungen für die Behandlung

In den Behandlungseinrichtungen des Therapieverbunds „Jugendberatung und Jugendhilfe" werden bereits ansatzweise die Befunde aus diesen Arbeiten in therapeutische Praxis umgesetzt. Insbesondere in der therapeutischen Einrichtung „Eppenhain", in der sehr junge Abhängige behandelt werden, haben sich Strategien des konsequenten Aufbaus bislang verzögerter Kompetenzen der Adoleszenz sehr bewährt.

Dies kann hier nicht detailliert ausgeführt werden. Aber vielleicht ist folgender sehr schlichte Hinweis doch ganz erhellend:

Wenn wir der Erkenntnis folgen, daß Verzögerungen in der Bewältigung von adoleszenztypischen Entwicklungsaufgaben mindestens mit Abhängigkeit einhergehen, wenn nicht sogar diese bedingen; wenn wir weiterhin daraus den Schluß ziehen, daß die Behandlung der Abhängigkeit vordringlich darin besteht, Räume zu schaffen, in denen der nachträgliche Kompetenzerwerb in diesen Aufgabenbereichen möglich wird, dann kann Therapie nicht gelingen, wenn sie

— die Herkunftsfamilie ausspart,
— den Aufbau eines Wertesystems oder
— Berufsperspektiven ausspart oder
— keine Räume zum Erlernen partnerschaftlicher Sexualität bereitstellt.

Das scheint zunächst trivial. Lange Zeit jedoch konzentrierte sich Drogentherapie vornehmlich auf *einen* Aspekt: das Lernen von Drogenfreiheit unter Peers. Dies betrifft sowohl Therapeuten als auch Mitklienten. Die Verknüpfung mit Berufsperspektiven war nicht die Regel, die Herkunftsfamilie blieb oft ausgegrenzt, Werte schienen oft nur passager von Bedeutung, und Sexualität versuchte man oft genug vor allem anderen zu verbieten, da sie die Therapie zu stören schien. Hier beginnen sich neue Sichtweisen durchzusetzen. Diese gilt es zu verfeinern, wollen wir — da wir schon die Lebensumstände, die die Sucht begünstigen, kaum verändern können — den Abhängigen wenigstens nachträglich ein Stück „invulnerability" vermitteln.

Literatur

Dreher E, Dreher M (1985) Entwicklungsaufgaben im Jugendalter: Bedeutsamkeit und Bewältigungskonzepte. In: Liepmann DR, Stiksrud A (Hrsg) Entwicklungsaufgaben und Bewältigungsprobleme in der Adoleszenz. Hogrefe, Göttingen Toronto Zürich

Filipp SH (Hrsg) (1981) Kritische Lebensereignisse. Urban & Schwarzenberg, München

Havighurst RJ (1972) Developmental Tasks and Education. Davis McKay, New York

Kindermann W et al. (1989) Drogenabhängig. Lambertus, Freiburg

Lazarus RS (1966) Psychological stress and the coping process. McGraw-Hill, New York

Montada L (1981) Kritische Lebensereignisse im Brennpunkt: Eine Entwicklungsaufgabe für die Entwicklungspsychologie? In: Filipp SH (Hrsg) Kritische Lebensereignisse. Urban & Schwarzenberg, München

Projektgruppe TUdrop (1984) Heroinabhängigkeit unbetreuter Jugendlicher. Beltz, Weinheim Basel

Stierlin H (1980) Das erste Familiengespräch. Klett-Cotta, Stuttgart

Uchtenhagen A (1980) Die Familien Drogenabhängiger: Sozialpsychologische, psychodynamische und therapeutische Aspekte. Familiendynamik 2:285−293

Welter-Enderlin R (1982) Familienarbeit mit Drogenabhängigen. Familiendynamik 3:201−229

Psychische Abwehr als Grundmerkmal der Abhängigkeit

U. John

Zusammenfassung

Sozialpsychologisch begründete Erklärungsansätze und empirische Ergebnisse zur psychischen Abwehr Alkoholabhängiger werden dargestellt. Die Theorie des Selbstwertschutzes kann Abwehr in einer Weise erklären, die empirische Prüfungen ermöglicht. Abwehr läßt sich als psychischer Prozeß in der Auseinandersetzung mit bedrohlichen Wahrnehmungsreizen verstehen. Demgemäß wurde untersucht, ob potentiell bedrohliche Normen und Einstellungen mit Abwehr einerseits und Intention zur Abstinenz andererseits zusammenhängen.

Einleitung

Ziel dieses Beitrages ist, ausgewählte Ansätze zur Untersuchung der psychischen Abwehr auf sozialpsychologischer Basis in drei Schritten darzustellen.

Theoretische Bestimmung der Abwehr

In der praktischen Beratungsarbeit mit Alkoholabhängigen interessiert besonders die Abwehr offenbarer Realität, etwa wenn ein Alkoholiker seine Trinkmenge leugnet oder bagatellisiert. Es handelt sich um psychische Veränderungen, die nach Beginn des abhängigen Trinkens einsetzen. Abwehr existiert z. B., wenn eine Person Informationen über die Realität leugnet, bagatellisiert, rationalisiert (mit nicht stigmatisierenden Argumenten begründet), projiziert (anderen Personen zuschreibt) oder verschiebt (auf andere Informationen übergeht, Probleme in anderen Bereichen anspricht). Weitere Abwehrmechanismen sind denkbar (Edwards 1986, Schmidt 1986, Johnson 1980, Wallace 1978).

Die folgende Betrachtung beschränkt sich auf Ansätze aus der Sozialpsychologie — einem Forschungszweig, der psychische Prozesse bei Interaktionen zwischen Individuen im nichtklinischen Bereich zum Gegenstand hat. Die Sozialpsychologie bietet die Möglichkeit, gestörtes Erleben und Verhalten nachvollziehbar und empirisch prüfbar als Reaktionen auf Interaktionsanforderungen zu untersuchen. Psychische Abweichungen werden nicht primär unter dem Gesichtspunkt gestörter Persönlichkeit betrachtet. Sicherlich kann der sozialpsychologische Forschungsansatz nur Teilaspekte klinischer Phänomene beleuchten. Unberücksichtigt muß in diesem Beitrag die psychoanalytische Sichtweise bleiben. Der Begriff der Abwehr wird dennoch beibehalten, weil er international sowohl in der Alkoholismusforschung als auch in der Psychologie über psychoanalytische Ansätze hinausgeht (Breznitz 1983, Wallace 1978).

Abwehr ist als psychischer Schutz des Alkoholikers zu verstehen, der sein alkoholisches Lebenssystem unterstützt. Es umfaßt abhängigkeitsspezifische Wahrnehmungen, Äußerungen und Handlungen. Alkoholiker stellen diese so auf das Trinken ab, daß sie einen Tagesablauf ermöglichen, der Alkoholkonsum dann erlaubt, wenn es der Abhängigkeit zufolge erforderlich ist. Die Handlungen sind z. B. Verstecken von Alkohol oder Ausreden im Arbeits- oder Familienleben, um rasch an Alkohol zu gelangen.

Erklärungsansätze zur Abwehr sollten empirisch prüfbar sein. Dies ist bei sozialpsychologischen Theorien in der Regel gegeben. Sie sollen darüber hinaus sparsam sein, d. h. möglichst wenig Voraussetzungen erfordern. Davon ausgehend ist psychische Abwehr eine Äußerungsform der kognitiven Verarbeitung bedrohlicher Informationen. Bedrohlich sind für Alkoholabhängige Informationen über den Alkoholmißbrauch selber, über körperliche Folgeschäden, Arbeitsplatzverlust oder sonstige soziale Einbußen sowie psychische Folgestörungen. Es sind alle Themen betroffen, die entweder unmittelbar mit dem Alkoholmißbrauch zusammenhängen oder eine Folge davon bilden. Die Verarbeitung bedrohlicher Informationen läßt sich durch zwei miteinander konkurrierende theoretische Ansätze erklären: Vermeidung und Lösung von Dissonanz bzw. Schutz des Selbstwertes. Es muß eine den Status quo bedrohende Information, eine beginnende Dissonanz oder Selbstwerterniedrigung existieren — ein erster unangenehmer Zustand, damit die Person sich veranlaßt sieht, ihn zu bearbeiten. Diese Arbeit beschränkt sich auf das Thema des Selbstwertes (zur kognitiven Dissonanz bei Alkoholabhängigen s. John, 1990a).

Selbstwertschutz

Alkoholiker verlieren im Zuge ihrer Trinkentwicklung an Selbstwert: Die Selbsteinschätzungen im Vergleich zu anderen Menschen, z. B. hinsichtlich eigener Fähigkeiten, werden negativer (Frey u. Benning 1983). Zwei selbstwerttheoretischen Grundannahmen zufolge sind Menschen erstens grundsätzlich motiviert, ihr Selbstwertgefühl zu schützen bzw. zu erhöhen. Zweitens wird diese Motivation um so stärker, je niedriger das Selbstwertgefühl einer Person ist (Stahlberg et al. 1985). Diese Grundannahmen ließen sich mehrfach bestätigen. So bewahren sich Personen ihr hohes Selbstwertgefühl, indem sie Verhalten stärker in selbstwertdienlicher Weise wahrnehmen als Personen mit niedrigem Selbstwertgefühl.

Die Theorie des Selbstwertschutzes erklärt die psychische Abwehr. Nicht die Alkoholabhängigkeit, sondern das Gefühl der Selbstwertbedrohung bringt eine Person dazu, sich quasi mit kognitiven Prozessen oder zusätzlich mit Handlungen zu wehren, um ihren Selbstwert aufrechtzuerhalten. Danach müßte jeder Mensch auf eine schwere Bedrohung seines Selbstwertes mit kognitiven Prozessen antworten. Je schwerer die Bedrohung erscheint, desto stärker müßte die Reaktion sein. Tatsächlich läßt sich die psychische Verarbeitung des Beginns chronischer Erkrankungen ebenso wie des drohenden Todes mit der Theorie des Selbstwertschutzes teilweise erklären. Entsprechende Abwehrmechanismen, insbesondere Leugnung, sind beobachtbar (Breznitz 1983). Bei Alkoholabhängigen sind Prozesse der Aufrechterhaltung von Selbstwert besonders evident.

Grundsätzlich sind als Ebenen der Lösung oder Vermeidung bedrohlicher Informationen die kognitive und die interaktionale Ebene zu unterscheiden. Beide sind Aspekte eines Handlungsprozesses, der auch emotionale Anteile enthält. Es geht jeweils darum, einen Aspekt zu betonen. Handlungstheoretisch sind die Lösungswege als Entscheidungen zu sehen, die endgültig in den Handlungsbereichen Trinken und Abstinenz mit allen Einzelhandlungen realisiert werden: z. B. an Selbsthilfegruppen teilnehmen, sich jeden Tag das Ziel der Abstinenz setzen, Partnerschaftsprobleme bearbeiten oder aber Alkohol besorgen und verstecken, andere Menschen belügen usw.

Struktur abwehrrelevanter psychischer Faktoren

Eine Annahme lautet, Abwehr sei nur im Kontext von Einstellungen und Normen zu Alkoholmißbrauch und Abstinenz sinnvoll betrachtbar. Diese Annahme läßt sich theoretisch mit einem sozialpsychologischen Modell beschreiben, das auf der Theorie zu Einstellungen und Verhalten von Ajzen u. Fishbein (1980) basiert. Die Zusammenhänge nebst ihrer Implikationen für Beratung und Therapie sind an anderer Stelle näher dargelegt (John 1990 b). Abbildung 1 zeigt die Eingebundenheit der Abwehr in Normen und Einstellungen.

Normen zu Alkoholikern im allgemeinen bezeichnen Haltungen, Meinungen im sozialen Netzwerk der Person. Die Einstellungen zu Alkoholikern im allgemeinen bezeichnen Haltungen der betroffenen Person selber. Die subjektive Norm zu Alkoholkonsum oder Abstinenz beschreibt Haltungen im sozialen Netzwerk zum Alkoholmißbrauch der Person in ihrer eigenen Wahrnehmung (das, was die Person glaubt, was andere zu ihrem Alkoholmißbrauch meinen). Die Einstellungen zum eigenen Alkoholkonsum bezeichnen wiederum Haltungen der Person. Die Intention zu Abstinenz oder abstinenzbezogenem Verhalten läßt sich als abstufbare Absicht empirisch bestimmen.

Anhand dieses Modells läßt sich voraussagen, daß Abwehr nur bei einem Widerspruch zwischen Normen und Einstellungen zu Alkoholikern bzw. zum Alkoholmißbrauch einerseits und dem praktizierten Trinkverhalten andererseits entsteht. Die Verletzung von Normen, z. B. der Norm, sozial angepaßt zu trinken und nicht als jemand ohne Kontrolle über den eigenen Alkoholkonsum aufzufallen, bedingt eine Selbstwertbedrohung, die wiederum Abwehr erfordert. Dieser Zusammenhang ist aus den dargestellten selbstwerttheoretischen Erkenntnissen ableitbar. Die Abwehr bildet zusammen mit den Normen und Einstellungen zu Alkoholikern im allgemeinen, der subjektiven Norm sowie den Einstellungen zum

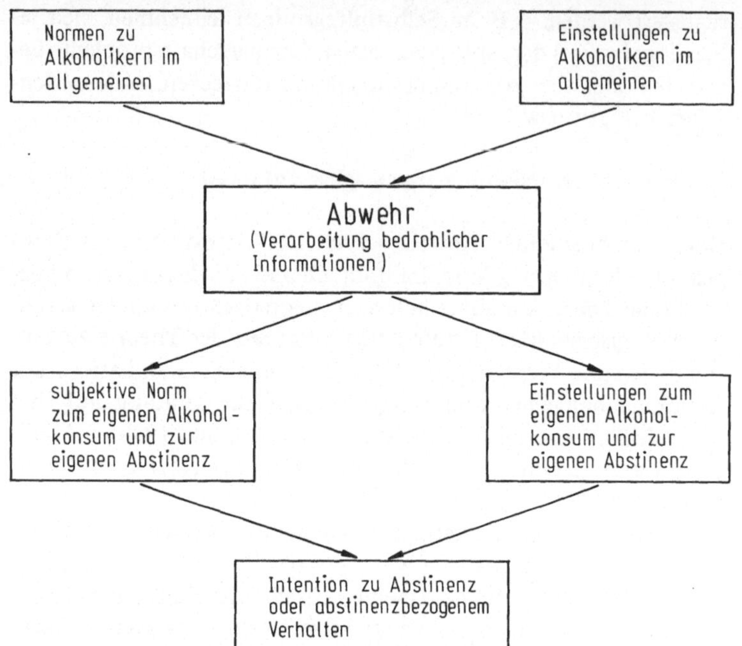

Abb. 1. Normen und Einstellungen zur Alkoholabhängigkeit

eigenen Alkoholmißbrauch ein Einstellungsmuster, das die Intention zu Abstinenz oder abstinenzbezogenem Verhalten beeinflußt.

Abwehr im Verlauf der Abhängigkeit

Die Selbstwertbedrohung mit der Konsequenz der Abwehr setzt ein, sobald ein Widerspruch zwischen sozialen Trinknormen und dem eigenen Trinkverhalten für die Person spürbar wird. Dies mag der Fall sein, wenn sie z. B. Verlangen nach Alkohol bemerkt, morgens bereits Alkohol trinkt oder deutlich mehr trinkt als Bekannte. Der Begriff der Norm beinhaltet, daß die Gepflogenheiten des jeweiligen sozialen Netzwerks bestimmend sind. Lebt die Person in einem alkoholpermissiven sozialen Netzwerk, ist weniger Abwehr anzunehmen. Aus einem Netzwerk, das Alkoholkonsum ableh-

146

nend gegenübersteht, wird stärkere Abwehr resultieren. Es läßt sich die Annahme formulieren, daß mit Zunahme der Permissivität gegenüber dem Alkoholkonsum die Abwehr zum eigenen Alkoholmißbrauch abnimmt. Eine weitere Annahme lautet, daß im engeren sozialen Bezugsrahmen der Person die Normen für sie bestimmender sind als im weiteren Kreis der Bekannten. Allerdings bedingen Normen in einer Gesellschaft letztlich auch Normen in gesellschaftlichen Untergruppen und umgekehrt. Insofern ist die Permissivität einer Kultur oder Gesellschaft gegenüber Drogen von erheblicher Bedeutung für die Ausprägung der Abwehr und damit für den Verlauf der Abhängigkeit bei einem Alkoholiker (vgl. Brissett 1988).

Abwehr läßt sich auflösen, wenn – im Sinne einer Entscheidung – die negativen Konsequenzen des Alkoholmißbrauchs die positiven überwiegen (vgl. Orford 1985, Feger u. Sorembe 1983). Dies kann besonders dann eintreten, wenn der Alkoholiker sein Leben, seine Gesundheit, seine Partnerschaft oder Arbeitsstelle gefährdet sieht. Motivierungsmaßnahmen zum abstinenten Leben setzen deshalb sinnvoll in einem entsprechend günstigen Entscheidungsstadium an. Beispiele solcher Maßnahmen sind die Intervention (Johnson 1986), der konstruktive Zwang in der Arbeitswelt (Trice u. Sonnenstuhl 1985), die Motivierungsarbeit in Entzugsbehandlung (John 1989). Insbesondere durch Entzugsbehandlungen erhält der Alkoholiker einen Beleg seiner Abhängigkeit. Zumindest für einen Teil Alkoholabhängiger dürften Entzugsbehandlungen Marken auf dem Weg zu Abstinenz und Abnahme der Abwehr sein.

Ein weiterer Indikator für die Verringerung der Abwehr ist die Zahl der Rückfälle. Unternimmt der Alkoholiker Versuche zur Abstinenz – sei es ohne weitere Hilfe, sei es in der aufwendigen Form der Teilnahme an einer Entwöhnungsbehandlung oder einer Selbsthilfegruppe – investiert er Energie in die Aufrechterhaltung der Abstinenz. Mit zunehmender Zahl der Rückfälle dürfte die Abwehr entsprechend abnehmen. Ein Prozeß gelernter Hilflosigkeit setzt ein, d. h. es dominiert zunehmend das Gefühl, persönliches Bemühen um Abstinenz führe nicht zum Erfolg.

Schlußfolgerungen

1. Abwehr ist ein zwingendes Merkmal der Abhängigkeit, sofern ein Widerspruch zwischen Trinknormen im sozialen Netzwerk der Person und ihrem Trinkverhalten vorliegt.
2. Die Ausprägung der Abwehr ist abhängig von den Normen zum Trinkverhalten im sozialen Netzwerk der betreffenden Person: Je alkoholrestriktiver die Normen, desto stärker die Abwehr.
3. Abwehr ist − bei einem Verständnis als Schutz vor Selbstwertbedrohung − beeinflußbar auf zwei Wegen: über soziale Normen und durch individuelle Beratung oder Behandlung.
4. Wenn der Alkoholiker sich persönlich um Abstinenz bemüht, tritt Abwehr nur in einem Abschnitt der Abhängigkeitsentwicklung auf.

Empirische Bestimmung der Abwehr

Obwohl der Umgang mit Abwehr Alltagsaufgabe in der Beratung und Behandlung Alkoholabhängiger ist, sind kaum empirische Ansätze zur Bestimmung dieses Phänomens bekannt. Indirekte Methoden, z. B. Skalen in testpsychologischen Instrumenten zur Einschätzung der Persönlichkeit oder vergleichbare Verfahren (Gleser u. Sacks 1973, Gleser u. Ihilevich 1969, vgl. Natyson 1982) sind untauglich, da sie nicht ausreichend spezifisch auf Alkoholprobleme abzielen. Ein Ansatz von Goldsmith u. Green (1988) erfordert eine Schätzung der Abwehr durch Interviewer. Die Übereinstimmung zwischen ihnen erwies sich in einer Studie als befriedigend (Goldsmith u. Green 1988). Die Informationen, auf denen die Ratings basieren, sind jedoch zu heterogen. Günstiger erscheint eine standardisierte Erhebung der Abwehr mit einer Festlegung dessen, was unter diesem Begriff zu verstehen sei. Aufgrund breiter Schwankungen im Verständnis der Abwehr (z. B. Edwards 1986, Johnson 1986) sind Interviews mit Ratings, die Zuverlässigkeit versprechen, wenig zu erwarten. Dies läßt den Schluß zu, eine standardisierte Erhebung sei das Mittel der Wahl. Wir entwickelten aufgrund von Äußerungen Alkoholabhängiger, die sich als Abwehrmechanismen werten lassen und in der klinischen Praxis häufig, z. T. in der Literatur berichtet sind, einen Fragebogen zum Ankreuzen durch Alkoholabhängige oder Alkoholmißbraucher. Er enthält u. a. folgende Skalen: Leugnung, Bagatellisierung, Rationalisierung (z. B. den Alkoholkonsum betont als notwendig begründen), Projektion (Probleme oder deren Ursachen anderen Personen zuschreiben), Verschiebung (Probleme nicht im Alkoholmißbrauch, sondern in anderen Bereichen sehen, z. B. körperlichen Beschwerden). Bei der Entwicklung eines Fragebogens zur Abwehr sind die Validität, d. h. die Lösung der Frage, ob der Test das mißt, was er messen soll, und die Reliabilität, d. h. die Meßgenauigkeit des Tests, von entscheidender Bedeutung. Zur Reliabilität wurden bisher interne Konsistenzen bestimmt, d. h. wieweit einzelne Teile des Tests in vergleichbarer Tendenz beantwortet werden. Zur Validität sind bisher erstens Zusammenhänge zwischen der Abwehr und Einstellungen zum Alkoholmißbrauch berechnet, die aufgrund therapeutischer Erfahrung plausibel mit Abwehr zusammenhängen. Zweitens wurde der Abwehrfragebogen mit einem anamnestisch orientierten Interview zur Abwehr anhand von 62 Patienten verglichen. Die Ergebnisse zeigen, daß die Kenntnis des Gesprächsverlaufs in einem halbstandardisierten Interview keine wesentliche zusätzliche Information brachte. Drittens bewerteten Mitarbeiter in 40 psychiatrischen Einrichtungen mit Entzugsbehandlungen die einzelnen Merkmale des Abwehrfragebogens. Die Stichprobe umfaßt 170 Experten (38,2% Psychiater, 18,2% Krankenschwestern und -pfleger, 13,5% Diplompsychologen, 13,5% Sozialarbeiter, 8,2% andere Ärzte, 5,3% Angehörige anderer Berufsgruppen). Sie schätzten zu jedem Item des Abwehrfragebogens, ob es zu dem jeweiligen Abwehrmechanismus gehöre und wie häufig es in ihrer Erfahrung vorkomme. Seltene Items wurden ausgeschlossen. Insgesamt ist der Abwehrfragebogen als ökonomisches Instrument mit ersten Hinweisen auf ausreichende Testgüte (Validität und Reliabilität) zu betrachten.

Zur Untersuchung von Zusammenhängen zwischen Abwehr und Merkmalen psychischer Einstellungen zum Alkoholkonsum wurden 180 konsekutiv zur Entzugsbehandlung aufgenommene Alkoholiker und Alkoholmißbraucher aus zwei psychiatrischen Krankenhäusern befragt (Landeskrankenhaus Neustadt, Klinik für Psychiatrie der Medizinischen Universität zu Lübeck; laut MALT

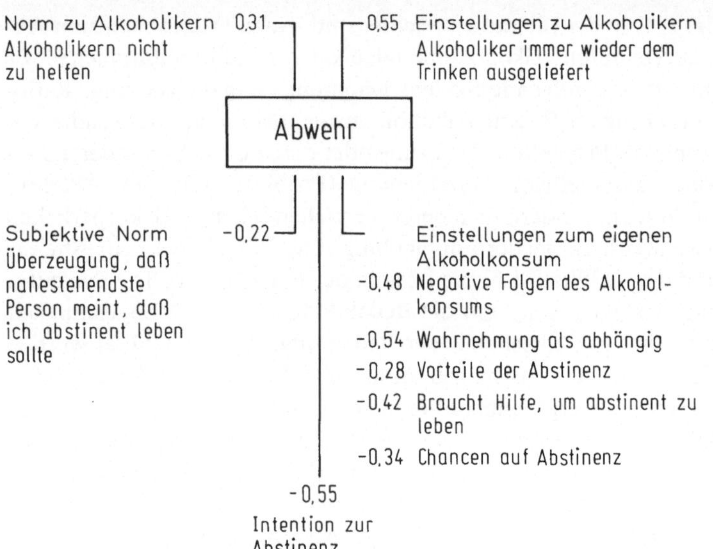

Abb. 2. Zusammenhänge mit Abwehr; Rangkorrelationen (n = 180, MALT ≥ 6) (p ≤ 0.001)

172 Alkoholabhängige, 8 Alkoholgefährdete: Durchschnittsalter 41 Jahre; 33% Frauen; in 50% der Stichprobe: drei frühere Versuche, abstinent zu leben und zwei Entzugsbehandlungen; 43% arbeitslos; 29% berufstätig; 21% ohne berufliche Qualifikation; 44% lebten allein).

Abbildung 2 zeigt Zusammenhänge zwischen Normen und Einstellungen der befragten Patienten über Alkoholiker im allgemeinen, der subjektiven Norm (Haltungen im sozialen Netzwerk zum Verhalten des Befragten in seiner Wahrnehmung) und Einstellungen zum eigenen Alkoholkonsum sowie Intention zur Abstinenz einerseits und Abwehr andererseits. Alle Merkmale wurden mit standardisierten Fragebögen erhoben.

Je mehr die befragten Patienten betonten, enge Angehörige verträten die Meinung, Alkoholikern sei nicht zu helfen, und je mehr die Patienten selber meinten, Alkoholiker seien immer wieder dem Trinken ausgeliefert, desto stärker war die Abwehr. Zeigte der Befragte die Überzeugung, die nahestehendste Person meine, er solle abstinent leben, war die Abwehr niedrig. Sie war ebenfalls um so niedriger, je weniger negative Folgen des Alkoholkonsums der befragte Alkoholiker angab, je ausgeprägter er sich als abhängig wahrnahm, je mehr Vorteile der Abstinenz er sah, je mehr er die Notwendigkeit von Hilfe zum abstinenten Leben betonte und je mehr Chancen auf Abstinenz er sah.

Die Intention zur Abstinenz läßt sich als abstufbare Absicht zum abstinenten Leben auffassen und wurde mit mehreren entsprechenden Merkmalen operationalisiert, u. a. mit einer Skala von 0 bis 100, auf der die Betreffenden die Ausprägung ihrer Absicht zur Abstinenz eintragen konnten. Die Abwehr ist mit der Intention zur Abstinenz eng verknüpft. Je mehr Intention zur Abstinenz angegeben wurde, desto geringer die Abwehr. Insgesamt zeigen die Ergebnisse plausible Zusammenhänge, die mit dem Verständnis von Abwehr in der Praxis übereinstimmen. Abwehr läßt sich aufgrund der Resultate in Abb. 2 als Distanzierung von Alkoholabhängigen plausibel machen. Je mehr Abgrenzung gegenüber Alkoholikern und je mehr Ablehnung, selber abhängig zu sein, desto ausgeprägter die Abwehr.

Die Normen und Einstellungen zu Alkoholikern im allgemeinen, die Überzeugung, daß die nahestehendste Person meine, der Alkoholiker solle abstinent leben (subjektive Norm), die Einstellungen zum eigenen Alkoholkonsum (Skalen zusammengefaßt) und die Intention zur Abstinenz wurden einer multiplen Regressionsrechnung unterzogen. Wird die Abwehr als abhängige Variable betrachtet, klären die fünf Merkmalsgruppen 52% der Varianz auf ($r^2 = 0{,}52$). Interkorrelationen der Ebenen des Modells und der Abwehr liegen in einer Höhe, die ein Einstellungsmuster zum Alkoholmißbrauch bzw. zur Abstinenz nahelegt, erhoben in mehreren Skalen.

Abbildung 3 macht die Zusammenhänge zwischen den einzelnen Elementen des Modells deutlich. Am höchsten sind die Korrelationen zwischen Einstellungen zum eigenen Alkoholmißbrauch sowie Abwehr und Intention zur Abstinenz. Die Einstellung, Alkoholiker seien immer wieder dem Trinken ausgeliefert, hängt ebenfalls eng mit Abwehr zusammen. Die Interkorrelationen sprechen für das Vorhandensein eines Einstellungsmusters mit Relevanz für die In-

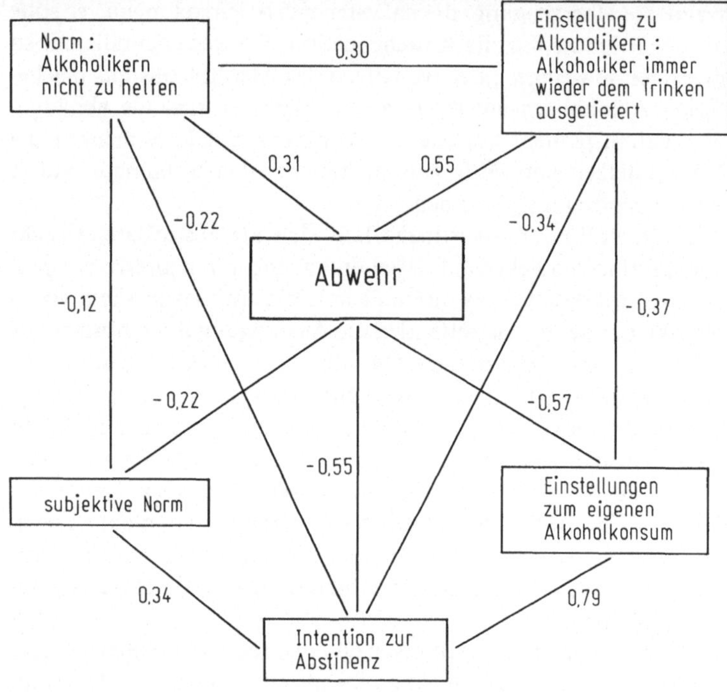

Abb. 3. Rangkorrelationen (n = 180, MALT ≥ 6)

tention zur Abstinenz und Abstinenz bzw. abstinenzbezogenes Verhalten.

Möglicher Einfluß des Verlaufs der Alkoholabhängigkeit

Zur Bestimmung des Abhängigkeitsverlaufs existieren bisher keine befriedigenden Skalen. In der vorliegenden Untersuchung fiel die Entscheidung auf die Verwendung u. a. relativ objektiver Merkmale. Es handelt sich um Angaben zur Zahl bisheriger Behandlungen im Zusammenhang mit der Alkoholabhängigkeit und wie lange sie zurückliegen. Zusätzlich wurde die Selbstwahrnehmung als abhängig in die Einschätzung des sogenannten Phasenverlaufs aufgenommen. Das ist vermutlich ein unvollkommener Versuch der

Schätzung bisheriger Erfahrungen in der Abhängigkeitsentwicklung. Um so mehr beeindruckt, daß der Phasenverlauf anhand dieser einfachen Merkmale ausgeprägte Zusammenhänge mit den dargestellten Merkmalen des Modells aufweist. Die Zusammenhänge lassen sich nicht reproduzieren bei Beschränkung auf die „Wahrnehmung als abhängig", wenngleich zwischen der Zahl bisheriger Behandlungen und der Selbstwahrnehmung als abhängig ein Zusammenhang besteht.

Die Phasenentwicklung zeigt aufschlußreiche Zusammenhänge mit der Intention zur Abstinenz, der Abwehr sowie den ablehnenden Einstellungen zum Alkoholkonsum (Abb. 4). Die Einstellungen wurden für diese Analyse beschränkt auf folgende Skalen: Betonung negativer Folgen des Alkoholkonsums, Wahrnehmung von Vorteilen der Abstinenz, der Notwendigkeit von Hilfe und von Chancen auf Abstinenz. Um die Phasenentwicklung von diagnostischen Fragen möglichst freizuhalten, wurden für diese Analyse nur Alkoholabhängige ausgewählt (MALT-Wert ≥ 11). Die Ergebnisse zeigen, daß ein Einstellungsmuster zu Alkoholkonsum und Abstinenz Abwehr einschließt und nicht losgelöst von der Phasenentwicklung betrachtet werden sollte. Diese ist unabhängig vom Lebensalter.

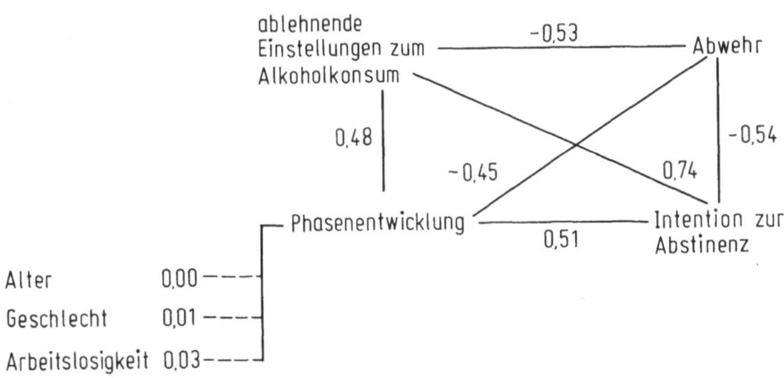

Abb. 4. Rangkorrelationen (n = 172, MALT $\geq$ 11); ——— signifikant (p < 0,001); – – – nicht signifikant

Schlußfolgerungen

1. Abwehr läßt sich empirisch abbilden. Das bestätigen die Einschätzungen der einzelnen Abwehrskalen durch die Experten. Die Resultate über Zusammenhänge zwischen Abwehr und weiteren psychischen Faktoren, die im Wandel zu Abstinenz von Bedeutung sind, zeigen praktischen Erfahrungen gemäß plausible Zusammenhänge: Abwehrende Alkoholabhängige haben ein Bild von Alkoholikern im allgemeinen, das erhebliche Distanz gegenüber diesen Personen nahelegt. Abwehrende Alkoholiker nehmen sich tendenziell selber als nicht abhängig oder alkoholkrank wahr, sehen wenig negative Konsequenzen des Alkoholkonsums und weisen entsprechend fehlende oder geringe Intention zur Abstinenz auf.
2. Abwehr ist sinnvoll in einem Konstrukt psychischer Faktoren (Normen, Einstellungen) zu betrachten. Ein solches Muster kognitiver Merkmale erweist sich als Prädiktor der Intention zur Abstinenz und bietet Leitlinien für die Beratungs- und Motivierungsarbeit.
3. Abwehr läßt sich als zwangsläufiges Merkmal der Abhängigkeit zeigen. In deren Verlauf ist es jedoch unterschiedlich stark ausgeprägt und tritt bei Alkoholikern mit Bemühungen um Abstinenz nur in einem Teil der Abhängigkeitsentwicklung auf. Anhand einfacher, u. a. an der Zahl bisheriger stationärer Behandlungen orientierter Merkmale läßt sich ein Zusammenhang des Verlaufs mit der Abwehr aufzeigen.

Literatur

Ajzen I, Fishbein M (eds) (1980) Understanding attitudes and predicting behavior. Prentice Hall, Englewood Cliffs

Breznitz S (ed) (1983) The denial of stress. International Universities Press, New York

Brissett D (1988) Denial in alcoholism: a sociological interpretation. J Drug Issues 18:385–402

Edwards G (1986) Arbeit mit Alkoholkranken. Psychologie Verlags Union, Weinheim

Feger H, Sorembe V (1983) Konflikt und Entscheidung. In: Enzyklopädie der Psychologie, Bd 1, Theorien und Formen der Motivation, Themenbereich C, Serie 4. Hogrefe, Göttingen

Frey D, Benning E (1983) Das Selbstwertgefühl. In: Mandl H, Huber GL (Hrsg) Emotion und Kognition. Urban & Schwarzenberg, München, S 148–182

Gleser GC, Sacks M (1973) Ego defenses and reaction to stress; a validation study of the defense mechanism inventory. Consult Clin Psychology 40:181–187

Gleser GC, Ihilevich D (1969) An objective instrument for measuring defense mechanisms. J Consult Clin Psychology 33:51–60

Goldsmith RJ, Green BL (1988) A rating scale for alcoholic denial. J Nerv Ment Disease 176:614–620

John U (1989) Motivation treatment of alcoholics. Medizinische Universität, Klinik für Psychiatrie, Lübeck

John U (1990a) Psychische Abwehr Alkoholkranker: Erklärungsansätze, empirische Bestimmung und Behandlung. In: Schwoon D, Kraus M (Hrsg) Suchtkranke. Enke, Stuttgart

John U (1990b) Counselling of alcohol dependants based on a model of change to abstinence. Counselling Psychology Quarterly 3:183–189

Johnson VE (1980) I'll quit tomorrow. Harper & Row, New York

Johnson VE (1986) Intervention. Johnson Institute, Minneapolis

Natyson F (1982) The relationship of psychological defense mechanisms to entering alcoholism treatment following detoxification. Dissertation. Columbia University, New York

Orford J (1985) Excessive appetites: a psychological view of addictions. Wiley, New York

Schmidt L (1986) Alkoholkrankheit. Alkoholmißbrauch. Kohlhammer, Stuttgart

Stahlberg D, Osnabrügge G, Frey D (1985) Die Theorie des Selbstwertschutzes und der Selbstwerterhöhung. In: Frey D, Irle M (Hrsg) Theorien der Sozialpsychologie, Bd 3. Huber, Bern, S 79–124

Trice HM, Sonnenstuhl WV (1985) Constructive confrontation and counseling. EAP Digest 5:31–36

Wallace J (1978) Working with the preferred defence structure of the recovering alcoholic. In: Zimberg S, Wallace J, Blume SB (eds) Practical approaches to alcoholism psychotherapy. Plenum, New York, pp 19–29

Die Psychodynamik der Droge.
Ein Integrationsmodell für die psychische Entwicklung der Drogenabhängigkeit

W. Burian

Einleitung

Von meinem Verständnis her führe ich die meisten Fälle von Drogenabhängigkeit auf die individuelle Pathologie zurück, die ich im Rahmen des psychoanalytischen Modelles zu erklären versuche. Damit beschränke ich überhaupt nicht biologische, soziale oder kulturelle Faktoren, da diese selbst wieder einen bestimmten Anteil in der Entwicklung der individuellen Pathologie einnehmen. Ich denke, daß der Anteil der Drogenabhängigen und auch der Alkoholiker, ohne individuelle Pathologie (ich meine nicht nur im therapeutischen Setting, sondern auch im Sinne klinisch-psychiatrischer Diagnostik) keinen entscheidenden Anteil am Suchtgeschehen hat.

Die Kompetenz des Psychoanalytikers und des Psychotherapeuten liegt auf jeden Fall darin, durch sein therapeutisches Bemühen die Bedingungen des individuellen Versagens aufzuklären und zu verändern.

Psychodynamik der Sucht

Ein psychodynamisches Integrationsmodell der Drogenabhängigkeit muß auf die Fragen nach der Affektentwicklung, der Phase der Adoleszenzkonflikte und der Fähigkeit für die Selbstvorsorge eine Antwort geben, wie ausführlich dargestellt bei Krystal (1988). Das Trauma und die damit verbundenen Affekte werden so lange wiederholt, bis sie integriert werden. Die Affektentwicklung und die Herausbildung der Affekttoleranz ist primär von der Mutter-Kind-Beziehung bestimmt wie auch von der genetischen Disposition der Affekte. Der Affekt, seine Intensität und Regulierungsvor-

156

gänge sind wesentlich biologisch mitbestimmt. Vereinfacht gesagt, versucht die Mutter in der Interaktion mit dem Kind, die Affekte für das Kind erträglich zu halten. Die Fähigkeit des Kindes, allmählich zu verbalisieren und zu desomatisieren, genauso wie verschiedene Ich-Funktionen die Affekttoleranz bewirken, hängt von der Hilfe ab, die das Kind von seinen Eltern erhält. Da die Affektäußerung ursprünglich die einzige Form der Kommunikation für das Kind darstellt, ruft die Mutter durch ihr Verhalten bestimmte Antworten im Kind hervor. Die meisten Mütter begreifen die Gefühle ihrer kleinen Kinder als Aufforderung zu Hilfe und Unterstützung. Die Entwicklung hat im Prinzip drei Schwerpunkte:

1. Sie unterstützt die Verbalisierung und die Entwicklung einer Selbstbeobachtung im Kind, da es notwendig ist, die Forderungen in Worte zu kleiden.
2. Innere Antworten gegenüber den Affekten nehmen eine immer größere Rolle ein. Wir können hier von einer Gabelung der Affektentwicklung in Verbalisierung auf der einen Seite und in die Entwicklung von psychosomatischen Krankheiten auf der anderen Seite sprechen.
3. In der Identifikation mit den Eltern antwortet das Kind mit Schuld- und Schamgefühl, wenn seine Affekte nicht unter Kontrolle zu bekommen sind.

Für die Entwicklung insgesamt spielt sicher eine ausschlaggebende Rolle, daß unsere Kultur immer mehr antiemotionale Verhaltensweisen fördert und damit den sozialen Druck auf bestimmte individuelle Entwicklungen erhöht.

In der Adoleszenz soll die infantile Bindung an die Eltern und die Selbstrepräsentanzen der Kindheit aufgegeben werden. Diese Aufgabe gestattet dem Heranwachsenden, neue Liebesobjekte zu finden und nicht in seinen inzestuösen Wünschen zu verharren. Das stellt auch einen wichtigen Punkt in der Affektentwicklung dar. Eine zentrale Frage dieser Entwicklungsphase ist die Fähigkeit zu trauern. Diese ist die Voraussetzung dafür, verschiedene Aspekte der kindlichen Omnipotenz aufzugeben. Die Fähigkeit zu trauern ermöglicht, Verlust zu akzeptieren und die Grenzen unserer Grandiosität zu erkennen. Anders gesagt, die Trauerarbeit wird zu einer wichtigen Funktion der Realitätsprüfung. Es besteht ein indirektes Verhältnis zwischen der Fähigkeit zu trauern und der Tendenz, in depressiven Reaktionen hängenzubleiben, hervorgerufen durch die Diskrepanz zwischen dem Ich-Ideal und dem idealen Selbst auf der einen und der Selbstwahrnehmung auf der anderen Seite. Wenn Affekte nicht adäquat verbalisiert werden können und dementsprechend desomatisiert sind und undifferenziert bleiben, werden sie als bedrohlich und überwältigend empfunden, d. h. sie sind den infantilen Affekten zu nahe, welche die Gefahr der Wiederkehr verschiedener Traumata der Kindheit verstärken. Unter Affekttoleranz verstehe ich die Möglichkeit, Affekte zu handhaben, Entspannung und Beruhigung zu erreichen, als auch Selbstreflexion in bezug auf die Affekte zu erzielen. Die Entwicklung der Affekte und die Entwicklung der Affekttoleranz ermöglicht, Stimmungen zu verwandeln und sie als Affektsignale zu verwenden. Zur Regression kommt es dann, wenn die Gefühle undifferenziert, deverbalisiert und resomatisiert werden; das mag in einer oder mehreren Funktionen auftreten, die mit der Affekttoleranz zu tun haben, oder in der Natur der Gefühle selbst. In diesem Verständnis bedeutet Adoleszenz die Chance, die Privilegien der Kindheit abzugeben und die Fähigkeiten zu entwickeln, für sich selbst zu sorgen und Affekte auch als Teil des eigenen Selbst wahrzunehmen. Die Erfahrung der Depression und des Verlustes ist aus dieser Sicht daher eine ganz wesentliche Voraussetzung für den Reifungsprozeß. Der depressive Affekt tritt als Antwort auf Verlust, Enttäuschung, Frustration, Krankheit, Rückzug und andere schmerzhafte und unvermeidliche Erfahrungen auf.

Die große Herausforderung der Adoleszenz liegt in der Handhabung und der Gebrauch der Affekte. Das Wiederauftreten der ödipalen Konstellation bewirkt ein neues Verhältnis zwischen den kindlichen Vorstellungen über die Eltern und der kindlichen Betrachtungsweise seiner selbst. In dieser Wiederholung sind die Objektrepräsentanzen, die in den ödipalen Phasen geformt worden sind, für den Ausgang des Prozesses von besonderer Wichtigkeit. Wir wissen ja, daß die Ambivalenz gegenüber dem verlorengegangenen oder verloren geglaubten Objekt den Trauerprozeß viel schwieriger gestaltet, den Ausgang in die Depression näherbringt als die erfolgreiche Bewältigung. Gerade Menschen, die drogenabhängig sind, sind für ihre Schwierigkeiten bekannt, mit Verlusten zurechtzukommen, und sind besonders verletzbar durch Verluste, seien sie real oder symbolischer Art. Es gibt eine Reihe von Gründen, warum die süchtige Persönlichkeit so große Schwierigkeiten hat, mit dem Verlust fertigzuwerden. Die Ambivalenz des Drogenabhängigen gegenüber dem begehrten und gleichzeitig gefürchteten Objekt spielt eine ganz wesentliche Rolle. Wir können annehmen, daß nach dem infantilen psychischen Trauma es zu wiederholtem Splitting im Rahmen der posttraumatischen Bewältigungsversuche gekommen ist und diese Ambivalenz den Trauerprozeß sehr schwierig gestalten muß. In dem Maß, wie das Objekt als feindlich und gefährlich empfunden wird, wird Trauern durch Schuld pathologischer gestaltet werden. Üblicherweise würde es hier zu einer Depression kommen, aber bei dem Ausmaß der Störung der Affektentwicklung und des Mangels an Affekttoleranz wird es viel häufiger zu psychosomatischen Reaktionen oder zu Drogengebrauch kommen.

Erfahrungen aus der psychoanalytischen Suchttherapie

In der therapeutischen Begegnung mit dem Drogenabhängigen müssen wir wie mit einem Jugendlichen verfahren. Der Drogenabhängige zeigt in der Regel nicht nur das Verhalten eines Jugendlichen, mit all seinen antisozialen Varianten; er hat ja ohne Zweifel den Bewältigungsversuch seiner infantilen Traumatisierungen, die Krise der Adoleszenz nicht gemeistert. Die Drogeneinnahme und auch die spätere Fixierung an die Droge stellt einen mißlungenen Bewältigungsversuch dar. Die Bindungen an die infantilen und kindlichen Selbst- und Objektrepräsentanzen konnten nicht aufgehoben; nur durch einen Trauerprozeß könnten diese Bindungen aufgelöst werden. Diese Fähigkeit, Schmerz und Trauer zu ertragen und auszuleben, ist der Schlüssel zu einer realistischen und einheitlichen Betrachtungsweise seines Selbst und ein Versuch, mit den Schwierigkeiten und Enttäuschungen der Kindheit Frieden zu machen.

Vor allem geht es darum, daß der Drogenabhängige in einer beständigen Furcht vor seinen abgespaltenen Gefühlen lebt. Es muß mit allen Mitteln vermieden werden, Angst oder Depression oder

Schmerz zu erfahren, da die Phantasie besteht, den Schmerz des infantilen Traumas zu wiederholen. Das Ergebnis ist die unbedingte Vermeidung aller schmerzhaften Gefühle. Diese führt nicht nur eben zur Vermeidung aller schmerzhaften Gefühle, sondern bewirkt auch regelmäßig ein Mißverstehen der Bedeutung von Gefühlen überhaupt. Da es so schwierig ist, diese Gefühle zu handhaben, werden die Patienten auch nicht fähig sein, kontinuierlich für ihr Wohlbefinden zu sorgen, und sie werden in ihren Beziehungen respektive in ihren Übertragungen immer Enttäuschung und Zurückweisung erwarten. Diese Haltung führt wieder zu Angst und einer Befürchtung der Aktualisierung des ursprünglichen Traumas. In der psychoanalytischen Psychotherapie erleben wir sehr oft, daß solche Patienten massive Angst bekommen und flüchten wollen, gerade weil sie ihr Verlangen nach Liebe und Zuneigung nicht wahrhaben können. Sehr oft kommt es dann zu der Entwertung der Beziehung, vor allem zu einer Entwertung des Psychotherapeuten und auch zu einem symbolischen Versuch, den Therapeuten zu zerstören, um die eigenen Gefühle von Neid und Wut fernzuhalten. In dieser Phase brechen unsere Patienten sehr oft die Behandlung ab oder wenden ihre Aggressionen gegen sich selbst, sei es in Form eines Rückfalls oder eines Suizidversuches. Die frühe Entwicklung dieser Ambivalenz in der Übertragung ist einer der wesentlichen Gründe, warum Drogenabhängige und Alkoholiker in der Einzeltherapie zu schwer zu behandeln sind. Die Austragung und vor allem das Ertragen dieser Gefühle ist in der relativ geschützten therapeutischen Atmosphäre einer stationären Behandlung oder einer therapeutischen Gemeinschaft viel leichter.

Die Störung des Drogenabhängigen liegt eben darin, daß er mehr oder weniger unfähig ist, verschiedene Funktionen und Teile seines Selbst zu integrieren, zu beanspruchen und auszuüben; er erlebt diese als einen Teil seiner Objektrepräsentanzen und nicht seines Selbst. Er erlebt immer wieder seine Unfähigkeit, sich zu beruhigen und für sich selbst zu sorgen, weil gerade dies eine Funktion ist, die nur über die Objektrepräsentanz seiner Eltern wahrgenommen werden kann. Daß aus dieser Haltung heraus eine Reihe von massiven Konflikten entstehen muß, ist leicht verständlich. Was hält diese Patienten nur davon ab, diese Funktionen zu internalisieren und selbst zu gebrauchen?

Viele unserer Patienten definieren Liebe und Zuneigung auf der Basis einer „süchtigen Phantasie". Sie empfingen ihre Gefühle nicht nur als Ausfluß des mütterlichen Objektes, welches die ganze Verantwortung für sie trägt, sondern erleben auch jede Zurückweisung und Ungeliebtsein *als Zerstörung* durch dieses Objekt. Sie sind überzeugt davon, daß das mütterliche Objekt böse und gefährlich ist oder daß sie böse sind und dafür bestraft werden müssen. Die *Wut über dieses Dilemma* führt entweder zur Aggression gegen das Objekt (Entwertung, Zerstörung) oder richtet sich gegen sie selbst. Wie auch immer – die Gefühle, die der Patient empfindet, liegen in der Verantwortung des mütterlichen Objektes; und es ist auch die Aufgabe des geliebten Objektes und nicht seine, sich ein angenehmes, schönes Gefühl zu verschaffen. Um wieder auf unser Thema zurückzukommen: Der Süchtige kann unmöglich sich auf die übliche Art und Weise Befriedigung und Lust verschaffen; dies betrifft auch seine nur regulären körperlichen Funktionen, weil dies in den Aufgabenbereich des mütterlichen Objektes fällt. Der Drogenabhängige kann diese begehrten Funktionen sich nur aneignen, indem er die Eigenschaften dieser Objektrepräsentanzen in ritueller Art und Weise der Droge zuweist und sie einnimmt bzw. introjiziert. Die Ambivalenz gegenüber dem introjizierten Objekt drückt sich schon darin aus, daß die Droge, die ja eine bestimmte Form des Wohlbefindens verschafft, gleichzeitig auch umgangssprachlich als Gift bezeichnet wird. Übrigens zeigt sich die Ambivalenz in den unbewußten Erwartungen gegenüber Drogen nicht nur bei Junkies, sondern ist ein universelles Phänomen. Dies drückt sich auch darin aus, daß nicht einmal die Hälfte der Arztbesucher ihre Rezepte einlösen, bzw. in den Auswirkungen, die schon die Einnahme von verschiedenen Placebos ergeben. Theoretisch formuliert: es gibt eine unüberwindliche Grenze innerhalb der Selbstrepräsentanz, in der die vitalen lebenserhaltenden Funktionen und affektive Bedeutungen als außerhalb empfunden und als Teil der mütterlichen Objektrepräsentanz wahrgenommen werden. Nach meinem Verständnis ist der tiefliegende Konflikt des Drogenabhängigen nicht in einer einfachen Störung der psychosexuellen Entwicklung bzw. der ödipalen Konstellation zu sehen. *Der primäre Konflikt bezieht sich auf die mütterliche Objektrepräsentanz, das sogenannte Primärobjekt.* Ist es erlaubt, seine vitalen und affektiven Funktionen zu meistern und die selbstregulatorischen und selbstversorgenden Funktionen nach außen wahrzunehmen? Der Konflikt ist ja dadurch hervorgerufen, daß die infantile Betrachtungsweise dies als Vorrecht der Mutter sieht. Daraus resultiert eine Verzerrung der Selbstrepräsentanz und der Objektrepräsentanz, in der alle vitalen und affektiven Teile dem Einflußbereich des mütterlichen Primärobjektes zugeordnet werden und der Selbstrepräsentanz fremd bleiben müssen. Natürlich gibt es noch eine große Gruppe von Menschen, die ebenso Einschränkungen in der Fähigkeit aufweisen, sich selbst affektiv zu regulieren und zu versorgen — bei unseren drogenabhängigen Patienten scheint dieser oft als „Defekt" bezeichnete Mangel jedoch besonders stark ausgeprägt zu sein.

Selbstvorsorge — defizitäre Funktion

Der Placeboeffekt ist ein wichtiges Element in der Entwicklung der Drogenabhängigkeit. Dieser Aspekt der Sucht wurde von Krystal u. Raskin (1970) als extreme Form der Übertragung beschrieben. Die drogenabhängigen Patienten sind nicht imstande, für sich selbst zu sorgen, ausgenommen unter bestimmten Übertragungsbeziehungen oder unter dem Einfluß eines Placebos bzw. einer Droge. Dieses Phänomen hat McDougall (1984) auch in psychosomatischen Patienten wahrgenommen. Sie beschreibt sie als extrem abhängig von der Zuneigung anderer Personen, um sich „lebendig zu fühlen", mit der Neigung, krank zu werden, wenn sie verlassen worden sind. Gleichzeitig sind ihre Liebesobjekte in höchstem Maße austauschbar, und das zentrale Verlangen ist einfach die Anwesenheit irgendeines Objektes. McDougall bezeichnet solche Objektbeziehungen psychosomatischer Patienten als „süchtig". Diese Patienten scheinen immer wieder zu versuchen, die äußeren Objekte wie ein symbolisches Objekt zu behandeln, um eine psychische Lücke in sich selbst zu schließen. Diese Lücke ist natürlich nicht ein realer Defekt, sondern symbolisch gemeint; sie haben den Gebrauch oder den Zugang zu ihren eigenen Kräften verloren. Die Phantasie des Mangels oder des Defektes kann durch die Einverleibung des Objektes ausgeglichen werden. McDougall führt viele psychosomatische Störungen und Süchte auf die Tatsache zurück, daß die Mütter ihre Kinder, ihre Babys abhängig gemacht haben. Diese Mütter benutzten ihre Kleinkinder als Suchtmittel und haben sie damit auch selbst wieder süchtig gemacht. Sie behandelten die Babys, als wären sie nach ihrer Mutter süchtig, genauso wie ein Drogenabhängiger nach seiner Droge giert, „mit totaler Abhängigkeit von einem äußeren Objekt, um mit Situationen fertigzuwerden, die sonst durch selbstregulatorische psychologische Mittel beherrscht werden könnten" (McDougall 1984).

Ich meine hingegen, daß diese Blockade der selbstversorgenden Funktionen, die nicht nur bei psychosomatischen oder süchtigen Patienten, sondern auch bei posttraumatischen Zuständen zu beobachten ist, nicht auf einen Defekt zurückzuführen ist. Ich teile mit Krystal (1988) die Auffassung, daß die Objektrepräsentanz zwar vorhanden ist, aber in dem Sinn von der Wahrnehmung ausgeschlossen bleibt, als sie dem Selbst nicht zugänglich ist. Darin liegt auch die Wurzel für die Gier des oralen Charakters, die Droge als Manipulationsinstrument seiner affektiven Zustände zu verwenden. *Er verlangt nach den Drogen als ein Placebo, um sich seines Gefühls von Entleerung zu entledigen, das aus der Unterdrückung der selbstversorgenden Kräfte und Funktionen resultiert.* Er muß sie daher zu einem Teil einer Objektrepräsentanz machen, um sein Selbstbild wiederherzustellen und intakt zu erhalten. Wir müssen grundsätzlich annehmen, daß die Drogenabhängigen die Droge verwenden, um zentrale Überlebensfunktionen auszuführen, die sie sonst nicht beherrschen können. Wir sehen z. B. sehr oft Menschen, die trinken, um in der Arbeit ihre maskulinen und väterlichen Imagines ausleben zu können. Menschen, die dagegen zu Beruhigung und Erleichterung Drogen nehmen oder Alkohol trinken, erreichen damit ihr Ziel, daß sie zusätzlich zu den pharmakologischen Wirkungen Zugang zu ihren mütterlichen Funktionen bekommen. Das Verlangen, die entfremdenden Teile seiner selbst wiederzuerlangen, ist die eigentliche Bedeutung hinter den Fusionsphantasien nach der guten Mutter, die bei drogenabhängigen Patienten so oft zu beobachten ist. Den Widerstand dieser Patienten, eine gute Objektbeziehung aufzurichten und ihre selbstversorgenden Funktionen tatsächlich selbst wahrzunehmen, erleben wir sehr oft am Beginn einer Psychotherapie bei Drogenabhängigen; Fenichel (1974) hat diese Phase der Behandlung treffend als „Objektsucht" bezeichnet.

Droge als ambivalentes Objekt und unerledigte Trauerarbeit

Die traumatischen Erfahrungen des Drogenabhängigen erhellen sich besonders in seinem Verhältnis zur Droge. Wie wir ja alle wissen, besteht Drogenabhängigkeit nicht nur in der *regelmäßigen Einnahme* von Drogen, sondern gleichzeitig im *Entzug von Drogen*.

Alle Drogen, welche abhängig machen, sind mehr oder weniger von kurzer Wirkdauer. Daher ist der Entzug von Drogen ein integraler Teil des gesamten Abhängigkeitsprozesses. Die Toleranz gegenüber einer Droge entsteht psychisch deshalb so schnell (unabhängig von ihren pharmakologischen Eigenschaften), weil die drogenabhängige Person die Droge ihrer Macht und Bedeutung berauben möchte; aber in dem Moment, in dem die Droge ihre Kraft verliert, gerät sie in einen Panikzustand. Wie können wir diese offensichtlichen Widersprüche erklären? Meiner Ansicht nach hängt dies damit zusammen, daß die drogenabhängigen Personen die Verschmelzung mit ihrem mütterlichen Objekt (Droge) nicht nur begehren, sondern gleichzeitig fürchten. Sie ertragen das Dilemma weder auf die eine noch auf die andere Art. Wir können sagen, daß sie mehr vom Prozeß des Einnehmens und des Verlierens der Droge abhängig sind als von ihrem Besitz. Der Drogenabhängige fürchtet die Verschmelzung mit dem Primärobjekt bzw. dessen Repräsentanz, weil er in den formenden Perioden seines Lebens dieses Objekt gefürchtet hat. Erklärungen für diese Konflikte liegen in dem Problem der Aggression und der Ambivalenz gegenüber dem Liebesobjekt, wie wir schon vorher ausführlich beschrieben haben. Die Ambivalenz gegenüber dem Therapeuten und der Übertragung ist nun gleichgestellt der Ambivalenz gegenüber der Droge, und das ist eine Übertragung der besonders schweren Ambivalenz gegenüber der mütterlichen Objektrepräsentanz. Unsere drogenabhängigen Patienten sind jenen Menschen ähnlich, die durch Placebos schwer krank werden. Wenn der süchtige Patient seine verloren geglaubten Funktionen wiedererlangt, indem er das Symbol der mütterlichen Objektrepräsentanz, dem er diese magischen Kräfte zuschreibt, einverleibt bzw. introjiziert, wird er mit der Rückkehr des Unterdrückten konfrontiert – nämlich der ambivalent geliebten Mutter als Wiederkehr in der giftigen und verführerischen Droge.

Eine andere klinische Beobachtung, die jedem Drogentherapeuten vertraut ist, unterstützt diese Behauptung. Die Patienten sind unfähig, die übliche Trauerarbeit zu leisten und das Gefühl für das verlorene Liebesobjekt zu introjizieren. Es ist eine Binsenwahrheit, daß die Süchtigen den Objektverlust nicht ertragen können (einschließlich Verlust der Therapeuten), ohne durch ihre Affekte so bedroht zu werden, daß sie wieder in massiven selbstzerstörerischen Drogenkonsum zurückfallen müssen. Die Aggression, welche wir im selbstzerstörerischen Lebensstil der drogenabhängigen Patienten sehen, wird im Prozeß der psychoanalytischen Psychotherapie zu ihren Wurzeln zurückgeführt. Um dies zu vollbringen, muß der Patient gemeinsam mit dem Therapeuten erleben, wozu er niemals zuvor imstande war, nämlich seinen Haß zuzulassen. Anstatt sich selbst immer wieder als Opfer zu sehen und in seiner Eigenschaft als Opfer Unschuld zu beanspruchen, wird er nun mit seinen mörderischen Aggressionen konfrontiert. Er muß daher die so lieb gewordene Sicht des Opfers aufgeben und im Trauerprozeß davon Abschied nehmen.

Die Blockade der Selbstvorsorge liegt nicht in einer traumatischen Enttäuschung oder in einem Defektzustand, sondern in einer Blockade dieser Funktion. Die Vorstellung Kohuts (1973), daß es sich hier um einen Mangelzustand oder einen Defekt handelt und der Therapeut diesen mit der Liebe und der Zuneigung versorgen muß – die diese Patienten niemals bekommen haben –, ist nicht eine klinische Hypothese, sondern die Auffassung der Patienten selbst. In Wirklichkeit will der Patient nicht nur die Versorgung seines Mangelzustandes, sondern er möchte diesen Zustand für immer aufrechterhalten, so wie er dies von seiner mütterlichen Bezugsperson verlangt hat. Als Psychoanalytiker beschäftigen wir uns mit den Verzerrungen der Selbstrepräsentanz und der Objektrepräsentanz. Unsere Patienten leiden nicht an Mangelzuständen noch sind sie mangelhaft in ihren Gefühlen oder in ihrer psychischen Ausstattung. Es kann sich also nicht um einen Mangelzustand handeln, der aus einem Mangel an Internalisierung herrührt.

Meine Beobachtungen und meine psychotherapeutischen Erfahrungen stimmen im wesentlichen mit den Beschreibungen überein, die Krystal (1988) und Wurmser (1978) zusammengefaßt haben. Drogenabhängige sind in der Regel nicht imstande, kontinuierlich Selbstvorsorge und beruhigende Funktionen für sich selbst auszuüben. Diese Beeinträchtigungen sind nicht total, aber sehr fragmentarisch und werden immer wieder von bestimmten Leistungen durchbrochen. Weiter spricht gegen die Defekttheorie und die Abdeckung der Defekte durch ein liebendes Objekt, daß Drogenabhängige zwar sehr intensiv nach der Introjektion des Objektes gieren; aber gleichzeitig haben sie die größten Schwierigkeiten, diese Objekte zu behalten, und dementsprechend auch diese Phantasien der Verschmelzung nicht aufrechterhalten können. Der furchterregende und krankmachende Effekt der introjizierten Objekte weist vielmehr dahin, daß die Ambivalenz gegenüber den Objektrepräsentanzen sie davon abhält, sich ihre kannibalistischen Phantasien zu erfüllen.

Die Selbstindikationshypothese

Wenden wir uns nun der Selbstselektion und Selbstmedikationshypothese zu. Wir sehen klinisch eine große Übereinstimmung zwischen Drogenabhängigen, bestimmten psychosomatischen Patienten und posttraumatischen Störungen. Diese Ähnlichkeiten basieren darauf, daß die vitalen Selbstfunktionen in der infantilen Phantasie als Teil der Objektrepräsentanzen gesehen werden und daher die notwendige Übernahme eine Introjektion der mütterlichen Objektrepräsentanz beinhaltet, die aber verhindert wurde. Khantzian (1985) behauptet, daß die Funktionen des Selbstschutzes und der Selbstvorsorge und deren Beeinträchtigung schon bei Kindern gesehen werden können.

Wir kommen wieder darauf zurück, daß diese Patienten weder ein Defizit in ihrer Fähigkeit zur Selbstvorsorge haben noch einen wie immer gearteten Mangel bestimmter psychischer Strukturen aufweisen. Sie haben vielmehr einen „psychischen Block" oder eine Hemmung ihrer Funktion zu Selbstberuhigung, Selbstvorsorge und anderen selbstregulatorischen Aufgaben. Von anderer Seite hat dies Wurmser (1978) beschrieben, der großen Wert auf die Externalisierungen dieser Patienten gelegt hat. Er identifiziert diese Externalisierung als den charakteristischen und wichtigen Abwehrmechanismus, der dem Suchtprozeß zugrundeliegt. In der psychoanalytischen Sprache sagen wir, daß die mütterlichen Funktionen vom Kind durch Introjektion erworben werden. Das Vorhandensein eines guten Selbstobjektes erlaubt nicht nur der Grandiosität des Kindes, sich entsprechend zu entfalten, sondern erlaubt auch das Gefühl der Kompetenz, daß es für es notwendig ist, für sich selber zu sorgen. Anders ausgedrückt, die infantile Omnipotenz erlaubt die Phantasie der Selbstvorsorge, wenn die tatsächliche Kapazität noch relativ gering ist. Im Lichte des „good enough mothering" Winnicots (1965) entwickelt sich für das Kind das sehr wichtige Gefühl, daß es über ein bestimmtes Maß an Selbstregulation seiner affektiven und hedonistischen Zustände verfügt, genauso wie es für sich bestimmte Möglichkeiten der Beruhigung erwirbt, damit es z. B. sich entspannen und dann einschlafen kann. Wir können also annehmen, daß schwere infantile Traumatisierung zu einer zu frühen und überwältigenden Konfrontation des Kindes mit seiner eigenen Hilflosigkeit und Abhängigkeit führt. Die Mutter wird als diese äußere Stützung erkannt, und das Kind verliert in der traumatischen Konstellation die Sicht seiner eigenen aktiven Teilnahme an der Gestaltung von Beruhigung und Entspannung. Eine vorzeitige Unterbrechung der Illusion der Omnipotenz oder der Illusion der Symbiose konfrontiert das Kind mit einer gefährlichen, omnipotenten, äußeren Welt, die in keinem Fall befriedigend kontrolliert werden kann.

Unter den vielen Problemen, die aus diesem Trauma herrühren, findet sich der Versuch, die magische Kontrolle über das Objekt durch Splitting, Idealisierung und masochistische Modifikation der Selbstrepräsentanz zu erlangen. Es werden affektive und selbstversorgende Funktionen den Objektrepräsentanzen zugeschrieben. Das Auftreten von Neid und Ambivalenz verhindert in der Folge das Wiedererlangen der eigenen Funktionen durch Inkorporation dieser Objektrepräsentanzen.

Sucht – Drogen – Spezifität

Die verbindliche psychoanalytische Auffassung zur Psychodynamik der Sucht ist die Förderung der einfachen Regression bzw. die Verhinderung der bedrohlichen Regression (Krystal u. Raskin 1970, Wurmser 1978, Burian 1984, Rost 1986). Eine weitere Ausarbeitung der psychodynamischen Theorie über den zwanghaften Drogengebrauch wird von Khantzian (1985) vorgenommen, der in seiner Spezifität über andere Konzepte weit hinausgeht. Es handelt sich um den Versuch, bestimmte Persönlichkeitsstrukturen bzw. Abwehrstrukturen von Patienten dem Gebrauch bestimmter psychotroper Substanzen zuzuordnen. Khantzian führt dabei bestimmte empirische Befunde an, welche eine bestimmte Drogenpräferenz behaupten. Diese Ergebnisse unterstützen die Annahme, daß z. B. Heroinabhängige die beruhigende und dämpfende Wirkung von Opiaten bevorzugen und psychodynamisch die Droge verwenden, um ihr Abwehren zu verstärken und ihren Rückzug in die Isolierung zu beschleunigen, während z. B. Amphetaminabhängige die stimulierende Wirkung der Substanz dazu verwenden, das schlechte Selbstwertgefühl aufzubessern. Khantzian stützt seine Hypothese auf die Exploration von Drogenabhängigen, deren Lebensgeschichte ausweist, daß sie vor Beginn ihrer Drogenkarriere große Probleme mit Wut und aggressivem Verhalten hatten – wobei es einen eindeutigen Zusammenhang mit Aggressivität und Kriminalität in ihren Herkunftsfamilien gibt. Khantzian schildert überzeugend, daß bei vielen Opiatabhängigen die Droge dazu dient, Wut und Aggression in Grenzen zu halten, während sie unter Tranquilizern oder Alkohol größte Schwierigkeiten mit ihrem aggressiven, mörderischen Verhalten hatten. Er schließt daraus, daß Opiate die spaltenden und fragmentierenden Auswirkungen von Wut und Aggression erleichtern bzw. sogar zurückbilden können, und sieht darin einen der großen Vorteile einer kontinuierlichen Methadon-Substitution bei Opiatabhängigen.

Dagegen wird die stimulierende und Kraft spendende Wirkung von Kokain und Amphetamin von vielen dazu verwendet, um die Müdigkeit und das Gefühl der Entleerung und damit Depression zu überwinden. In anderen Fällen wieder wird der Gebrauch von Stimulanzien das Selbstwertgefühl und die Frustrationstoleranz deutlich anheben und die Gefühle von Langeweile und Leere vertreiben helfen. Psychiatrisch gesehen haben alle diese Patienten ein gehäuftes Auftreten von dysphorisch bis depressiven Zuständen in ihrer Krankengeschichte. Die stimulierenden Drogen wirken alle dahingehend, daß sie die Leistungsbereitschaft fördern und die Anpassung an gesellschaftliche Normen beschleunigen. Dagegen führt der Opiatgebrauch mehr zur Dämpfung und zum Rückzug von gesellschaftlichen Verpflichtungen. Das Konzept der Selbstselektion und der Selbstmedikation von Khantzian ist ohne Zweifel ein sehr interessantes psychiatrisches und psychodynamisches Konzept. Damit gelingt die Beschreibung eines formierenden Abschnittes in der Entwicklung von Drogenabhängigkeit.

Für die Beschreibung der Abhängigkeit als Gesamtprozeß scheint mir jedenfalls die Hypothese der Selbstmedikation nicht konsequent anwendbar zu sein. Meiner Auffassung nach vernachlässigt sie die subjektive Seite des Drogenkonsums, nämlich jene Phantasien und Wünsche, welche der Süchtige auf die Droge projiziert. Dieser Aspekt der Suchtentwicklung wird von Wurmser (1978) und von Krystal (1988) sicher eindrucksvoller und präziser beschrieben. Überdies sehen wir bei allen chronischen Verläufen der Drogenabhängigkeit, daß es zwar bestimmte Präferenzen bei der Drogenwahl gibt, daß aber im Alltag relativ wahllos zu den verschiedensten Drogen (u. deren Wirkunge) gegriffen wird. Es geht dann nicht mehr um eine spezifische, pharmakologisch kalkulierbare Wirkung, um sich selbst manipulieren zu können, sondern um einen Kick in irgendeine Richtung. Dieses Phänomen hängt, meiner Erfahrung nach, damit zusammen, daß der chronische Gebrauch verschiedener Drogen dazu führt, daß es zu einer Entleerung innerer Impulse und der Archaisierung des Abwehrens kommt – gewissermaßen zu einer Entdifferenzierung des gesamten psychischen Apparates.

Bemerkungen zum Setting der Therapie

Abschließend möchte ich noch einige Anmerkungen zur Therapie von Drogenabhängigen machen. Die Vorzüge und Probleme der individuellen Psychotherapie wurden ja schon beschrieben; aber gleichzeitig ersehen wir, daß die Natur dieser Konflikte nicht in einer einzigen Beziehung ihre Lösungen finden kann und vielfältige gruppentherapeutische pädagogische und psychopharmakologische Abstützungen benötigt.

Das von mir bevorzugte Modell ist die therapeutische Gemeinschaft. Ich lehne das vom amerikanischen Puritanismus geprägte Modell ab, das den Patienten die sogenannte Selbstverantwortung sadistisch injiziert. Die therapeutische Gemeinschaft in meinem Verständnis hingegen erzwingt Verantwortlichkeit nicht in Form eines für gültig erklärten Rezeptes – sondern versucht dem Drogenabhängigen zu helfen, Verantwortung anzunehmen und zu hinterfragen, warum es bislang nicht möglich war, diese anzunehmen, obwohl er damit ein befriedigenderes und glücklicheres Leben hätte führen können. Diese Form der Verantwortung wird nicht „injiziert", sondern in Form eines komplizierten Prozesses introjiziert. Das ist für mich der Unterschied zwischen einer normativen Methode und einer sich selbst in Frage stellenden Behandlung. Der Vorteil dieser Behandlungsform mag auch darin liegen, daß sie imstande ist, eine größere Gruppe von Störungen zu behandeln, während die amerikanische Variante sehr restriktiv ist und nur bestimmte Persönlichkeitsformen therapeutisch akzeptieren kann.

Welche Zielrichtung hat Psychotherapie in der therapeutischen Gemeinschaft? – Wir müssen bei unseren Patienten nicht nur an den infantilen Konflikten, sondern auch an der Inadäquatheit des Ichs arbeiten. Ganz wesentlich sind die Bearbeitungen des Hier und Jetzt in der therapeutischen Gemeinschaft, das Erforschen und Erlernen von alternativen Beziehungsmustern und die Einübung dieser Beziehungsmuster, bis sie Teil einer neuen Identität des Patienten geworden sind. In der Laboratoriumsatmosphäre der therapeutischen Gemeinschaft kann ein derartiger Umgestaltungsversuch in relativer Sicherheit und Freiheit erfolgen. Wenn wir diese Patienten behandeln wollen, sind wir gezwungen, neben der kontinuierlichen Konfliktbearbeitung auch Möglichkeiten des Lernens neuer sozialer Erfahrungen anzubieten, die von uns pädagogisch stimuliert und kontrolliert werden.

Schlußbemerkung

Die Erfahrungen der letzten Jahrzehnte haben gezeigt, daß die Erkenntnisse der Psychoanalyse nicht nur in der Einzeltherapie, sondern auch in der Gruppenarbeit, in der Gruppenanalyse und in der therapeutischen Gemeinschaft von Nutzen sind und langfristig eine Veränderung der Persönlichkeit bewirken können. In den letzten Jahren haben besonders die Arbeiten der Arbeitsgruppe von Luborsky et al. (1983) und von Woody et al. (1984) gezeigt, daß psychoanalytische Therapie sinnvoll in der Behandlung des Alkoholismus und der Drogenabhängigkeit einzusetzen ist und eine deutliche Verbesserung des Therapieerfolges zeitigen. Vielleicht ist es in Zukunft möglich, durch kontrollierte Therapieforschung an dieser sehr heterogenen Gruppe den Einsatz differentieller Psychotherapie noch effektiver zu gestalten. Ich bin sicher, daß wir Psychoanalytiker einen großen Beitrag dazu leisten können.

Literatur

Burian W (1984) Psychotherapie des Alkoholismus. Verlag med Psychologie, Göttingen Zürich
Fenichel O (1974) Neurosenlehre. Walter, Olten
Khantzian EJ (1985) The self medication hypothesis of addictive disorders. Am J Psychiatry 142:1259–1264
Kohut H (1973) Narzißmus. Suhrkamp, Frankfurt
Krystal H (1970) Integration and self healing. Guilford Press, New York London
Krystal H, Raskin H (1970) Drug dependence. Wayne State Univ Press, Detroit, p 71
Luborsky L et al. (1983) Increase effectiveness of substance abuse treatment. J Nerv Ment Dis 171:338
McDougall J (1984) The dis-affected patient. PsA Quarterly 386–409
Rost H (1986) Psychoanalyse des Alkoholismus. Klett, Stuttgart
Woody G et al. (1984) Severity of psychiatric symptoms as a predictor of benefits from psychotherapy. Am J Psychiatry 141:1172–1177
Winnicott D (1965) The maturational process and the facilitating environment. Hogarth, London
Wurmser L (1978) The hidden dimension. Aaronson, New York

Trauma und Affekt als Hintergrund
süchtiger Entwicklung

A. Springer

Einleitung

Gibt es eine Grundstörung der Sucht? Gibt es vielleicht sogar eine
Vielzahl psychopathologischer Muster, die süchtigen Entwicklungen als Basis dienen können? Gibt es eine „Suchtpersönlichkeit"?
All diese Fragestellungen bewegen die Fachwelt seit vielen Jahrzehnten, ohne daß bislang schlüssige Antworten gefunden werden
konnten. Eine Hauptschwierigkeit des Grundstörungskonzepts ergibt sich aus der Unschärfe des Suchtbegriffs und aus dem Um-
stand, daß der pathologische Stellenwert der Sucht nicht eindeutig
definiert werden kann.

Die Überlegungen zu dieser Problemstellung, die auf klinischer
Empirie aufbauen, verarbeiten Erfahrungen, die an einer Population suchtkranker Individuen gewonnen werden konnten, die insofern selektiert ist, als sie einer soziokulturellen Situation entspricht, in der der Gebrauch bestimmter Substanzen streng kontrolliert und kriminalisiert ist. Personen, die in dieser Situation zu
den verbotenen Stoffen greifen und von ihnen abhängig werden,
weisen in der Regel primär ein umfassenderes Spektrum psychoso-
zialer Stigmatisierung auf, in dem auch Drogengebrauch neben
vielen anderen Merkmalen der Devianz eingeschlossen ist.

Sucht selbst ist nicht auf diese Population einzugrenzen. Sie
kann nicht unter allen Umständen als pathologisches Geschehen
bewertet werden. Schließlich gibt es einen „normalen", dennoch
körperlich abhängigen Umgang mit Suchtgiften; eine Sucht, die de
facto als Leistung eines funktionstüchtigen zerebralen Belohnungssystems gelten kann. Man kann jeden Menschen durch die
gezielte, regelmäßige und längerfristige Verabreichung eines Suchtgiftes abhängig machen, und wohl auch jeden mittels der Versorgung mit kontinuierlich steigenden Dosen eines Stimulans in einen

psychotischen Zustand versetzen. Die Frage der Grundstörung kann nur für die erste vorhin abgegrenzte Population von einiger Relevanz sein. Die zweite Population unterliegt lediglich einem Substanzeffekt, der oftmals reversibel ist und eigentlich Überlegungen hinsichtlich einer Grundstörung ausschließen sollte.

Zu jener zweiten Population zählen all jene Individuen, die aus kulturellen Gründen ständig ein Suchtmittel konsumieren, körperlich schwer abhängig werden, dabei aber über lange Zeit keine Anzeichen einer progredienten Störung der psychosozialen Adaptation und Integration erkennen lassen und insbesondere auch nicht den sonst an der suchtkranken Klientel beschriebenen Defiziten hinsichtlich der Ich-Reifung, der Objektbeziehungsfähigkeit und der Affektivität unterliegen. Man denke an den voll integrierten Delta-Trinker in Weinbauregionen oder an den ähnlich situierten thailändischen Opiumbauer. Auch auf die ruhigen Verläufe der Abhängigkeit, die wir von manchen iatrogen Süchtigen kennen, treffen diese Beobachtungen zu.

Auch wenn die Sucht derart ruhig und unauffällig verläuft, beansprucht der Opium- bzw. Alkoholgebrauch alle zerebralen Zentren, Belohnungsareale, Kerngebiete, Lern- und Gedächtnisprozesse, die nach den Erkenntnissen der Neurophysiologie und der physiologischen Psychologie an der Entstehung der Drogengewöhnung und -abhängigkeit beteiligt sind, ohne daß jedoch deshalb zwangsläufig auf der Verhaltensebene disruptive Effekte deutlich werden müssen. Die Personen, die dieser Gestalt der Sucht unterliegen, sind zunächst primär ausschließlich pharmakologisch abhängig. Sekundär kann sich selbstverständlich auch bei ihnen das Wesen der Süchtigkeit ändern und in „Suchtkrankheit" münden.

Die erste Population hingegen scheint charakterisiert durch eine pathologische primäre „Begierde auf das Suchtmittel", die sekundär zur pharmakologischen Sucht führen kann, aber nicht muß.

Offenkundig ist es bei uniformer neurobiologischer Ausstattung vom Zustand des Substrats und von vielen soziokulturellen Einflußgrößen abhängig, ob sich aus der Exposition zum Drogengebrauch das bekannte klinische Bild der Suchtkrankheit entwickelt.

Will man unter Berücksichtigung all dieser theoretischen Probleme dem Grundstörungskonzept treu bleiben, dann läßt der vorhin ausgeführte Gedankengang wohl nur einen Schluß offen: es kann nicht um eine Grundstörung gehen, die dann den Suchtprozeß zu steuern beginnt, wenn Organismus und Droge einmal aufeinandergetroffen sind, sondern um jenen pathoplastisch und pathodynamisch wirksamen Hintergrund der das krank- und zwanghafte Verlangen nach dem Drogeneffekt bedingt. Dieses Verlangen wieder sollte nicht als Synonym für das Konstrukt „psychische Abhängigkeit" verstanden werden.

Das Ungenügen, das immer wieder am geläufigen Grundstörungskonzept geäußert wird, muß dazu führen, daß wir neuen Krankheitskonzepten gegenüber offen sind und sie auf ihre Brauchbarkeit für unsere Fragestellung überprüfen. Das Konzept muß der Entwicklung der psychiatrischen und der neurobiologischen Forschung angepaßt und mit aktuellen psychopathologischen Überlegungen in Bezug gesetzt werden. Als Bezugssystem der folgenden Darstellung der pathoplastischen und -dynamischen Wirksamkeit von Affekt und Trauma für die Genese und Phänomenologie des aktuellen klinischen Bildes der Suchtkrankheit dient zunächst die psychoanalytische Theorie, insbesondere die aus ihr gewonnene Interpretation süchtiger Entwicklungen als Teil und Symptom eines Borderline-Geschehens. Diese bekannte Interpretationsweise rückt die Affektproblematik ins Zentrum des Interesses und erkennt in Störungen der Affektregulation einen wesentlichen ätiologischen Faktor für das Borderline-Geschehen und in engerem Sinn auch für süchtiges Verlangen und die Wahl eines speziellen Suchtgiftes.

Hingegen ist die Bedeutung realer traumatischer Einflüsse auf die Ätiologie des Borderline-Geschehens unzureichend untersucht. Dies gilt auch für die psychoanalytischen Hypothesen, die hinsichtlich der Süchtigkeit entwickelt wurden. Bei genauerem Studium der vorliegenden Falldarstellungen läßt sich zwar beobachten, daß recht oft im Vorfeld des Drogengebrauchs schwere Traumatisierungen beobachtet wurden, jedoch bleibt die Darstellung dieser Verhältnisse anekdotisch und wird nicht zu einer systematischen Untersuchung verdichtet, obwohl in der für das psychoanalytische Verständnis des Suchtphänomens grundlegenden Annahme, wonach Sucht als Reizschutz zu verstehen ist, die Bedeutung traumatisierender und streßvoller Einflüsse implizit von Anfang an enthalten war. (In diesem Zusammenhang muß bedacht werden, daß

174

der psychoanalytische Traumabegriff, der auch in dieser Darstellung Verwendung findet, mehrdeutig ist. Er umfaßt sowohl konkrete Situationen und Einflüsse, die der äußeren Realität entstammen, wie auch dynamisch wirksame Inhalte der inneren Realität des Individuums.)

Um so wichtiger erscheint es, daß die dynamische Psychiatrie und die Suchtforschung die Ergebnisse jener Forschung aufgreift, die heute hinsichtlich der langfristigen Auswirkungen traumatisierender Erfahrungen auf das neurobiologische Substrat und auf seelische Prozesse betrieben wird und die zur Abgrenzung der klinischen Einheit des Posttraumatischen Streßsyndroms geführt hat. Im folgenden werden diese Problembereiche genauer ausgeführt.

Zuerst wird die Beziehung zwischen Borderline-Geschehen, Posttraumatischem Streßsyndrom und Sucht dargestellt. Dann wird ein kurzer Überblick über bestimmte Ergebnisse der neurobiologischen Forschung hinsichtlich der überdauernden Auswirkungen von Trauma und Streß auf das somatische Substrat und auf psychische Prozesse entworfen. Dabei wird Bedacht darauf gelegt, die Beobachtungen und Annahmen über die Bedeutung, die dem Endorphinsystem in diesem Kontext zuzumessen ist, hervorzuheben. Schließlich wird die Bedeutung dieser aktuellen Erkenntnisse für bestimmte Mechanismen der Suchtkrankheit diskutiert.

Sucht, Borderline-Geschehen und Posttraumatisches Streßsyndrom: Der Einfluß realer früher Traumatisierung auf das Borderline-Geschehen

Es würde zu weit führen, an dieser Stelle noch einmal die Symptomatologie und die tiefenpsychologischen Annahmen über die Ätiologie des Borderline-Syndroms zu erörtern. Ein gewisses Grundverständnis ist wohl auch vorauszusetzen. Eines sei aber, weil für das Verständnis des folgenden essentiell, hervorgehoben: Viele Autoren erkennen in einer Störung der Affektregulation das hervorstechendste Merkmal und das treibende Agens dieses Syndroms, so daß vor allem klinisch-biologisch orientierte Autoren dem Borderline-Geschehen selbst gern den Rang einer affektiven Erkrankung zuweisen.

In jüngster Zeit wird die Verwandtschaft des Borderline-Geschehens mit dem Posttraumatischen Streßsyndrom (PTSD) diskutiert. Nach Herman u. van der Kolk (1987) weisen die klinischen Beschreibungen von Borderline-Patienten und von Patienten, an denen ein Posttraumatisches Streßsyndrom diagnostiziert wurde, bemerkenswerte Übereinstimmung auf. Beide Krankheitsbilder sind gekennzeichnet durch Störungen der Affektkontrolle, der Impulskontrolle, der Realitätsprüfung, der Beziehungsfähigkeit und der Selbstintegration. Die Affektstörungen wieder umfassen: Geringe Affekttoleranz, erhöhte Aggressivität, gesteigerte Reagibilität auf schwache Reize, allgemeine Reizbarkeit, chronische Dysphorie, Gefühle von Leere und innerem Tod sowie wiederholt auftretende Depressivität. Herman u. van der Kolk meinen, daß der deutlichste, vielleicht sogar der einzige Unterschied in der Beschreibung der klinischen Bilder der beiden Syndrome darin besteht, daß das Vorhandensein eines auffälligen Stressors nicht als diagnostisches Kriterium für das Borderline-Syndrom gefordert wird. Dies ist aber für Herman u. van der Kolk kein Merkmal des Syndroms, sondern vielmehr ein Forschungsfehler. Sie meinen, daß der Einfluß realer Traumatisierung in der frühen Kindheit auf die Genese eines Borderline-Geschehens nur unzureichend Beachtung findet. Selbst Autoren wie Gunderson et al. (1980), die bestrebt sind, die Bedingungen dieses Geschehens mit akribischer Genauigkeit zu untersuchen, vernachlässigen gerade diesen Aspekt in ihrem immerhin 72 Items umfassenden Fragebogen über Ereignisse von bestimmender Tragweite.

Herman u. van der Kolk selbst fanden in ihren Untersuchungen kleiner Kollektive, die nach DSM-III-Kriterien als Borderline-Fälle identifizierbar waren, bei 67% aktuell in der Kindheit oder in der Adoleszenz stattgehabten Mißbrauch.

Stone (1981) fand, daß 75% seiner Borderline-Fälle inzestuösen Erfahrungen ausgesetzt gewesen waren. Nelson et al. (1987) identifizierten nach DSM-III-Kriterien in einem privaten psychiatrischen Krankenhaus unter insgesamt 100 hospitalisierten Fällen 14 Borderline-Patienten. Von diesen wieder waren 86% vor dem Erreichen des 16. Lebensjahrs sexuellem Mißbrauch zum Opfer gefallen. Für die gesamte Population dieser Untersuchung betrug die entsprechende Vergleichszahl 34%.

Diese Ergebnisse bedürfen noch der Überprüfung an größeren Kollektiven. Sie sind aber immerhin ein erster Schritt in die Richtung eines besseren Verständnisses dieser klinischen Phänomene – sowohl hinsichtlich der intrapsychischen dynamischen Verhältnisse wie auch hinsichtlich der neurophysiologischen Basis des Geschehens.

Versuche, das Posttraumatische Syndrom mit Substanzmißbrauch in Beziehung zu bringen, sind in der Literatur noch recht spärlich gesät. Immerhin bestehen aber bestimmte Hinweise. So konnten Laufer et al. (1985) in einer Untersuchung der Symptommuster, die mit einem als Kriegsfolge restrierenden PTSD zusammenhingen, beobachten, daß eine hohe positive Korrelation zwischen PTSD, starkem Trinken und Marihuanagebrauch bestand. Prinzipiell müßten Substanzmißbrauch und Abhängigkeit für das PTSD repräsentative Symptome verkörpern, wenn die von Herman u. van der Kolk postulierte Entsprechung zwischen diesem Syndrom und dem Borderline-Geschehen stimmt.

Das soziale Environment als Modifikator des neurophysiologischen Organismus

Rezente neurobiologische Untersuchungen haben ernst zu nehmende Hinweise ergeben, daß das Environment tiefgreifende Einflüsse auf die individuelle Entwicklung des neurophysiologischen Organismus ausüben kann.

Aus Tierexperimenten lassen sich Erkenntnisse schöpfen, die unsere Vorstellungen über langfristige überdauernde Auswirkungen traumatisierender Erfahrungen stimulieren können. Insbesondere müssen wir dabei die alten Konzepte Bowlbys (1973) über frühe Verwahrlosung, „maternal deprivation", im Auge behalten und als Basis neuer Forschungsbemühungen einsetzen.

Bereits Bowlby hatte in seiner Theorie wesenhaft biologische Annahmen eingebaut, die durch aktuelle Forschung und Hypothesenbildung bestätigt zu werden scheinen. Offenkundig kann frühzeitige Separation und ein ausgeprägt schlechtes Verhältnis zwischen Mutter und Kind zu einer Modulationsstörung des biologischen Arousal führen, zu extremen Verhältnissen der Aktiviertheit, die selbst wieder überdauernde neurobiologische Veränderungenn bedingen. In diese pathologische Entwicklung sind alle neurohumoralen Systeme eingeschaltet. Die Komplexität der neurochemischen Verhältnisse findet ihre Entsprechung in der Vielgestaltigkeit der pathologischen Bildungen. Jene Autoren, die sich mit diesen Entwicklungsproblemen befassen, betonen die Bedeutung kritischer Entwicklungsperioden. Es ist nicht gleichgültig, auf welchem Entwicklungsniveau sich der Organismus befindet, wenn er von einem Stressor getroffen wird. Von ihm hängt es insbesondere ab, wie die späteren psychopathologischen Merkmale geartet sein werden, welchen Schweregrad sie aufweisen werden und ob sie reversibel sein werden oder nicht.

Die Bedeutung der Endorphine

Aufgrund von Tierexperimenten, die an verschiedenen Arten durchgeführt wurden, gilt heute die Annahme, daß die Reaktion auf Separation durch Endorphine vermittelt wird. Newman et al. (1982) stellten fest, daß eine Morphindosis, die zu gering ist, um in anderen Bereichen meßbare Reaktionen zu bewirken, ausreicht, das Verlangen nach Bindung zu unterdrücken, und auch − was diesen Morphineffekt erst bestätigt −, daß das Bindungsbedürfnis durch die Verabreichung von Naloxon wieder hervorgerufen werden kann. Morphin unterdrückt sowohl die Unlustreaktion des Jungtieres auf das Verschwinden des Muttertieres wie auch die mütterliche Reaktion auf die Unlustäußerungen des Kindes. Die Autoren weisen explizit darauf hin, daß kein anderes Verhalten durch vergleichbar kleine Morphingaben ähnlich effektiv beeinflußt werden kann. Auch in diesem Zusammenhang wird die Morphinwirkung durch die gegensinnig gerichtete Effizienz der Blockade von Opioidrezeptoren bestätigt: In Experimenten mit Affen, über die Fabre-Nys et al. (1982) berichteten, wurde durch die Verabreichung von Naltrexon eine deutliche Förderung bestimmter sozialer Verhaltensweisen bewirkt.

Nur Stoffe, die entweder direkte Opiatagonisten sind oder, wie z. B. Clonidin, an den endogenen Liganden zur Wirkung kommen, können die durch Trennung/Verlassenheit bedingte Unlustäußerung unterdrücken. Anderen psychoaktiven Substanzen ist diese

Wirkung nicht zu eigen. Somit scheint das Opioidsystem in ganz spezifischer Weise die trennungsbedingte Unlust zu steuern.

Von Interesse ist weiterhin, daß soziale Isolation während bestimmter kritischer Entwicklungsperioden die Anzahl der Ansprechbarkeit der Opiatrezeptoren im Gehirn direkt beeinflussen dürfte. In einer Untersuchung zu dieser Fragestellung hatten Bonnett et al. (1976) finden können, daß bei jungen Mäusen soziale Isolation die Dichte der Opiatrezeptoren verringerte. Und Panksepp (1980) beschrieb, daß einige Tage währende soziale Isolation bei jungen Ratten zu Hyperalgesie und zu reduzierter Morphinsensitivität führte. Nach Lewis et al. (1981) korrespondieren die Hirnareale, in denen die größte Bindungskapazität an μ-Rezeptoren besteht, mit jenen Arealen, die mit der Aufrechterhaltung sozialer Bindungsprozesse in Zusammenhang stehen dürften. Ebenso sind jene Bahnen, die die Unlustreaktion auf Trennung vermitteln, offenkundig mit jenen verbunden, die Schmerzempfindungen vermitteln (Panksepp et al. 1985). Zumindest löst Reizung in all den Hirnarealen, von denen wir wissen, daß sie in die Schmerzerfahrung involviert sind, auch die von Trennungsreaktionen bekannten Unlustäußerungen aus. Diese Areale entsprechen außerdem auch jenen, die nach Kling u. Steklis (1976) beim Menschenaffen soziales Verhalten steuern. Demgemäß bestehen, faßt man all diese Ergebnisse zusammen, Hinweise darauf, daß Schmerzwahrnehmung, Trennungsschmerz und bestimmte Modi der Vergesellschaftung zumindest zum Teil vom hirneigenen Opiatsystem gesteuert werden und weiterhin, daß sie in bestimmten miteinander in Verbindung stehenden neuroanatomischen Arealen zu lokalisieren sind.

Endorphine und Sucht

Es ist ein bis dato ungelöstes Problem, inwieweit diese auf dem Weg des Tierexperiments gefundenen Ergebnisse auf menschliche Verhältnisse übertragen werden können. In dieser Hinsicht könnte mehr Klarheit geschaffen werden, wenn man besser über die Zusammenhänge zwischen der Beschaffenheit des endogenen Opiatsystems und der Abhängigkeit von exogenen Opiaten Bescheid wüßte. Van der Kolk (1987) reflektiert: „Selbst wenn frühe soziale Deprivation auch beim Menschen die Aktivität der Opiatrezeptoren affiziert, ist dennoch festzuhalten, daß nur ein ganz kleiner Anteil der vernachlässigten und mißhandelten Kinder opiatabhängig wird und daß andererseits kein Hinweis darauf besteht, daß alle Opiatabhängigen in ihrer Kindheit mißhandelt oder vernachlässigt wurden." Andererseits meint er (1987) auch wieder, daß frühe Deprivation bei bestimmten Personen eine Prädisposition für verschiedene Formen von Abhängigkeit bedinge, und kommt zum Schluß: „Man könnte sich vorstellen, daß die unabgeschwächte kindliche Erfahrung des Trennungsschmerzes eine Person eher dazu bringen kann, die Wohltat von Aktionen zu beanspruchen, die das Opioidsystem stimulieren, wenn sie als Erwachsene Trennungssituationen bewältigen müssen." Es wird also auf diesem Gebiet noch recht vorsichtig spekuliert. Die Goldsteinschen Annahmen scheinen immer noch der radikalste Ansatz (Goldstein 1976).

An sich ist diese Situation paradox und reizt zu Überlegungen über die Schwierigkeiten, denen biologische Suchttheorien in einer wissenschaftlichen Situation, in der die psychosoziale Interpretation der Abhängigkeit dominiert, ausgesetzt sind. Es ist schwer verständlich, daß die stoffgebundene Sucht — der, logisch und vorurteilsfrei gedacht, ein paradigmatischer Stellenwert für die Beobachtung selbstregulatorischer adaptiver Bemühungen des Organismus auf beschädigte neurobiologische Verhältnisse zukommen sollte — in diesem Kontext kaum diskutiert wird.

Bislang scheint es allerdings leichter, süchtige Entwicklungen im Verlauf eines „Posttraumatischen Streßsyndroms" zu erfassen und die neurobiologische Entsprechung im Rückgriff auf das von van der Kolk et al. (1984, 1985) entworfene biologische Modell dieses Syndroms zu suchen.

Die „Traumasucht"

Für unsere Reinterpretation der Basisstörung abhängiger Entwicklungen ist ein weiteres Konzept von Interesse, das auf Untersuchungen über den Einfluß des Endorphinsystems auf bestimmte soziale Haltungen, Aktivitäten und scheinbare Paradoxien aufbaut, die in etwa jenen Phänomenen entsprechen, die wir in der tiefenpsychologischen Nomenklatur als „Wiederholungszwang", „negative therapeutische Reaktion" und „Masochismus" kennen.

Es läßt sich finden, daß Streß, chirurgische Eingriffe, aber auch Spiel und körperliche Anstrengung – etwa ein Marathonlauf – beim Menschen eine Erhöhung des Plasma-Endorphinspiegels bewirken.

In unserem Kontext ist eine Studie von Coid et al. (1983) von besonderem Interesse. Diese Autoren konnten zeigen, daß bei Patienten, die zu wiederholten Selbstbeschädigungen tendierten, erhöhte Metenkephalinspiegel bestanden. Eine Ergänzung dieses Befundes und gleichzeitig einen Beweis für die praktische Relevanz derartigen Untersuchungen erbrachte eine Therapiestudie von Richardson u. Zaleski (1983): Ein Patient, der ebenfalls schwere Selbstbeschädigungstendenzen zeigte, konnte durch die Verabreichung von Naloxon in eine erwünschte Richtung verändert werden; sein pathologisches Bedürfnis wurde weitgehend abgeschwächt.

Van der Kolk (1987) berichtete, daß er eine breit gefächerte Population von Selbstbeschädigern – vom Pulsadernaufschneider bis zu anorektischen Persönlichkeiten – mittels Stoffen, die an Opioidliganden aktiv sind, effizient behandelt hatte.

Die Neigung zur Selbstbeschädigung und die Effizienz der biologischen Behandlung wird in den entsprechenden Fällen damit erklärt, daß die Reexposition zum Trauma bzw. die Konfrontation mit selbst evoziertem Streß (Risikoverhalten, „sensation-seeking") beim Menschen offenkundig einen Anstieg in der Ausschüttung der Endorphine bewirken, die dann ähnliche Effekte zeitigen, wie die passagere Zufuhr exogener Opiate.

Diese Endorphinausschüttung wird dafür verantwortlich gemacht, daß oftmals die Reexposition zum Trauma ein Gefühl von Ruhe und von Unerschütterlichkeit auslöst. Wir alle kennen das Phänomen, daß schwer traumatisierte Menschen eine besondere Bereitschaft an den Tag legen, sich in die Nähe des Ortes oder der Situation zu begeben, wo sie die Streßerfahrung machten: Personen, die das Konzentrationslager überlebten, suchen immer wieder das KZ auf; geschlagene Kinder begeben sich in gewalttätige Gesellschaft etc.

Derartige Verhaltensstereotypien sind bei bestimmten Suchtkranken oftmals recht deutlich zu beobachten, wobei die Begleiterscheinungen des Drogengebrauchs die Funktion des Stressors übernehmen dürften. Eventuell ist die „Traumasucht" ein Faktor der „sozialen" Bindung an die Droge und das drogengebrauchende Milieu. Die Sucht zur Rauschmitteleinnahme und die Sucht zur traumatisierenden Situation treten in Verschränkung, wodurch auch Wechselwirkungen hinsichtlich der Opiateffekte erfolgen dürften: Es werden sowohl exogene Opiate zugeführt wie auch die Ausschüttung endogener Opioide stimuliert wird.

Auch zu dieser Fragestellung wurden Tierversuche angestellt. Sie erbrachten, daß Furcht die Ausschüttung von analgetisch wirksam werdenden Opioidpeptiden aktiviert. Unter Normalbedingungen sind die Endorphinspiegel zu niedrig, um Analgesie oder andere, vor allem psychoaktive Effekte zu bewirken. Ebenso übt Naloxon unter Normalbedingungen kaum psychophysiologisch meßbare Effekte aus. Im Falle eines traumatisierenden Ereignisses löst der initiale Schock eine Furchtreaktion aus, die die Opioidausschüttung stimuliert. Diese Organantwort ist zwar nicht rasch genug, um die Intensität der ersten Schmerzwahrnehmung zu reduzieren, dämpft aber die Erfahrung der Intensität später zugeführter Schockreize. In diesem Fall kann Naloxon dann diese opioidbedingte Dämpfung aufheben.

Posttraumatisches Streßsyndrom und Sucht

Die Existenz vieler Drogenabhängiger beinhaltet den scheinbaren Widerspruch, daß negative Begleiterscheinungen der positiv erlebten Drogenerfahrung verleugnet, abgeschwächt oder vergessen werden. Auf jeden Fall sind sie nicht stark genug, um den Abhängigen auf seinem Weg innehalten zu lassen.

Uns scheinen bestimmte Aspekte dieser süchtigen Existenz „masochistisch": die Selbstbeschädigungstendenz, das Leben in einer aggressiven, bösen Szene und einer feindlich-kontrollierenden Umwelt, das Ausmaß von Erniedrigung, Chancenlosigkeit und Entpersönlichung, das ein Suchtkranker auf sich nimmt, um seine Abhängigkeit zu leben. Andere wieder beschreiben Drogeneinnahme und Sucht als Spielarten des „sensation seeking", die verschiedene Grade von Selbstdestruktivität beinhalten.

Im Lichte der aktuellen Trauma- und Streßforschung könnte man diese Aspekte ebensogut als Traumatophilie wie als Auswirkung eines PTSD verstehen. Die Droge und das soziale Umfeld des Drogengebrauchs könnten für eine bestimmte Population unter den Abhängigen die Funktionen haben, die für das PTSD charakteristischen Ziele zu erreichen. Einerseits dient der Drogeneffekt adaptativen Zielen, indem er die Auswirkungen des Traumas dämpft und abschwächt, andererseits helfen die Lebensumstände den Patienten, nahe am Trauma zu bleiben und im Sinne der zweiten Coping-Tendenz des PTSD dieses Trauma immer wieder zu be- und erleben und quasi in der unendlichen Wiederholung zu entschärfen.

Um zu verstehen, daß auf diese Weise die ursprünglichen Traumatisierungen immer wieder zur kurzfristigen Auflösung gebracht werden, muß man bedenken, daß in diesen Fällen offenkundig jeder Reiz, der geeignet ist, eine affektive Reaktion auszulösen, eine massive Summenreaktion bewirkt und damit die Begleitaffekte der ursprünglichen Traumata außerhalb ihres Kontexts aktiviert.

Nach diesem Verständnis könnte man traumatische Erfahrungen und ihre Auswirkungen als Bedingungen für die einleitend postulierte pathologische Begierde interpretieren. Diese Begierde wäre dann allerdings nicht ausschließlich auf den Drogeneffekt gerichtet, sondern auf ein komplexes Gedächtnisgebilde, das die traumatisierenden Erfahrungen ebenso wie den Drogeneffekt auf das traumatisierte System einschließt.

Hinsichtlich der biologischen Basis dieses Geschehens könnte man zumindest spekulativ annehmen, daß bei diesen Verläufen eine traumabedingte Modifikation des Endorphinsystems besteht und die „Sucht auf das Trauma" wie das sekundäre Drogenverlangen die Störung des Substrats signalisieren, das auf Substitution durch die Droge und Stimulation durch die Wiederbelebung der Traumas angewiesen ist.

Eine kurze klinische Vignette eines Falles, an dem mir selbst die Beziehung zwischen Traumatisierung, Störung der Affektregulation, Alkoholsucht, „Traumasucht" und Selbstbeschädigung so recht klar wurde, soll diese Zusammenhänge illustrieren:

Eine ungefähr 30jährige Frau, verheiratet und Mutter von vier Kindern, kommt zur stationären Entwöhnung in die Trinkerheilanstalt. Sie hatte bereits im Alter von 15 Jahren pathologische Trinkmuster entwickelt. Der tägliche Alkoholkonsum hatte sich auf etwa einen Liter Weinbrand gesteigert.

Nach der Entlassung wird die Patientin mir zur ambulanten Weiterbetreuung zugewiesen. Ich führe eine an der Psychoanalyse orientierte, in wesentlichen Parametern modifizierte Psychotherapie durch. Die Lebensgeschichte dieser Frau liest sich wie eine lange Kette traumatischer Erfahrungen, die bereits in frühester Kindheit ihren Anfang nahmen. Als erstes traumatisches Erlebnis wird erinnert, daß die Patientin als kleines Kind allein im Gitterbett zurückgelassen wurde, wenn aufgrund eines Bombenalarms die Familie in den Luftschutzkeller flüchtete. Die Traumatisierungen, denen sie in ihrer Entwicklung ausgesetzt war, umfaßten Inzest, sexuellen Mißbrauch, Gewalt, unerwünschte Schwangerschaft, Abtreibung. Die Patientin bietet diagnostisch alle Merkmale eines Borderline-Syndroms. Insbesondere ihre Fähigkeit zur Affektregulation ist äußerst gestört. Ein hervorstechendes Merkmal ist, daß sie es nicht ertragen kann, allein gelassen zu werden. Selbst kurze Abwesenheiten des Therapeuten führen zu akuten Krisen, schweren Schwankungen in den depressiven Bereich bis hin zur Suizidalität. Sie ist imstande, das Trinken aufzugeben, entwickelt jedoch ein selbstschädigendes Verhaltensmuster, das offenkundig an die Stelle des Trinkens tritt. Sie selbst hatte ihren Alkoholismus als Abwehr quälender Affekte und Triebansprüche verstanden. Nun schlug sie, wenn sie entsprechenden Affekten oder Triebansprüchen ausgesetzt war, mit dem Kopf heftig gegen die Wand. Dieses Verhalten trat auch während therapeutischer Sitzungen auf, wenn die besprochenen Inhalte abzuwehrende Affekte evozierten.

Es fällt ihr ungemein schwer, auf diese selbstbeschädigende Aktivität zu verzichten. Wenn sie einige Tage durchhält, ohne daß es zum Kopfschlagen gekommen ist, fühlt sie sich rast- und ruhelos, vegetativ erregt; leidet unter Lustlosigkeit und Ängstlichkeit. Alles in allem schildert sie in diesem Kontext einen Zustand, der einem Entzugssyndrom ähnelt. Schlägt sie dann doch mit dem Kopf gegen die Wand, fühlt sie sich ruhig, erleichtert, frei, befreit von den drängenden Affekten – stark und sicher. Nach den Kopfschlagattacken fühlt sie zwar heftige Kopfschmerzen, die sie aber gerne in Kauf nimmt. Der Kopf war in der Geschichte der Patientin immer wieder traumatisiert worden. Der Vater hatte sie auf den Kopf geschlagen, ebenso prügelnde Liebhaber. Sie selbst hatte ihre eigene Methode entdeckt, als sie, zu Hause und auch in der Schule zur

Strafe in enge dunkle Kammern gesperrt wurde. Ein erster Suizid-versuch, den sie in ihrer Kindheit unternommen hatte, hatte zu einem Schädeltrauma geführt.

Zusammenfassung und Schlußfolgerungen

1. Aktuelle psychiatrische und neurobiologische Forschungsergebnisse bestätigen zumindest indirekte ältere Annahmen über die Bedeutung von Trauma, Streß und Affektpathologie für die Entwicklung pathologischen Suchtverhaltens. Es scheint sinnvoll, die diesbezüglich bestehenden und geläufigen psychoanalytischen Vorstellungen und Erfahrungsinhalte mit den aktuellen psychiatrischen und neurobiologischen Streß- und Traumakonzepten in Beziehung zu bringen.

   Die klinischen Beobachtungen über späte und chronische Auswirkungen traumatischer Erfahrungen können in Überlegungen bezüglich des pathodynamischen Hintergrundes süchtiger Entwicklungen eingebaut werden. Die Beziehung zwischen Posttraumatischem Streßsyndrom und Sucht sollte vorrangig erforscht werden.

2. Die systematische Erfassung früher Traumatisierung in Suchtkarrieren sollte ebenfalls mehr als bisher zum Objekt des Forschungsinteresses gemacht werden. Die im Tierexperiment gewonnenen Erkenntnisse über die Modifikation des Endorphinsystems als Dauerfolge früher Traumatisierung müßten mehr als bisher zu Hypothesen über biologische Grundlagen der Sucht herangezogen werden.

3. Für die Erfassung der Traumatisierung und ihrer Bedeutung für das Individuum ist die psychoanalytische Methode als introspektives Instrument der notwendigerweiser retrospektiven Vorgangsweise hervorragend geeignet. Sie stellt dem Patienten ausreichend Empathie und Zeit zur Verfügung, den seelischen Raum zu explorieren, sich dem Trauma so weit wie möglich anzunähern, es in der Übertragung zu aktivieren und in seinem Realitätswert einzugrenzen. Im Lichte der neuen Streß- und Traumaforschung gewinnen außerdem bestimmte Annahmen aus dem Theoriegebäude der Psychoanalyse neue Bedeutung.

Lern- und verhaltenspsychologische Erkenntnisse und tiefenpsychologische Beobachtungen und Interpretationen sollten als einander ergänzende Systeme zur Entwicklung einer mehrdimensionalen Suchttheorie herangezogen werden. Die Lern- und Verhaltenspsychologie kann Erkenntnisse über die normalen Bedingungen, unter denen Abhängigkeit entsteht, liefern; die psychoanalytische Zugangsweise hingegen als notwendige Ergänzung Hinweise auf die Bedingungen gestörter Funktionsabläufe erbringen.

4. Es scheint möglich, innerhalb der Suchtkranken eine Population abzugrenzen, für die der Drogengebrauch insofern adaptativ wirkt, als er innerhalb eines PTSD die Aufgabe hat, die beiden Hauptziele dieses klinischen Syndroms zu repräsentieren. In diesen Fällen dient die Droge in besonderem Maß als Substitut der Affektregulierung im Sinne eines Reizschutzes.

5. In den Fällen, in denen Sucht als Ausdruck eines PTSD verstanden werden kann, muß der Möglichkeit einer Verschränkung von Substanzabhängigkeit und „Traumasucht" besondere Aufmerksamkeit geschenkt werden. Ganz besonders in diesen Fällen kann die Sucht einen lebenserhaltenden Kompromiß bedeuten und die Bekämpfung des Symptoms Sucht andere, akutere Formen der Autodestruktivität in den Vordergrund treten lassen.

In diesem Sinn gewinnen die neurobiologischen Erkenntnisse und die von ihnen abgeleiteten theoretischen Überlegungen praktische Relevanz, indem sie dazu anregen, therapeutische Zielvorstellungen zu überdenken. Cooper (1985) meinte in seinem Aufsatz über die Notwendigkeit, traditionelle psychoanalytische Vorstellungen anhand der aktuellen Erkenntnisse zu revidieren, daß man möglicherweise mit den altehrwürdigen therapeutischen Zielvorstellungen – etwa Medikamentenfreiheit und Selbstverantwortlichkeit – in manchen Fällen lediglich eine masochistische Abwehrstruktur verstärke. Diese Gefahr, die Cooper hinsichtlich bestimmter chronisch ängstlicher und depressiver Patienten einmal postulierte, könnte durchaus auch für einen Teil der süchtigen Klientel bestehen, deren Drogengebrauch als Funktion eines PTSD zu identifizieren ist.

Literatur

Bonnett KS, Miller JM, Simon EJ (1976) The effects of chronic opiate treatment and social isolation on opiate receptors in the rodent brain. In: Kosterlitz WH (Hrsg) Opiate and endogenous opioid peptides. Elsevier, Amsterdam

Bowlby J (1973) Separation: anxiety and anger. Basic Borks, New York

Coid J, Allolio B, Rees LH (1983) Raised plasma metenkephalin in patients who habitually mutilate themselves. Lancet 2:545–546

Cooper AM (1985) Will neurobiology influence psychoanalysis? Am J Psychiatry 142(12):1395–1402

Fabre-Nys C, Meller RE, Keverne EG (1982) Opiate antagonists stimulate affiliative behavior in monkeys. Pharmacol Biochem Behav 6:653–659

Goldstein A (1976) Opiate peptides (endorphins) in pituitary and brain. Science 193:1081–1086

Gunderson JG, Kerr J, Englund D (1980) The families of borderlines: a comparative study. Arch Gen Psychiatry 37:27–33

Gunderson JG (1984) Borderline personality disorder. American Psychiatric Press, Washington DC

Herman I, van der Kolk B (1987) Traumatic antecedents of borderline personality disorder. In: van der Kolk BA (ed) Psychological trauma. American Psychiatric Press, Washington DC

Kling A, Steklis HD (1976) A neural substrate for affiliative behavior in nonhuman primates. Brain Behav Evol 13:216–238

Kolk BA van der, Boyd H, Krystal J, Greenberg M (1984) Post traumatic stress disorder as a biologically based disorder: Implications of the animal model of inescapable shock. In: van der Kolk BA (ed) Post traumatic stress disorder: psychological and biological sequelae. American Psychiatric Press, Washington DC

Kolk BA van der, Greenberg M, Boyd H et al. (1985) Inescapable shock, neurotransmitters and addiction to trauma: toward a psychobiology of post traumatic stress. Biol Psychiatry 20:314–325

Kolk BA van der (1987) Psychological trauma. American Psychiatric Press, Washington DC

Laufer RS, Brett E, Gallops M (1985) Symptom patterns associated with PTSD among Vietnam veterans exposed to war trauma. Am J Psychiatry 142 (11):1304–1311

Lewis WE, Mishkin M, Bragin E, Braun RM, Pent CB, Pont A (1981) Opiate receptor gradients in the monkey cerebral cortex: correspondence with sensory processing hierarchies. Science 211:1166–1169

Nelson et al. (1987) Unveröffentlichtes Manuskript, zitiert in van der Kolk 1987

Newman JD, Murphy MR, Harbough CR (1982) Naloxone-reversible suppression of isolation call production after morphine injection in squirrel monkeys. Social Neuroscience Abstracts 8:940

Panksepp J (1980) Brief social isolation, pain responsivity and morphine analgesia in young rats. Psychopharmacology 72:111–112

Panksepp J, Sivey SM, Normansell LA (1985) Brain opioids and social emotions. In: Reite M, Fields T, Orlando F (eds) (1985) The Psychobiology of attachment and separation. Academic Press, New York

Richardson JS, Zaleski WA (1983) Naloxone and self-mutilation. Biol Psychiatry 18:99–101

Stone MH (1981) Borderline syndromes: a consideration of subtypes and an overview; directions for research. Psychiatr Clin North Amer 4:3–13

Kranker Mensch – Krankes System
Charakteristische Systemkonstellation
bei Suchtkranken

S. Feselmayer und W. Beiglböck

Einleitung

Obwohl es in der Suchtforschung verschiedene Ansatzmöglichkeiten und wissenschaftliche Zugänge gibt, konnte in Fachkreisen immer wieder Konsens darüber erzielt werden, daß die Genese der Abhängigkeit multifaktoriell bedingt ist. Mit dieser Hypothese sich wechselseitig bedingender Faktoren hat man sich schon relativ früh des ökologischen bzw. systemischen Ansatzes bedient, ohne ihn als solchen zu benennen.

Ökologie und systemisches Denken sind heute im New Age als Schlagworte in aller Munde und werden überall heftig diskutiert. Das Abgehen von monokausalen Denkstrukturen hat nicht nur Medizin und Psychologie befruchtend beeinflußt, sondern findet auch in Politik und Gesellschaft seinen Niederschlag.

Eine Systemtheorie des Alkoholismus

Gregory Bateson (1971) war es, der als Erster Ende der 60er Jahre eine umfassendere Theorie des Alkoholismus aus kybernetischer bzw. systemischer Sicht darlegte. Zum Verständnis dieser Theorie sind zwei Begriffe aus der Kybernetik von Bedeutung, die wir kurz vorstellen wollen, nämlich die Begriffe der Symmetrie und der Komplementarität (vgl. Sluzki u. Beavin 1980). Wenn in einer Zweierbeziehung das Verhalten von einer Person und das Verhalten einer anderen Person gleichartig sind und so miteinander verknüpft sind, daß mehr von dem Verhalten der Person A mehr davon bei B auslöst und umgekehrt, dann ist diese Beziehung im Hinblick auf dieses Verhalten symmetrisch. Ein einfaches Beispiel für eine einfach strukturierte symmetrische Beziehung wäre z. B. der

Rüstungswettlauf in den letzten 40 Jahren. Das Aufrüsten eines Staates führte sofort zum Nachrüsten des anderen Staates, was wieder zum Aufrüsten des Staates A führte usw.

Wenn dagegen das Verhalten zweier Personen ungleichartig, aber wechselseitig so angepaßt ist, daß mehr von A's Verhalten mehr von B's dazupassendem Verhalten auslöst, dann ist die Beziehung im Hinblick auf dieses Verhalten komplementär. Ein einfaches Beispiel für eine komplementäre Beziehung wäre das Verhältnis zwischen Sadismus und Masochismus, Erziehung und Abhängigkeit, Herrschaft und Unterwerfung. Eine Beziehung wäre demnach beispielsweise so strukturiert, daß eine Zunahme aggressiven Verhaltens mit einer Zunahme von Unterwerfungsgesten beantwortet wird. Nach Bateson neigen sowohl symmetrische als auch komplementäre Beziehungen zu fortschreitenden Veränderungen – von Bateson als Schismogenese bezeichnet –, so daß symmetrische Kämpfe wie z. B. Rüstungswettläufe eskalieren, wie wir es in den letzten Jahrzehnten erlebt haben. Erst das Abgehen eines Partners aus der symmetrischen Beziehung in eine komplementäre, kann zu einer Änderung führen, wie es uns im großen politischen Rahmen in den letzten Jahren ebenfalls im Rüstungswettlauf zwischen Ost und West vorgeführt wurde. Das Abgehen eines Teils von bisherigen symmetrischen Forderungen in die Komplementarität, zum Beispiel die Tendenzen zur einseitigen Abrüstung, führten zu einer Veränderung des Systems.

Was bedeutet aber nun dieser systemische Ansatz für den Umgang mit Alkohol in unserer Gesellschaft. In unserer abendländischen Kultur besteht bezüglich der normalen Trinkgewohnheiten eine starke Tendenz zur Symmetrie; d. h. unabhängig von einer Abhängigkeitsentwicklung neigen wir, wenn wir Alkohol trinken, dazu, stets mit den anderen mitzuhalten und so symmetrisch zu reagieren. Denken wir nur z. B. an Stammtischrunden oder an die Peergruppe, wo das Mithaltenkönnen und „geeicht sein" den Initiationsritus für das Erwachsenwerden darstellt.

Wird nun eine Abhängigkeitsentwicklung eingeleitet, so verschiebt sich der symmetrische Kampf oder die Rivalität zudem auf eine andere Ebene. Die soziale Umwelt des Trinkers wird versuchen, ihm sein Trinken als Schwäche und Labilität vorzuhalten, die er jedoch irgendwie werde beherrschen können. Dadurch wird der

Alkoholiker gezwungen, sich und der Umwelt zu beweisen, daß er doch weiterhin normal trinken kann. Charakteristische Aussagen von Patienten in dieser Richtung sind z. B.: „Bitte, das Ganze ist ja nur eine Willensschwäche, – wenn ich genug Willen hätte, dann könnte ich dagegen ankämpfen". In weiterer Folge bleibt der symmetrische Kampf aber nicht nur auf die soziale Umwelt, auf die Freunde und seine Bezugspersonen oder eben den Partner dieser Alkoholkranken beschränkt, sondern er weitet sich auf den Alkohol als solchen aus. Der Trinker wird in einen tödlichen Konflikt mit dem Alkohol verstrickt. Er muß beweisen, daß ihn der Alkohol nicht umbringen kann, daß er von der Flasche nicht besiegt wird. Der Therapeut wird von seinen Patienten sicher schon Sätze wie die folgenden gehört haben: „Es gibt so viele Leute, die ab und zu trinken und einen Rausch haben und trotzdem keine Alkoholiker sind, es muß doch für mich möglich sein, mit Alkohol umgehen zu können und kontrolliert trinken zu können. Es kann doch nicht sein, daß mich das Gift unterkriegt".

Therapeutische Implikationen

Tritt jetzt zu diesem Zweifrontenkampf – nämlich gegen die Umwelt und gegen den Alkohol – drittens der Therapeut hinzu, der dem Alkoholkranken möglichst drastisch die negativen Folgen des Alkoholkonsums vor Augen führt und ihn dahingehend zu beeinflussen versucht, dem Alkohol abzuschwören, und ihm Vorwürfe bezüglich seiner Rückfälle macht, so eskaliert auch dieser symmetrische Kampf – d. h. der Alkoholkranke wird auch dem Therapeuten zu beweisen versuchen, daß er dem Alkohol nicht unterliegt, womit ständige Rückfälle und Frustrationen, sowohl auf seiten des Therapeuten als auch des Patienten, garantiert sind.

Manche Therapeuten versuchen möglicherweise, dem Patienten obendrein gut zuzureden, möglichst verständnisvoll zu sein. Damit entsteht aber nur ein kurzfristiges, sehr instabiles Gleichgewicht, da der Patient anstelle von Alkohol nun von der Hilfe und Fürsorge des Therapeuten abhängig wird.

Daher meint Bateson, daß eine wirkungsvolle therapeutische Interaktion erst dann beginnen kann, wenn der Alkoholiker vor dem

Alkohol kapituliert hat und zugibt, wirklich alkoholkrank zu sein.
Das bedeutet, daß er davon abgeht, den symmetrischen Kampf mit
dem Alkohol und mit seiner Umwelt fortzuführen – kurz: daß er
in die Komplementarität geht.

Daher muß es auch das oberste Ziel des Suchttherapeuten sein,
nicht in einen symmetrischen Konflikt mit dem Alkoholiker zu geraten. Alle, die mit Abhängigen arbeiten, werden schon erlebt haben, daß diese rasch versuchen, die Flasche durch den Therapeuten
zu ersetzen und diesen sich durch Grenzüberschreitungen ebenso
jederzeit verfügbar zu machen wie die Flasche Schnaps. Versucht
nun der Therapeut, ohne das Geschehen zu reflektieren, sich aus
der therapeutischen Beziehung zurückzuziehen und derart über-
mäßige Beziehungsangebote abzulehnen, so ist die Folge ein erneu-
ter symmetrischer Kampf zwischen Patient und Therapeut. Je
vehementer der Patient versucht, Zuneigung zu erlangen, desto
vehementer wird sich der Therapeut aufgrund seiner Überforde-
rung zurückziehen.

Zusammenfassend soll aber nicht nur die eben referierte theoretische Grundstruktur in Erinnerung bleiben, sondern es scheint
uns auch wichtig, auf die Praxisrelevanz dieses Dreifrontenkrieges
hinzuweisen. Auch als nichtsystemisch arbeitender Therapeut sollte man beachten, daß der Abhängige nicht nur mit der ihn abhängig machenden Substanz zu kämpfen hat, sondern sich meist auch
in einem auf den ersten Blick irrationalen Rivalitätszustand mit
seiner Bezugsperson befindet. Der Alkohol erhält in der Paarbezie-
hung einen wichtigen Stellenwert. In vielen Fällen läuft die Kommunikation in Partnerschaften, in denen ein Partner alkoholab-
hängig ist, nur mehr über den Alkohol. Der eine Partner versucht
den anderen dazu zu bewegen, abstinent zu sein, wodurch ein symmetrischer Konflikt, wie oben dargestellt, eskaliert. Der andere
Partner hat aber auch in seiner Alkoholabhängigkeit ein potentes
Mittel, um auf diese Beziehung Einfluß zu nehmen. Aussagen wie
„Wenn du nicht bald zu trinken aufhörst, verlasse ich dich endgültig" oder von der anderen Seite „Ich könnte ja schon zu trinken
aufhören, wenn du etwas liebevoller zu mir wärst" sind an der Ta-
gesordnung. Das Charakteristische an dieser Beziehung ist allerdings, daß diese Drohungen über einen langen Zeitraum nicht
wahrgemacht werden. Wenn einer der Partner seine Drohung ver-

wirklichen würde (d.h. Trennung oder Entzugsbehandlung), hätte er in den eigenen Augen den Kampf verloren. Der Systemiker würde sagen, er hätte komplementär reagiert. Das Phänomen, daß Trennungen erst dann aktuell werden, wenn sich der Alkoholkranke zu einem Entzug entschlossen hat, dürfte in diesem Zusammenhang nicht unbekannt sein.

Der Therapeut darf in diesem systemischen Machtkampf keine Schiedsrichterfunktion übernehmen, sondern soll die Spielregeln dieses symmetrischen Kämpfens gemeinsam mit dem abhängigen Patienten und/oder seinem Partner erarbeiten und ihm so die Möglichkeit geben, die Spielregeln, mit welchen er sein Leben strukturiert hat, seinen Bedürfnissen anzupassen und nicht ihnen unterworfen zu sein.

Experimentelle Studie

Im zweiten Teil unseres Referates wollen wir mittels einer experimentellen Studie das zuvor Gesagte in einen umfassenderen Rahmen stellen und auf größere Systemeinheiten wie Familie und soziales Netz eingehen. Die vor einiger Zeit durchgeführte Arbeit, die wir in voller Länge schon an anderer Stelle vorgestellt haben (Feselmayer et al. 1988), untersuchte sowohl abhängige Jugendliche als auch nichtabhängige Kontrollpersonen bis zu einem Alter von 25 Jahren mittels psychodiagnostischer Methoden. Die Untersuchungsschwerpunkte, die wir hier darstellen, sind die Beziehungsstrukturen innerhalb der Familie bzw. die Schwierigkeiten innerhalb des sozialen Gefüges jugendlicher Abhängiger verglichen mit „normalen" jugendlichen Kontrollpersonen. Aus einer Reihe anderer Untersuchungen wissen wir, daß Jugendliche ihre Eltern mittels des semantischen Eindrucksdifferentials (Snider u. Osgood 1972) nach ihrem subjektiven inneren Bild beschreiben. Die Jugendlichen beschreiben also ihre Eltern aufgrund eines inneren Bildes anhand bestimmter Eigenschaftswortpaare wie schwach-stark oder aktiv-passiv, kalt-warm etc.

Da dem Vater (Abb. 1) in der Literatur immer wieder eine Schlüsselposition in der Familie jugendlicher Abhängiger zugesprochen wird (vgl. Kösten u. Pernhaupt 1980) − hier zunächst zur Beschreibung des Vaters im semantischen Eindrucksdifferential.

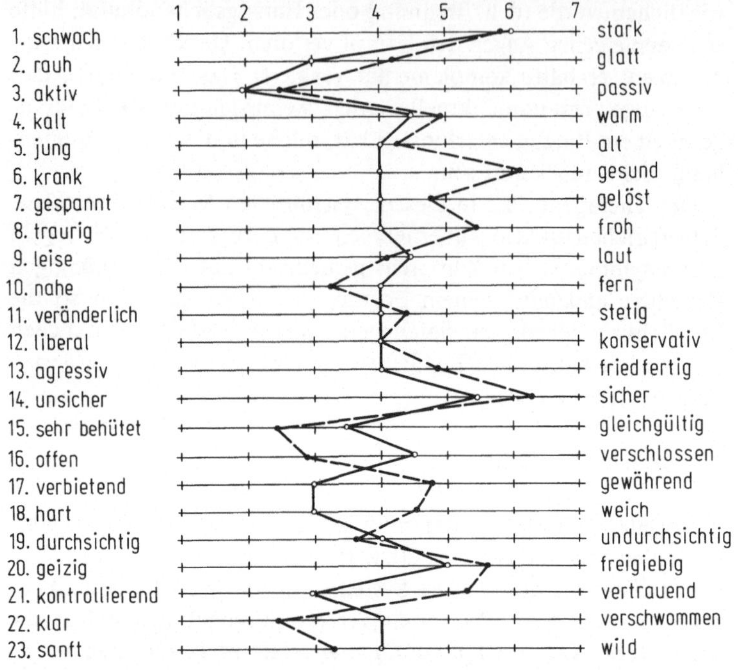

Abb. 1. Eindrucksdifferential. „Sie finden hier eine Liste von Eigenschaftswörtern, die Extreme darstellen. 1 betrifft das Maximum der Wörter in der linken Kolonne, 7 betrifft das Maximum der Wörter in der rechten Kolonne, 4 ist die neutrale Lage. Kreuzen Sie bitte an, wie Sie ihren VATER erleben. Probieren Sie, regelmäßig und flott zu arbeiten und sich nicht durch Details abhalten zu lassen". – – – Kontrollgruppe; ——— Versuchsgruppe (Alkohol u. Drogen)

Als erstes fällt auf, daß abhängige Jugendliche, wenn sie ihren Vater beschreiben, fast nur im Mittelbereich antworten (d. h. daß sie ihrem Vater keine ausgeprägten Eigenschaften zuschreiben) mit Ausnahme jener Eigenschaften, die dem männlichen Stereotyp unserer Gesellschaft entsprechen, wie etwa „stark", „rauh" oder „aktiv". Während die nichtabhängigen Kontrollpersonen ihrem Vater zwar auch diese Stereotypen männlicher Eigenschaften zuschreiben, erleben sie ihren Vater aber auch mit jenen sehr wesentlichen Eigenschaften, die in der Familie ein Klima schaffen können, das

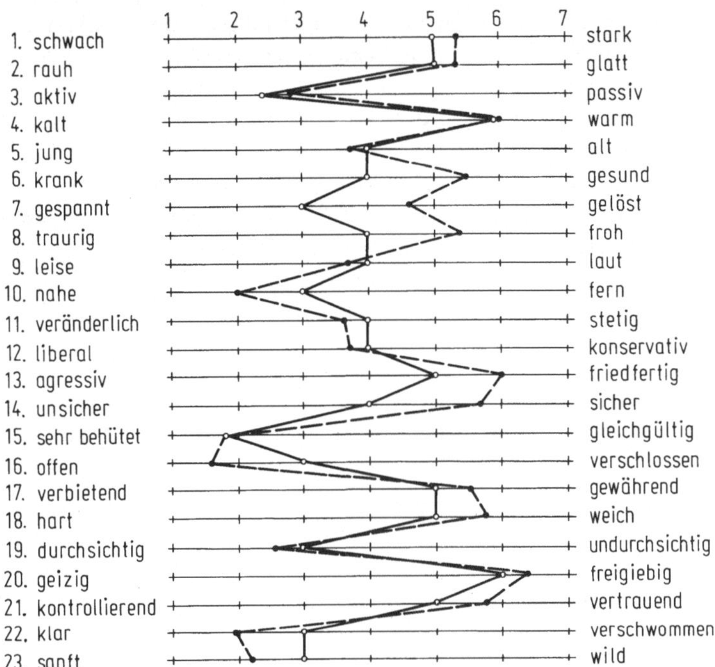

Abb. 2. Eindrucksdifferential für die Mutter. – – – Kontrollgruppe; ——— Versuchsgruppe (Alkohol u. Drogen)

für die Entwicklung eines gesunden Selbst ausschlaggebend ist – wie etwa „behütend", „vertrauend", „klar" und „offen". In dieser Gruppe wird der Vater somit nicht nur als Mann erlebt, sondern er kann auch als Mensch präsent und erlebbar sein.

Etwas anders präsentiert sich das Bild bei den Eindrucksdifferentialen der Mutter (Abb. 2). Hier schreiben die abhängigen Jugendlichen ihren Müttern sehr wohl auch positive emotionale Eigenschaften zu, so daß beinahe von einem idealen Mutterbild gesprochen werden kann. Bei den nichtabhängigen Jugendlichen zeigt sich ein nahezu identisches Bild, zum Teil noch deutlicher ausgeprägt. Offenbar kann der Vater, im Gegensatz zur Mutter, in der Familie abhängiger Jugendlicher seine Funktion nur als Schablone erfüllen, die weitgehend ohne positive emotionale Inhalte bleibt.

Das hat für einen Erziehungsprozeß und die Kommunikationsstruktur in der Familie sicher weitreichende Folgen, um so mehr als die Mutter idealisiert und eben mit allen erdenkbaren positiven Attributen ausgestattet wird − wobei die Frage offen bleibt, ob die reale Mutter diesem Bild entsprechen kann. Der Vater, mit männlichen, aber nicht väterlichen Attributen, und eine idealisierte Mutterfigur können wohl kaum ein funktionierendes Elternsubsystem darstellen. Hier muß es im Rahmen einer systemischen Therapie mit Abhängigen ein wichtiger Schritt sein, die Eltern auf dieses Defizit hinzuweisen und durch das Installieren von klaren Generationsgrenzen jedem seinen ihm adäquaten Platz in diesem System Familie zuzuweisen.

Die Unterschiede der Zuschreibung emotionaler Eigenschaften der abhängigen Jugendlichen an ihre Elternteile lassen aber nicht nur Rückschlüsse auf eine nicht funktionierende Elternebene, sondern auch auf eine möglicherweise belastete Paarebene zu. Eine derart in ihren Grundstrukturen beeinträchtigte Familie birgt eine starke Tendenz zum Zerfall in sich. Im Rahmen der systemischen Theorie kann somit das System des Jugendlichen − nämlich seine Abhängigkeit − den Versuch darstellen, das aus der Homöostase geratene Familiensystem zu retten (Villiez 1986).

Wenn sich schon die Eltern als Paar nichts mehr zu sagen haben, so können sie wenigstens in der Sorge um ihr Kind und in der Bekämpfung seiner Abhängigkeit eine gemeinsame Basis finden. Dadurch wird im Sinne einer positiven Rückkoppelung gerade das Symptom des Jugendlichen nämlich wieder aufrechterhalten. Je mehr also die Eltern versuchen, den Jugendlichen zu retten, desto mehr sieht er die Bemühungen, die Eltern zusammenzuhalten, von Erfolg gekrönt und desto dramatischer wird sich sein Abhängigkeitsverlauf darstellen.

Die Aufdeckung dieser beiden Umstände − nämlich das Fehlen eines funktionierenden Elternsubsystems und die Funktion des Symptoms des Jugendlichen als systemerhaltende Maßnahme − ist die wichtigste Aufgabe in der familientherapeutischen Arbeit mit den Familien abhängiger Jugendlicher (Kaufmann u. Kaufmann 1983).

Da auch jeder minimalste Einfluß von außen dieses System ins Wanken bringen würde, sind die Grenzen dieser Familie nach außen hin sehr starr; d. h. dieses Familiensystem kapselt sich ähnlich einem TBC-Herd von der Umgebung und vom sozialen Kontext ab. Andererseits handelt es sich bei Suchtfamilien meist um massiv verstrickte Systeme, worin die Grenzen zwischen den Generationen und zwischen den einzelnen Subsystemen − sehr diffus und unklar sind.

Ein charakteristisches Beispiel dafür sind die in solchen Familien zum Scheitern verurteilten Ablösungsversuche der Kinder von der Mutter in der Pubertät (Haley 1981). Ein gelungener Ablösungsprozeß würde eine massive Gefährdung für die Familie bedeuten, da es ja die Funktion des Jugendlichen ist, von den Paarproblemen abzulenken.

Das Phänomen, daß Suchtkranke klare Grenzen ständig zu durchbrechen versuchen, ist jedem Therapeuten aus der Arbeit mit Abhängigen hinlänglich bekannt und nicht nur als neue Vokabel innerhalb der Systemtherapie. Eines muß aber jedem Familientherapeuten klar sein, daß derart rigide Systeme, wie sie Alkoholikerfamilien oder auch psychiatrische Familien sind, auf Veränderungsbestrebungen aus den oben genannten Gründen massiv abwehrend reagieren. Die Arbeit des Familientherapeuten muß darauf Rücksicht nehmen, er muß anfangs das System kopieren, sich anpassen und aus dieser Position heraus kleine Schritte in Richtung Veränderung setzen.

Tabelle 1. Daten zum sozialen Netz

	Langzeit-patienten n = 16	Kurzzeit-patienten n = 25	Kontroll-gruppe n = 50
Verlust der Bezugsperson	61,5%	42,0%	28,0%
Vor dem 15. Lj.			
durch Trennung	53,8%	12,3%	23,0%
durch Tod	11,5%	29,0%	5,0%
Arbeitslos	84,4%	28,0%	−
Gerichtliche Anklagen	84,6,%	22,0%	6,0%
davon Verurteilungen	100,0%	44,0%	2,0%
davon Haft	63,6%	11,0%	−
Wie viele gute Freunde haben Sie?	2,1	1,8	4,7
Wie viele Personen sind von Ihnen finanziell abhängig?	0,3	0,25	0,2

Aber nicht nur Systemstörungen in der Familie, sondern auch Besonderheiten im größeren System des sozialen Gefüges belegen die Notwendigkeit einer systemischen Betrachtungsweise der Abhängigkeit. Wie wir aus einer Vielzahl von Untersuchungen (nicht nur aus dem deutschsprachigen Raum) wissen, stehen Abhängigkeit, vor allem bei Jugendlichen, Broken-home-Situation und soziales Gefüge in einem engen Zusammenhang. Die Daten (Tab. 1), die wir dazu präsentieren wollen, sind für die Gruppe der abhängigen Jugendlichen aufgesplittert in Abhängige einer Kurzzeit- und Abhängige einer Langzeittherapieeinrichtung, die dann einer Kontrollgruppe gegenübergestellt sind. Für die Gesamtaussage aus systemischer Sicht ist dies allerdings von untergeordneter Bedeutung und stellt einen anderen Teil dieser größer angelegten Studie dar.

Interessant ist, daß der Verlust der Bezugsperson bei Langzeitpatienten deutlich häufiger durch Trennung oder Scheidung als durch den Tod eines Elternteils verursacht wurde.

Dies könnte, gemeinsam mit den Daten aus den semantischen Eindrucksdifferentialen der Eltern, einen deutlichen Hinweis auf die ausgeprägte Systemstörung der Familie in dieser Gruppe darstellen. Der Konflikt auf der Paarebene, repräsentiert durch deutlich höhere Scheidungsziffern, läßt den Jugendlichen zum identifizierten Patienten und somit zum Abhängigen werden; so wie wir es zuerst dargestellt haben. Für das Hineinwachsen des Jugendlichen in verschiedene soziale Rollen und damit in das größere soziale System bedarf es auch eines stabilen sozialen Gefüges. Damit meinen wir vor allem die Möglichkeit des Menschen, Teil eines homöoostatischen Systems zu sein, von dem man gehalten wird; das man aber auch durch seine Funktionen stützt. Die Destabilisierung dieses Systems ergibt sich aber nicht nur aus dem frühen Verlust von Bezugspersonen, sondern findet dann auch in den unmittelbaren Indikatoren der sozialen Stützmechanismen ihren Ausdruck. So berichten abhängige Jugendliche über deutlich weniger nahe und gute Freunde. Auch Arbeitslosigkeit ist unter ihnen weiter verbreitet als es dem österreichischen Durchschnitt entspricht. Ebenso finden sich Anklagen, Verurteilungen, Haftstrafen weitaus häufiger.

Schlußbemerkungen

Trotz der eben jetzt referierten positiven Darstellungen der systemischen Therapie bzw. des systemischen Ansatzes wollen wir nicht in die allgemeine Euphorie verfallen, der systemische Ansatz sei das einzig Wahre in der Genese und Behandlung von Abhängigkeit. Wir glauben aber auch, experimentell belegt zu haben, daß eine über das Individuum, d. h. über den kranken Menschen, hinausgehende Betrachtungsweise sinnvoll und sogar notwendig ist.

Dabei sind wir uns jedoch im Klaren, daß ähnliche Systemkonstellationen auch bei anderen pathologischen Systemen zu beobachten sind. Im Gegensatz zu anderen psychiatrischen Systemkonstellationen muß die Droge als integrierender und regulierender Bestandteil derartiger Systeme betrachtet werden. Der interaktive Umgang mit der Droge durch den Einzelnen und durch die Familie sowie die Regeln unserer abendländischen Kultur ermöglichen eine Eigendynamik, die die Systemstrukturen Abhängiger von anderen Systemen doch deutlich unterscheidet.

Literatur

Bateson G (1971) Die Kybernetik des „Selbst". Eine Theorie des Alkoholismus. In: Bateson G (Hrsg) Ökologie des Geistes. Suhrkamp, Frankfurt

Feselmayer S, Beiglböck W, Burian W, Lentner S (1988) Psychologische Charakteristika jugendlicher Abhängiger in Langzeit- und Kurzzeittherapieeinrichtungen. In: Ladewig D (Hrsg) Drogen und Alkohol — AIDS bei Drogenabhängigkeit. ISPA-Press, Lausanne

Haley J (1981) Ablösungsprobleme Jugendlicher. Pfeiffer, München

Kaufmann E, Kaufmann P (1983) Familientherapie bei Alkohol- und Drogenabhängigkeit. Lambertus, Freiburg

Kösten M, Pernhaupt G (1980) Drogenabhängigkeit bei Jugendlichen — zur Genese und Behandlung. Öst Ärztezeitung 35:11

Ladewig D (Hrsg) (1988) Drogen und Alkohol — AIDS bei Drogenabhängigkeit. ISPA-Press, Lausanne

Sluzki CE, Beavin JH (1980) Symmetrie und Komplementarität. Eine operationelle Definition und eine Typologie von Zweierbeziehungen. In: Watzlawick P, Weakland JH (Hrsg) Interaktion. Huber, Bern Stuttgart Wien

Snider JG, Osgood CE (eds) (1972) Semantic differential technique — a source book. Aldine Publ Co, Chicago New York

Villiez T (1986) Sucht und Familie. Springer, Berlin Heidelberg

Watzlawick P, Weakland JH (Hrsg) (1980) Interaktion. Huber, Bern Stuttgart Wien

Alltagskonstellationen als modifizierende Faktoren des Alkoholismus

G. Weithmann, M. Hoffmann und H. Rothenbacher

Zum Begriff „Grundstörung"

Der Begriff „Grundstörung" wird je nach der wissenschaftlichen Herkunft dessen, der ihn verwendet, unterschiedlich interpretiert. Soziologen, Biochemiker, Psychiater oder Psychologen dürften jeweils anderes im Auge haben, wenn von Grundstörungen die Rede ist; ähnliches gilt für die Vertreter verschiedener Richtungen (Lerntheorie, Psychoanalyse) innerhalb eines Faches.

Angesichts der Komplexität der Problematik erscheint es uns als unwahrscheinlich, daß in absehbarer Zeit *die* Grundstörung des Alkoholismus isoliert werden könnte. Es ist deshalb hilfreich, zunächst mögliche Verwendungszusammenhänge des Begriffs „Grundstörung" zu reflektieren.

In allgemeinen Modellen des Alkoholismus werden die Bereiche Droge, Person und (soziale) Umwelt unterschieden (Küfner 1981 a, Feuerlein 1984). Zumindest für die Bereiche *Person* und *Umwelt* kann getrennt gefragt werden, was denn jeweils unter Grundstörung verstanden werden soll. Weiterhin scheint eine Unterscheidung sinnvoll zwischen Grundstörungen im *ätiologischen* Sinne und Grundstörungen im Sinne von *Verlaufsbedingungen*, die das Krankheitsgeschehen aufrechterhalten oder in bestimmter Weise kanalisieren.

Forschungsansätze zu Grundstörungen aus dem Bereich der Person

In der Alkoholismusforschung wurde bisher hauptsächlich im Bereich der *Person* und unter *ätiologischer Perspektive* nach Grundstörungen gesucht, was wohl auf die vorherrschende Orientierung

200

am medizinischen Krankheitsmodell zurückzuführen ist. Neben den biologischen Forschungsansätzen (Keup 1985) liegen auch für den Bereich psychischer Vorgänge und Strukturen vergleichsweise differenzierte theoretische Modelle und empirische Befunde vor. Es kann in diesem Zusammenhang nur stichwortartig auf die psychoanalytischen trieb-, ich- und objektpsychologischen Ansätze (Rost 1986), auf Hypothesen über zentrale psychische Konfliktkonstellationen (Blane 1968), Interaktionsmuster (Steiner 1971) oder Persönlichkeitsauffälligkeiten (Küfner 1981 b) hingewiesen werden. Trotz des vergleichsweise großen Forschungsaufwands konnte jedoch bisher keine Einigung über etwaige Grundstörungen erzielt werden. Einig ist man sich lediglich in der Ansicht, daß das Alkoholismusgeschehen durch das interaktive Zusammenwirken von Faktoren aus allen drei genannten Bereichen und von Faktoren innerhalb des Personbereichs in Gang gesetzt und aufrechterhalten wird.

Grundstörungen aus dem Bereich der Umwelt

Dem Bereich der (sozialen) Umwelt wurde weniger Aufmerksamkeit geschenkt, sowohl was konzeptionelle Entwicklungen als auch die empirische Erfassung anbelangt. Eine vollständige Konzeption des Alkoholismus verlangt allerdings, daß auch im Bereich von Umweltbedingungen der Frage nach Grundstörungen nachgegangen werden muß. Diese Aufgabe erscheint auch deshalb naheliegend und lohnend, weil sich in verschiedenen empirischen Untersuchungen zu Prognose und Verlauf des Alkoholismus *kontextuelle Faktoren* meist als bedeutsamer erwiesen haben als Persönlichkeitsmerkmale (Pattison 1980, S. 190, Finney et al. 1980, Küfner 1984, Beardslee u. Vaillant 1984, Rist u. Watzl 1989).

Es geht uns im folgenden um *verlaufsbeeinflussende* Faktoren, also nicht um Umgebungseinflüsse, die die *Entstehung* einer Alkoholabhängigkeit erklären könnten (in diesem Zusammenhang müßte etwa auf Untersuchungen zu Broken-home-Situationen in der Kindheit von Alkoholikern eingegangen werden). Welche Arten kontextueller Einflüsse wurden in der bisherigen Forschung als untersuchungswert erachtet? Die Erfassung solcher

Einflüsse geschieht in der empirischen Forschung meist global und theoretisch wenig fundiert, etwa indem soziodemographische Merkmale (Familienstand, soziale Schicht usw.) erhoben werden (z. B. Goodman et al. 1983, Becker et al. 1986). Zwar haben sich diese Variablen – wie oben angedeutet – als bedeutsam erwiesen, jedoch hat diese Art der Erfassung von Lebensumständen den Nachteil, daß die verhaltenssteuernde Wirkung dieser Variablen unklar bleibt; d. h. es ist zwar plausibel, daß ein Merkmal wie soziale Schichtzugehörigkeit irgendwie mit dem konkreten Verhalten zusammenhängt; dieser Zusammenhang wird aber nur mittelbar sein und interindividuell immer noch eine große Variation der kritischen Verhaltensweisen ermöglichen.

Ein anderer, weniger globaler Zugang zur Erfassung kontextueller Faktoren liegt darin, *spezifische Bereiche* aus den gesamten Lebensumständen herauszugreifen. So wurden etwa der Einfluß des jeweiligen Arbeitsplatzes (Weiss 1981) oder von Arbeitslosigkeit (Henkel 1987) auf den Alkoholkonsum untersucht, ebenso die Auswirkungen chronisch belastender Lebensumstände bzw. belastender Ereignisse (Linsky et al. 1985) und ökonomischer Belastungen (Pearlin u. Radabaugh 1976). Untersuchungen zur Funktion familiärer Beziehungsmuster (Steinglass et al. 1985, Jacob 1987) und sozialer Unterstützung (Colletti u. Brownell 1982, Amann et al. 1988) können ebenfalls als Beispiele für Studien genannt werden, in denen spezifische kontextuell wirksame Bereiche erhoben werden. Die genannten Variablen (Social support, Family environment usw.) sind zwar theoretisch expliziert und die Erhebungsmethoden einigermaßen erprobt, der Erklärungswert dieser spezifischen kontextuellen Bedingungen ist jedoch ebenfalls äußerst beschränkt. So erklärten in der Untersuchung von Cronkite u. Moos (1980) „Posttreatment-" und „Treatment"-Faktoren nur 7,2% (konsumierte Alkoholmenge als Outcome-Kriterium) bzw. 11,3% (Abstinenz als Kriterium) der Kriteriumsvarianz. Offensichtlich ist die Lage ähnlich wie im Bereich der Persönlichkeitsvariablen, daß einer Variablen allein kein grundlegender Einfluß zukommt. Es stellt sich deshalb die Frage, welche Untersuchungseinheit möglichst viele der potentiell relevanten Umgebungsfaktoren zu repräsentieren vermag. Es müßte dies unseres Erachtens eine Einheit sein, die in ihrem „Spezifitätsgrad" zwischen *speziellen* (z. B. Arbeitslosigkeit, Ausmaß sozialer Unterstützung) und *globalen* (soziale Integration) kontextuellen Variablen angesiedelt ist.

Im folgenden wird das Konzept „Alltag" als eine Untersuchungseinheit vorgeschlagen, die Grundbedingungen aus dem Bereich der Umweltvariablen und im krankheitsmodifizierenden Sinne enthält. Eine Methode zur Erhebung alkoholismusrelevanter Alltagsdimensionen wird vorgestellt.

Die Untersuchungseinheit „Alltag"

Unter individueller Alltagsorganisation soll vorläufig verstanden werden, welche Orte die Person im Laufe typischer Tage aufsucht, wie lange sie jeweils an den Orten verweilt und welche Tätigkeiten sie dabei verrichtet. Eine Präzisierung des Erhebungsverfahrens findet sich an späterer Stelle.

Die Wahl des Alltags als Untersuchungseinheit bietet u. E. die folgenden Vorzüge:

- In der Organisation des individuellen Alltags finden viele der zuvor genannten spezifischen und globalen Faktoren ihren Niederschlag, wobei die Interaktion der Einzelfaktoren beobachtbar wird. So kann in einem Fall beispielsweise der Zustand „Arbeitslosigkeit" dadurch „kompensiert" werden, daß der betreffende Patient vermehrt in familiäre Verpflichtungen eingebunden wird (Teilnahme an gemeinsamen Mahlzeiten, häusliche Arbeiten; starke Familienkohäsion), während für einen anderen Patienten die Arbeitslosigkeit ein Mehr an frei verfügbarer Zeit bedeutet, die wiederum je nach Art bzw. Ausmaß sozialer Kontakte, finanzieller Ressourcen und verkehrstechnischer Anbindung so oder so genutzt werden kann.
- Der Konsum von Alkohol wird bei bereits bestehender Alkoholabhängigkeit selbst ein Bestandteil des Alltags sein. Durch die Erfassung des Alltags erfolgt auch eine naturalistische Erfassung des Problemverhaltens.
- Die Alltagsorganisation kann als abhängiger wie auch als unabhängiger Variablenbereich aufgefaßt werden. Die Person

kann zwar ihren Alltag prinzipiell selbst gestalten und verändern bzw. die Alltagsorganisation wird streckenweise durch die Alkoholabhängigkeit bestimmt, andererseits besteht das Spezifische dessen, was wir Alltag nennen, gerade darin, daß er als eine in großen Teilen unhinterfragte und vorgegebene Struktur erscheint, die unsere Handlungen und Handlungsmöglichkeiten in großem Ausmaße bestimmt. Es kann also nicht nur gefragt werden, wie sich eine bestehende Alkoholabhängigkeit in der Organisation des Alltags ausdrückt, sondern auch umgekehrt, welche Auswirkungen unterschiedliche gegebene Alltagsorganisationen auf den Alkoholkonsum und auf daraus erwachsende soziale Auffälligkeiten haben. Auf diese Funktion des Alltags als „bedingende" Größe beziehen wir uns im folgenden.

Wir fassen die individuelle Alltagsorganisation also als wesentliche verhaltenssteuernde Einheit auf. Der unspektakuläre und triviale Alltagsvollzug bildet den Rahmen, in den der Konsum von Alkohol integriert werden muß. Die Art und Weise des gelebten Alltags kann den Konsum von Alkohol selbst mehr oder weniger begünstigen bzw. einschränken und/oder die Folgen übermäßigen Konsums mehr oder weniger sozial „puffern" bzw. akzentuieren. Unterschiedliche Formen dieser Alltagsorganisation können deshalb als grundlegende Bedingungen für unterschiedliche Krankheitsentwicklungen (Konsummenge, Folgeschäden, soziale Auffälligkeit) aufgefaßt werden.

Da auf verwandte theoretische und empirische Forschungsansätze in diesem Rahmen nicht eingegangen werden kann, muß sich der interessierte Leser mit einigen wenigen Literaturhinweisen zufriedengeben. So berichtet Schwenkmezger (1987) über den Zusammenhang zwischen Tagesablauf und Persönlichkeit, deVries (1987) argumentiert für eine kontextbezogene Erfassung psychischer Störungen im natürlichen Lebensfeld der Patienten. Theoretische Beiträge zu kontextuellen Faktoren des Alkoholismus finden sich bei Gundel (1981), Renn u. Feser (1983) und Tretter (1987).

Alkoholismusrelevante Dimensionen des Alltags

Das Ziel der Beschäftigung mit dem Alltag von Suchtpatienten ist es, die krankheitsbeeinflussende Funktion unterschiedlicher Alltagsorganisationen zu untersuchen. Dazu muß die exakte Beschreibung des Einzeltags eines Patienten mit der jedes anderen Patienten vergleichbar sein. Um eine Vergleichbarkeit zu gewährleisten, ist es notwendig, die Vielfalt der potentiell den Tag über auftretenden Ereignisse und Tätigkeiten des Patienten zu kategorisieren. Hierzu wären zwei verschiedene Vorgehensweisen denkbar. Zum einen könnte man ein Kategoriensystem benutzen, das alle Situationen bzw. vorkommende Tätigkeiten und Ereignisse nach *inhaltlichen* Gesichtspunkten ordnet, wie es beispielsweise in der Zeitbudgetforschung üblich ist (Blass 1980). Damit hätte man ein Schema geschaffen, in das alle Alltage aller Personen (auch von Nichtsuchtpatienten) irgendwie einordenbar wären. Die Schwierigkeit bei einem derartigen Vorgehen liegt darin, daß es keine objektiven Anhaltspunkte dafür gibt, auf welcher Abstraktionsebene die Kategorien liegen sollen. Ist es z. B. ausreichend, die Situationen der Patienten am Arbeitsplatz in eine Kategorie „Arbeitsplatz" oder „Berufstätigkeit" einzuordnen, oder müßte nicht hier für jeden vorkommenden Beruf bzw. jede Teiltätigkeit eine eigene Kategorie eingerichtet werden?

Die besser geeignete Methode zur Beschreibung des Alltags ist folgende: Es werden von vorneherein einige *alkoholismusrelevante Dimensionen* festgelegt, nach denen alle Situationen eingeschätzt werden. Diese Dimensionen müssen so beschaffen sein, daß auf ihrer Grundlage eine Einteilung in Gruppen mit typischen Alltagen erfolgen und gleichzeitig die Struktur des Alltags (weniger der Inhalt) mit dem darin integrierten Alkoholkonsum genau beschrieben werden kann. Die beiden wichtigsten Dimensionen, anhand deren alle Situationen eines Tages eingeschätzt werden sollen, sind Anforderung und Kontrolle.

Anforderung

Daß ein Patient in einer bestimmten Situation überhaupt Alkohol trinken kann, setzt voraus, daß er über genügend zeitliche, finanzielle und andere Ressourcen verfügt. Die Forderungen des Arbeitgebers nach einer bestimmten Leistung am Arbeitsplatz oder die Forderung des Ehegatten nach Mithilfe im Haushalt machen Aktivitäten notwendig, die mit dem Konsum von Alkohol bzw. dessen Folgen *inkompatibel* sein können. Mit dem Ausmaß an zu erfüllenden Anforderungen kann zudem eine Verknappung des zum Trinken verwendbaren Zeitbudgets einhergehen. Wenn die Tätigkeit, die der Patient ausführt oder ausführen muß, sehr zeitaufwendig ist oder innerhalb eines eng gesteckten zeitlichen Rahmens erledigt werden muß, hat er weniger Möglichkeiten zum Alkoholkonsum, als wenn er sich in einer Situation befindet, die ihn physisch weniger auslastet. Der Patient kann auf ähnliche Weise in bestimmten Situationen eher kognitiv gefordert sein, so daß ein übermäßiger Alkoholkonsum seine Leistungen unter das Minimum herabsetzen würde. Die beschriebenen Zusammenhänge können unter dem Begriff „Anforderungen" zusammengefaßt werden. Anforderungen beziehen sich auf die Struktur der Situation und aller darin geforderten Tätigkeiten.

Kontrolle des Alkoholkonsums

Die zweite Dimension ist direkter auf die externe Steuerung des Alkoholkonsums bezogen. Verschiedene Faktoren können eine Einschränkung oder Erleichterung des Trinkens bewirken. Als erstes ist zu fragen, ob in der betreffenden Situation überhaupt Alkohol zur Verfügung steht und wie groß der Aufwand ist, Alkohol zu beschaffen (Alkoholverfügbarkeit). Außerdem ist wichtig, wie stark der Patient durch die Anwesenheit anderer Personen in der Situation am Trinken gehindert wird (personale Kontrolle). Der Einfluß dieser Personen kann direkt sein, z. B. durch Verbote, oder eher indirekt, z. B. wenn es in einer Firma nicht üblich ist, daß während der Arbeitspausen Alkohol getrunken wird (normative Kontrolle). Auch Drohungen des Ehepartners, sich scheiden zu lassen, Versuche, den Alkoholiker abzulenken oder zu entlasten, Abmahnungen des Arbeitgebers wegen Alkohol sowie direkte Zugriffsbeschränkungen wie Einschließen des Alkohols oder Rationierung der finanziellen Mittel oder auf exzessive Trinkperioden folgende stationäre Einweisungen sind weitere Formen der Kontrolle (Sanktionen).

Anforderung und Kontrolle sind Dimensionen, die zwar nicht völlig unabhängig voneinander sind, aber doch ihrem Schwerpunkt nach unterschieden werden können. Um sie erheben zu können, müssen sie noch weiter konkretisiert bzw. operationalisiert werden.

Alkoholkompatibilität, Teilnahmeverbindlichkeit und soziale Reaktionen

Das Ausmaß der Anforderungen und Kontrollen kann im wesentlichen daran festgemacht werden, wie *alkoholkompatibel* die Situationen sind, in die sich der Patient begibt oder begeben muß. Alkoholkompatibilität kann beeinflußt werden durch die Anwesenheit und Wirksamkeit anderer Personen, durch feste Regeln der Situation, durch allgemeingültige Normen und durch die spezielle Position/Rolle, die der Patient in der Situation einnimmt. Auch ob überhaupt Alkohol ohne größeren Aufwand verfügbar ist, kann hier mit eingehen. Alkoholkompatibilität vereinigt die Kontrolle, der der Patient innerhalb einer Situation unterliegt, und gleichzeitig die Anforderungen, die an ihn gestellt werden.

Die *Teilnahmeverbindlichkeit* steht für den konkreten Druck, der den Patienten mehr oder weniger dazu bringt, an der Situation teilzunehmen – steht also für die Kontrolle, der der Patient im Hinblick auf die Auswahl seiner Situationen unterliegt. Hier sind ökonomische, psychologische, soziale und andere Mechanismen wirk- und bedeutsam.

Eine weitere Variable zur Abbildung von Anforderung und Kontrolle ist die *Reaktion der sozialen Umwelt* auf den Alkoholkonsum. Hiermit sind sowohl Probleme und Streitereien gemeint, die als eher chronisch anzusehen sind, als auch mehr punktuell einsetzende Strafmaßnahmen auf Trinkexzesse wie Einlieferung in eine psychiatrische Klinik u. ä. Mit dieser Variablen wird vor allem der Kontrollaspekt durch soziale Instanzen abgedeckt.

Empirisches Vorgehen bei der Erhebung des Trinkalltages

Wie soll nun das Konzept der Alltagsorganisation empirisch handhabbar gemacht werden?

Den wichtigsten Teil der Erhebung bildet ein Interview zum Alltag. Darin wird der Patient als erstes gebeten, den Tag vor der stationären Aufnahme möglichst genau zu schildern. Es wird festgehalten, in welche Situationen/Settings sich der Patient begab, wie lange diese Situationen dauerten, wieviel und welche Personen anwesend waren, inwiefern er in seinem Alkoholkonsum durch die anderen Personen oder durch feststehende Regeln der Situationen beeinflußt wurde. Es wird erhoben, wieviel Alkohol tatsächlich konsumiert wurde – aber auch, wieviel Alkohol hätte getrunken werden können, ohne daß es besonders aufgefallen wäre (Alkoholkompatibilität). Dazu gehört die Frage, ob die anderen Teilnehmer an der Situation ebenfalls Alkohol tranken oder dies ablehnten.

Eine weitere wichtige Frage betrifft die Teilnahmeverbindlichkeit der einzelnen Situationen. Bestand ein großer Druck auf den Patienten, an der Situation teilzunehmen, oder war es ihm völlig freigestellt? Was wäre passiert, wenn er nicht gekommen wäre? Hätte er etwas zu befürchten gehabt, oder wäre sein Fehlen gar nicht bemerkt worden? Außerdem muß gefragt werden, wie das soziale Umfeld des Patienten auf seinen Alkoholkonsum reagierte, z. B. mit Entlastung des Patienten, mit Druck auf den Patienten o. ä.

Für die beiden Variablen „Teilnahmeverbindlichkeit" und „Alkoholkompatibilität" wird mittels eines Paarvergleichs (Rating) aller Situationen miteinander für jede Situation ein relativer Wert ermittelt:

Beispiel: Paarvergleich für die Dimension Alkoholkompatibilität (Abb. 1)
Die ersten Situationen im Arbeitsalltag eines von uns untersuchten Patienten waren: Frühstück, Fahrt mit dem Pkw zur Arbeitsstelle, Arbeitstätigkeit und Pause. Die Situation Frühstück wird mit allen anderen Situationen des Tages im Hinblick darauf verglichen, ob die Alkoholkompatibilität beim Frühstück höher oder niedriger als in den verglichenen Situationen war. D. h. es kommt nicht in erster Linie darauf an, wieviel Gramm Alkohol tatsächlich in jeder Situation konsumiert wird, sondern wieviel konsumiert werden könnte, ohne daß es auffällig würde. War die Situation inkompatibler als eine andere, wird ein Minus vermerkt; war sie kompatibler, ein Pluszeichen (bei Unentscheidbarkeit ein Gleichheitszeichen). Durch numerische Transformationen ergibt sich schließlich ein numerischer Kennwert für diese Situation, der zwischen -1 und $+1$ liegen kann. $+1$ bedeutet die maximale Alkoholkompatibilität, d. h. daß der Patient in dieser Situation am ehesten im Vergleich zu allen anderen Situationen hätte trinken können. -1 bedeutet, daß der Patient in dieser Situation am wenigsten die Möglichkeit gehabt hätte, Alkohol zu trinken (minimale Freiheitsgrade).

	Alkohol-kompatibilität	Pat.-code: Beispiel Rater:			
i	Situation	Früh-stück	Auto	Arbeit	Pause
1	Frühstück	\	—	—	—
2	Auto	+	\	+	+
3	Arbeit	+	—	\	+
4	Pause	+	—	—	\
	$s = \Sigma(+) - \Sigma(-)$	3	-3	-1	1
	$r = s / (i-1)$	1	-1	-0,3	0,3
	Dauer der Sit.	0,5	0,4	4	0,3

Abb. 1. Auswertungsschema zur Einschätzung der Alkoholkompatibilität mehrerer Situationen eines Patienten, Paarvergleichstafel

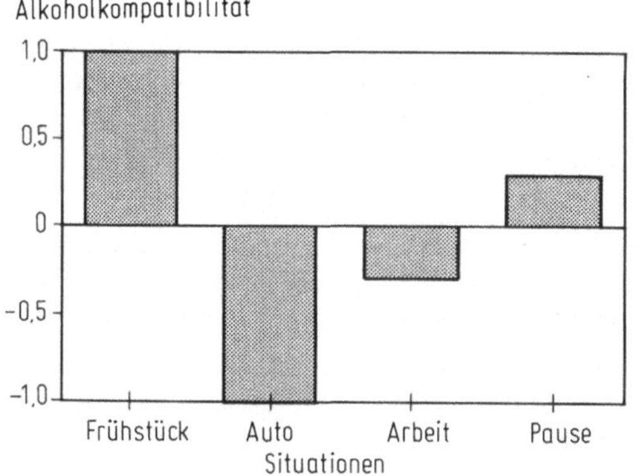

Abb. 2. Profil der Alkoholkompatibilität einiger Situationen eines Patienten

Dasselbe Verfahren wird auch für alle anderen Situationen des erhobenen Tages angewendet, so daß sich ein Profil der Alkoholkompatibilität ergibt (Abb. 2).

Ein weiteres Maß zur Beschreibung unterschiedlicher Alltagsorganisationen besteht darin, den relativen *Zeitanteil* festzuhalten,

	Alkoholkompatibilität der Situation		
	niedrig	mittel	hoch
Prozentuale Zeitanteile	7,7	82,7	9,6

Abb. 3. Erläuterungen im Text

den der Patient in Situationen mit hoher, mittlerer und niedriger Alkoholkompatibilität verbracht hat (die Cutoffs der drei Kategorien wurden bei $-1 \leq r \leq -0.33$ für niedrig kompatibel, $-0.33 < r \leq 0.33$ für mittel und $0.33 < r \leq 1$ für hoch festgelegt). Es ergeben sich also für die Variable Alkoholkompatibilität drei Zeit-Prozentwerte (die sich zu 100% summieren; Abb. 3).

Diese drei Prozentwerte können zusammen mit der tatsächlichen Konsummenge als Maß dafür genommen werden, wie das Trinkverhalten des Patienten durch situative Gegebenheiten beeinflußt wird: Muß er den Großteil der konsumierten Menge in einer kurzen Zeitspanne trinken, die einigermaßen alkoholkompatibel ist, weil die restliche Zeit niedrig alkoholkompatibel ist, oder kann er das Trinken in seine anderen Tätigkeiten über den Tag hinweg integrieren („Paralleltrinken"), weil er die meiste Zeit in Situationen verbringt, die mittel oder hoch alkoholkompatibel sind?

In analoger Weise werden für alle Situationen Kennwerte hinsichtlich der *Teilnahmeverbindlichkeit* erhoben. Wieder wird jede Situation mit jeder verglichen, ob der Patient einem hohen Druck unterliegt, an der Situation teilzunehmen, oder ob er völlige Freiheit hat, daran teilzunehmen oder nicht. Diese Werte können als Maß dafür genommen werden, wie stark die Struktur des Tagesablaufs insgesamt durch äußere Regulationen festgelegt ist.

Die *Reaktion der sozialen Umwelt* auf das Konsumverhalten wird als Rating mit drei Kategorien über den gesamten Tag gemessen. Die drei Kategorien umfassen positiv erlebte Reaktionen wie Unterstützung und Wegnahme von Belastungen, negativ erlebte Reaktionen wie Druck von Ehefrau oder Arbeitgeber, Streit, Auseinandersetzungen und neutrale bzw. nicht erkennbare Reaktionen.

Veränderungen der Alltagsorganisation
im Krankheitsverlauf

Um den möglichen Einfluß der Alltagsorganisation auf die Krankheitsentwicklung erfassen zu können, muß die zuvor wiedergegebene Beschreibungsmethode in das Design einer Verlaufsuntersuchung eingebunden werden. Um die Krankheitskarriere und die Faktoren, die die Erkrankung beeinflussen, genau beschreiben zu können, ist es notwendig, die Patienten zeitlich möglichst engmaschig zu verfolgen, um mögliche Veränderungen schnell zu entdecken und Zusammenhänge mit bedingenden Faktoren aufdecken zu können. Bei Verlaufsuntersuchungen von Alkoholikern werden meist jedoch erst nach einem Jahr Nachuntersuchungen durchgeführt. Dieser Zeitraum ist für die Erfassung kontextueller Einflüsse auf den Alkoholkonsum und die Alkoholerkrankung zu lang, um auch kleinere Schwankungen z. B. in der Trinkmenge und nicht nur das grobe Datum Abstinenz vs. Nichtabstinenz zu messen. Nötig sind häufige und regelmäßige Nachuntersuchungen, z. B. jedes Quartal über mehrere Jahre hinweg, um eine möglichst kontinuierliche Registrierung der Datenbereiche zu erzielen.

Der Patient wird deshalb gebeten, noch fünf weitere verschiedene Tage zu nennen und zu beschreiben, die sich im zurückliegenden Quartal ereignet haben. Für die fünf zusätzlichen Tage werden in ähnlicher, wenn auch etwas kürzerer Form alle Daten zu den Faktoren „Alkoholkompatibilität", „Teilnahmeverbindlichkeit", „Reaktion der sozialen Umwelt", „Trinkverhalten" usw. erhoben. Damit kann die *Variabilität* im Alltag des Patienten gut eingeschätzt werden. Wenn sich wenig verändert, muß sich dies in ähnlichen Profilen der insgesamt sechs Tage zeigen. Treten große Schwankungen auf, werden auch die Alltagsprofile sehr unterschiedlich aussehen.

Man muß davon ausgehen, daß die fünf zusätzlichen Tage weniger gut erinnert werden als der vorhergehende. Möglicherweise werden die Patienten auch eher dazu übergehen, weniger konkrete als eher prototypische Tage ihrer normalen Alltagswoche zu berichten. Dies ist aber insofern kein Nachteil, da sich auch in derartigen prototypischen Tagen ein gewichtiger Teil erlebter Realität abbildet.

Danach wird in einem weiteren Schritt gefragt, welche Tage des vergangenen Quartals sich von den bisher berichteten unterschieden haben bzw. zu welchen Zeitpunkten Veränderungen eingetreten sind. Um dem Patienten bei der Erinnerung zu helfen, wird ihm hierzu ein Kalender des relevanten Zeitraumes vorgelegt, in dem Ereignisse aus dem kommunalen und politischen Geschehen, Feiertage u. ä. eingetragen sind. Interessierende Veränderungen sind vor allem solche der Trinkmenge und der Verteilung der Trinkmenge über den Tag. Somit ergibt sich ein quasi kontinuierliches Bild der Veränderungen im Alltag des Patienten.

Bei jeder Nachuntersuchung wird im Prinzip dieselbe Untersuchung wiederholt, vor allem das Interview zum jeweils vorhergehenden Tag und zum vorhergehenden Quartal. Zusätzlich wird erhoben, ob Veränderungen in der zeitlichen Trinkverteilung aufgetreten sind. Veränderungen können in drei Kategorien eingeteilt werden: Diffusion, Konzentration und Verlagerung. Mit dem Begriff „Diffusion" ist gemeint, daß die Menge des konsumierten Alkohols innerhalb eines größeren Zeitraums pro Tag getrunken wird, während „Konzentration" beschreibt, daß die (gleichbleibende) Trinkmenge innerhalb kürzerer Zeiten zu trinken ist. „Verlagerung" bedeutet, daß die Dauer der Trinkzeit zwar gleichbleibt, aber innerhalb des Tages deutlich verschoben wird, z. B. von hauptsächlich vor- und nachmittags auf den Abend.

Durch die Erfassung des Alkoholkonsums in seiner natürlichen, alltäglichen Eingebundenheit wird sichtbar, ob den Veränderungen in der Konsummenge, im somatischen Zustand oder in der sozialen Auffälligkeit Veränderungen in der Alltagsorganisation *vorangehen* oder *nachfolgen*, oder ob kein solcher enger zeitlicher Zusammenhang erkennbar ist. Die Erfassung der Alltagsorganisation läßt sich sinnvoll durch andere Variablenbereiche (Background-/Intake-Variablen, Life-Events u. a.) ergänzen, so daß beispielsweise folgende Fragestellungen beantwortet werden können: Läßt sich die Entwicklung der Krankheit eher durch Background-/Intake-Variablen oder eher durch die Veränderung in der Alltagsstruktur, also durch die Folge der typischen Alltage, vorhersagen? Beruht die Wirkung von Life-Events in erster Linie darauf, daß der Alltagsablauf modifiziert wird, oder auf ihrer psychischen Bedeutsamkeit?

Unterschiedliche Arten des Zusammenhangs zwischen Alltagsorganisation und Krankheitsentwicklung könnten dazu dienen,
verschiedene Teilgruppen chronisch Alkoholkranker zu unterscheiden, was wiederum eine Bedingung für die Entwicklung differentieller Interventionsstrategien ist.

Literatur

Amann G, Baumann U, Lexel-Gartner B (1988) Soziales Netzwerk und soziale
  Unterstützung bei männlichen Alkoholikern. Suchtgefahren 34:369–378
Beardslee W, Vaillant G (1984) Prospective prediction of alcoholism and
  psychopathology. J Stud Alcohol 45:500–503
Becker K, Leitner N, Schulz W (1986) Soziales Umfeld von Alkoholikern bei
  Klinikentlassung und sein Einfluß auf den Behandlungserfolg. Psychiatri-
  sche Praxis 13:121–127
Blane H (1968) The Personality of the alcoholic: guises of dependency. Harper
  & Row, New York
Blass W (1980) Zeitbudget-Forschung. Campus, Frankfurt
Colletti G, Brownell K (1982) The physical and emotional benefits of social
  support: Application to obesity, smoking, and alcoholism. In: Hersen M,
  Eisler R, Miller P (eds) Progress in behavior modification, vol 13. Academic
  Press, New York, pp 109–178
Cronkite R, Moos R (1980) Determinants of the posttreatment functioning of
  alcoholic patients: A conceptual framework. J Consult Clin Psychology
  48(3):305–316
deVries M (1987) Investigating mental disorders in their natural settings. J Nerv
  Ment Dis 175:509–513
Feuerlein W (1984) Alkoholismus – Mißbrauch und Abhängigkeit (3. Aufl).
  Thieme, Stuttgart New York
Finney J, Moos R, Mewborn C (1980) Posttreatment experiences and treatment
  outcome of alcoholic patients six months and two years after hospitaliza-
  tion. J Consult Clin Psychology 48 (1):17–29
Goodman A, Siegel C, Craig T, Lin S (1983) The relationship between socio-
  economic class and prevalence of schizophrenia, alcoholism, and affective
  disorders treated by inpatient care in an suburan area. Am J Psychiatry
  140:166–170
Gundel K (1981) Sucht und Situation – eine „Ökoanalyse“. Wiener Zeitschr
  Suchtforschung 4 (3):17–34
Henkel D (1987) Kurzbericht über das Forschungsprojekt: Arbeitslosigkeit und
  Alkoholismus. Suchtgefahren 33:286–289
Jacob T (1987) Alcoholism: a family interaction perspective. In: Rivers P (ed)
  Alcohol and addictive behavior. Nebraska Symposium on Motivation 1986,
  University of Nebraska Press, Lincoln, pp 99–206

Keup W (Hrsg) (1985) Biologie der Sucht. Springer, Berlin

Küfner H (1981a) Systemwissenschaftlich orientierte Überlegungen zu einer integrativen Alkoholismustheorie. Wiener Zeitschr Suchtforschung 3:3–16

Küfner H (1981b) Zur Persönlichkeit von Alkoholabhängigen. In: Knischewski E (Hrsg) Alkoholismustherapie. Vermittlung von Erfahrungsfeldern im stationären Bereich. Nicol, Kassel

Küfner H (1984) Zur Prognose des Alkoholismus. Therapiewoche 34:3636–3643

Linsky A, Straus M, Colby J (1985) Stressful events, stressful conditions and alcohol problems in the United States: A partial test of Bale's theory. J Stud Alcohol 46:72–80

Pattison E (1980) Differential treatment of alcoholism. In: Fann W (ed) Phenomenology and treatment of alcoholism. Spectrum, Wexford Terrace, pp 181–205

Pearlin L, Radabaugh C (1976) Economic strains and the coping functions of alcohol. Am J Sociology 82:652–663

Renn H, Feser H (1983) Probleme des Alkoholmißbrauchs junger Soldaten im Vergleich zu gleichaltrigen Zivilpersonen. Wehrpsychologische Untersuchungen 18 (6):1–180

Rist F, Watzl H (1989) Clusteranalysen von Persönlichkeitsmerkmalen – ein Weg zur differentiellen Therapiezuweisung bei Alkoholkranken? Zeitschr Klin Psychologie 18 (2):166–172

Rost W (1986) Psychoanalytische Modellvorstellungen zur Theorie des Alkoholismus. Psyche 4:289–309

Schwenkmezger P (1987) Tagesablauf und Persönlichkeit. Trierer Psychologische Berichte, Bd 14, Heft 5. Universität, Psychologisches Institut, Trier

Steiner C (1971) Games Alcoholics Play. Grove Press, New York

Steinglass P, Tislenko L, Reiss D (1985) Stability/instability in the alcoholic marriage: the interrelationships between course of alcoholism, family process, and marital outcome. Family Process 24:365–376

Tretter F (1987) Perspektiven einer psychiatrischen Ökologie der Sucht. In: Dörner D (Hrsg) Neue Praxis braucht neue Theorie. Psychiatrie-Verlag, Wunstorf, S 144–171

Weiss W (1981) Zur Bedeutung der Arbeitserfahrung für den Konsum von Alkohol, Tabak und Medikamenten. Drogalkohol 2:33–40

IV. Abhängigkeit als sekundäre Folge psychiatrischer Erkrankungen

Psychiatrische Grunderkrankung und Alkoholismus

R. Olbrich

Mit der Frage, ob hinter dem Alkoholismus eine andere psychiatrische Krankheit im Sinne einer Grunderkrankung steht, hat sich die Psychiatrie wiederholt beschäftigt. Es ist dies eine u.E. recht reizvolle Thematik, nicht zuletzt wegen ihrer potentiellen Bedeutung für die klinische Praxis. Sollte sich beispielsweise herausstellen, daß dem Alkoholmißbrauch eine Prozeßpsychose zugrunde liegt, dann wäre mit dem Einsatz von Neuroleptika ein Behandlungsprinzip indiziert, das sich von den zur Zeit gängigen Therapieverfahren grundsätzlich abhebt.

Wir wollen im folgenden über Forschungsanstrengungen berichten, bei denen es um die hier skizzierte Fragestellung geht. Dabei beschränken sich unsere Ausführungen in diagnostischer Hinsicht und berücksichtigen mit der Schizophrenie und den affektiven Psychosen nur endogene Erkrankungen. Psychopathien und Neurosen wollen wir hingegen nicht einbeziehen. Die diversen psychiatrischen Schulen verbinden diese Krankheitsgruppen jeweils mit so unterschiedlichen Vorstellungen, daß sie als Außenkriterium für die Validierung des Alkoholismuskonzepts kaum geeignet erscheinen.

Schizophrenie und Alkoholismus

Wir beginnen, weil hier die Forschung in ihren Ergebnissen recht eindeutig ist, unseren Bericht mit den schizophrenen Psychosen. Man ist die Frage, wieweit sie das eigentliche pathologische Geschehen beim Alkoholismus sind, mit ganz unterschiedlichen methodischen Mitteln angegangen. Im einzelnen wurden vor allem die folgenden Ansätze zur Anwendung gebracht (Solomon 1983):

1. Epidemiologische Verfahren, in denen es darum ging, den Anteil von Suchtpatienten mit der (Zusatz-)Diagnose Schizophrenie zu ermitteln.
2. Ansätze der Familienforschung; hier war die Alkoholismusrate bei Verwandten ersten Grades von Schizophrenen Untersuchungsgegenstand.
3. Ein symptombezogenes Verfahren, das Gruppen von Alkoholikern und Schizophrenen hinsichtlich ihrer psychopathologischen Profile verglich.
4. Ein psychodiagnostischer Ansatz, bei dem sich die Suche nach Gruppendifferenzen auf Dimensionen der Persönlichkeit bezog.
5. Eine biographische Betrachtungsweise unter spezieller Berücksichtigung der sozialen Entwicklungsbedingungen der Patienten.
6. Eine neurophysiologische Untersuchung, die die Hirnstromaktivität von Alkoholikern und Schizophrenen verglich.

Die letztgenannte Studie berichtet über vergleichbare Abweichungen des EEG in beiden Diagnosegruppen (Cozer et al. 1979). Ansonsten läßt sich aber die betriebene Forschung dahingehend resümieren (Solomon 1983), daß die Mehrzahl der Publikationen innerhalb der skizzierten Ansätze kaum einen Anhalt für einen nosologischen Zusammenhang von Alkoholismus und schizophrener Psychose bieten. Wo alkoholkranke und schizophrene Patienten miteinander verglichen worden sind, traten meist deutliche Unterschiede in den untersuchten Merkmalsbereichen in Erscheinung.

Eine unlängst erschienene Studie von Cook u. Winokur (1985) weist darauf hin, daß süchtiges Verhalten und psychotische Symptomatik selbst innerhalb der Alkoholikerpopulation voneinander zu trennende Entwicklungen sind. In einer Untersuchung bei Verwandten ersten Grades von 259 alkoholkranken Probanden wurden 59 suchtkranke Angehörige identifiziert, bei denen der Indexpatient in der Anamnese zusätzlich Wahnideen und/oder Halluzinationen bot. In dieser Angehörigengruppe berichteten immerhin 22% ebenfalls über eine psychotische Symptomatik. Demgegenüber war dies bei 43 suchtkranken Anverwandten ohne entsprechende Familienanamnese zu nur 5% der Fall. Die Autoren zogen aus ihren Daten den Schluß, daß psychotische Produktion einen vom Alkoholismus unabhängigen Erbgang besitzt.

Insgesamt resultiert in der einschlägigen Literatur zur Frage eines Zusammenhangs von Alkoholkrankheit und schizophrener Psychose, wie oben dargestellt, ein recht einheitliches Bild. In den Fällen einer Koinzidenz wird dem Alkoholismus allenfalls der Status eines Epiphänomens zugeschrieben. Schon Eugen Bleuler (1911) hat zu diesem Punkt folgendes ausgeführt (2. 219): „In diesen Fällen ist der Alkoholismus wohl als Symptom der Schizophrenie aufzufassen. Daß die letztere erst nachträglich bei einem Alkoholiker aufgetreten wäre, habe ich noch nicht gesehen."

Endogene Depression und Alkoholismus

Wesentlich schwieriger als für die schizophrene Erkrankung gestaltet sich bei affektiven Psychosen die Klärung ihres Status im Sinne einer Grunderkrankung des Alkoholismus. Diese Schwierigkeit ist u. E. nicht zuletzt darauf zurückzuführen, daß uns depressive Symptomatik beim Alkoholkranken in so zahlreichen Nuancen entgegentritt. Die Verwendung z. T. konkurrierender Gegensatzpaare, mit denen der Kliniker die Stellung der Depression im Rahmen einer Suchtkrankheit zu definieren versucht (z. B. primär vs. sekundär, den Alkoholismus auslösend vs. durch Alkohol ausgelöst u. a.), verdeutlicht diesen Sachverhalt. Darüber hinaus bestehen im klinischen Bild Abgrenzungsprobleme zwischen Alkoholismus und affektiven Psychosen. Wie Weissman et al. (1977) bei der Anwendung von Selbst- und Fremdbeurteilungsskalen sahen, besitzen primär Depressive und depressive Alkoholkranke bei unterschiedlicher Größe der Stimmungsauslenkung ein sehr ähnliches Symptomprofil.

Die einschlägige Forschung hat sich um die Frage, ob dem Alkoholmißbrauch eine endogene Depression zugrunde liegt, vorrangig im Rahmen von Familienstudien bemüht. Hinter dieser Methode steht die nicht unplausible Überlegung, daß die Grundzüge einer bestimmten Erkrankung bei den Angehörigen des Patienten u. U. unverhüllter in Erscheinung treten. Der Ansatz hat natürlich eine genetische Transmission der Krankheit zur Voraussetzung. Im Bereich der Alkoholismusforschung ist er vor allem mit den Namen von Winokur, Schuckit und Goodwin verknüpft.

In einer der ersten umfangreicheren Studien gingen Pitts u. Winokur (1966) der Frage nach, ob im familiären Umfeld von Alkoholikern die Erkrankungsrate für affektive Psychosen sowie auch anderer psychiatrischer Krankheiten (Schizophrenie, Neurose, Alkoholismus) im Vergleich zu psychiatrisch unauffälligen Probanden höher liegt. Man stellte 62 stationär behandelten Alkoholkranken eine gleich große Zahl von Patienten aus der Allgemeinmedizin gegenüber und bemühte sich dabei um eine sehr sorgfältige Gruppenparallelisierung hinsichtlich Alter, Geschlecht, wirtschaftlicher Verhältnisse und Zivilstand. Eine Analyse der Familienanamnesen ergab für die affektiven Psychosen, daß die Eltern der Alkoholkranken hier im Trend und die Geschwister statistisch signifikant in vermehrter Zahl erkrankt waren. In der Alkoholikerpopulation betrug die Erkrankungsrate der Geschwister 8%, bei Kontrollprobanden lediglich 0,5%. Ähnliche Erhöhungen waren im übrigen weder für schizophrene Psychosen noch für Neurosen erkennbar.

In einer weiteren Untersuchung kam es Winokur et al. (1970) vor allem auf die Frage an, ob männliche und weibliche Angehörige von Alkoholikern ein unterschiedliches Morbiditätsrisiko für psychiatrische Störungen kennzeichnet. Von 259 Alkoholikern beiderlei Geschlechts wurden Väter und Mütter, Brüder und Schwestern sowie Söhne und Töchter in die Studie einbezogen; das untersuchte Kollektiv war mit jenem der weiter oben referierten Arbeit von Cook u. Winokur (1985) identisch. Wie aus Tab. 1 hervorgeht, ergibt sich hinsichtlich des errechneten Erkrankungsrisikos über die drei Generationen (Eltern, Geschwister und Kinder) hinweg eine gleichartige Verteilung: männliche Verwandte von Alkoholikern zeigten die höchste Prävalenz für Alkoholismus, weibliche Angehörige hingegen für affektive Psychosen (in Form von Depressionen). Dieses Muster besaß für die Familien von männlichen wie weiblichen Alkoholkranken gleichermaßen Gültigkeit.

Die Daten dieser sowie auch der zuvor zitierten Studie lassen Alkoholismus und endogene Depression als nosologisch einheitlich in Erscheinung treten; in Betonung dieser gemeinsamen Wurzel wurde für beide Krankheitsformen der Ausdruck „Depressions-Spektrum Erkrankung" geprägt. Eine Ursache dafür, daß sich eine

Tabelle 1. Das Morbiditätsrisiko (MR) für psychiatrische Erkrankungen bei Angehörigen ersten Grades von 259 Alkoholikern

Angehörige	Männer (n = 156)			Frauen (n = 103)		
	Krank	Gefährdet	MR	Krank	Gefährdet	MR
Väter						
Alkoholismus	50	151	33%	33	101	33%
Affektive Erkrankung	4	126	3%	7	81	9%
Soziopathie	7	156	4%	0	103	0%
Mütter						
Alkoholismus	14	150	9%	7	100	7%
Affektive Erkrankung	25	124	20%	16	84	19%
Soziopathie	0	156	0%	1	103	1%
Brüder						
Alkoholismus	61	172	35%	39	111	35%
Affektive Erkrankung	7	123	6%	4	73	5%
Soziopathie	14	221	6%	8	139	6%
Schwestern						
Alkoholismus	13	195	7%	18	116	16%
Affektive Erkrankung	24	140	17%	17	76	22%
Soziopathie	0	251	0%	1	145	1%
Söhne						
Alkoholismus	7	23	30%	4	12	33%
Affektive Erkrankung	1	22	5%	1	11	9%
Soziopathie	3	57	5%	2	33	6%
Töchter						
Alkoholismus	0	23	0%	1	21	5%
Affektive Erkrankung	7	22	32%	14	19	74%
Soziopathie	1	63	1%	2	53	4%

Aus Winokur et al. (1970).

Störung bei Frauen phänomenologisch vergleichsweise selten als Alkoholmißbrauch manifestiert, sah man in der scharfen sozialen Mißbilligung, der der Alkoholkonsum von Frauen in den meisten westlichen Ländern ausgesetzt ist.

In neueren Untersuchungen, die den Ansatz der Familienforschung weiterentwickelt haben, wird diese nosologisch sehr breit angelegte Konzeption des Alkoholismus in Frage gestellt. Im Rahmen ihrer dänischen Adoptionsstudie haben Goodwin et al. (1977) u. a. eine Gruppe von 49 Frauen untersucht, die getrennt von ihren eigentlichen, alkoholkranken Vätern aufgewachsen waren. Bei diesem Kollektiv, bei dem allenfalls genetische Faktoren, nicht aber soziale Einflüsse seitens der leiblichen Eltern zum Tragen kommen konnten, lag die Depressionsrate nun nicht mehr signifikant höher als bei einer Gruppe von Kontrollprobanden.

In dieselbe Richtung weist eine Arbeit von Merikangas et al. (1985), in der es ebenfalls um die Transmission psychiatrischer Erkrankungen an die Nachkommenschaft geht. Hier wurden 114 Depressive ohne und 19 Patienten mit der Zusatzdiagnose Alkoholismus gegenübergestellt. Im Vergleich zu einem Kontrollkollektiv stieg bei den Kindern der lediglich depressiven Patienten der Anteil an Depressionen um ca. das Vierfache an, nicht aber die Alkoholismusrate. Die Nachkommen, für die von elterlicher Seite zusätzlich zur Depression auch eine Suchtbelastung bestand, zeigten keine weitere Zunahme der depressiven Verstimmung, jedoch eine Steigerung der Fälle mit Alkoholproblemen, und zwar um den Faktor 3.

Während es die referierte Adoptionsstudie von Goodwin et al. (1977) mithin wenig wahrscheinlich macht, daß eine erhöhte Depressionsrate in Familien von Alkoholikern genetisch bedingt sein kann, wird durch die Studie von Merikangas et al. (1985) ein familiärer Transfer von affektiver Störung zu süchtigem Verhalten und damit eine einheitliche Nosologie beider Erkrankungen überhaupt in Frage gestellt. Der derzeitige Stand familienorientierter Alkoholismusforschung zur Stellung endogener Depressionen ist bei einer insgesamt wechselvollen Geschichte dahingehend charakterisiert, daß für sie Hinweise im Sinne einer Art Basiskrankheit kaum vorliegen.

Anhang: Lithium bei Alkoholismus

Den Leser mag interessieren, daß es seitens der Pharmakopsychiatrie Untersuchungen gab, die als ein Versuch interpretierbar sind, die Frage einer nosologischen Zuordnung des Alkoholismus zu affektiven Psychosen quasi ex juvantibus zu klären. Man verordnete dem Alkoholkranken Lithiumpräparate. Sollte der Mißbrauch unter dieser Behandlung sistieren, dann wäre dies, so die Argumentationslinie, ein Hinweis für eine zugrundeliegende endogene Depression, die durch die Medikation günstig zu beeinflussen ist.

Die erste kontrollierte Anwendung von Lithiumsalzen in der Alkoholismustherapie wurde von Kline et al. (1974) publiziert. Die Autoren hatten das Medikament 16 chronischen Alkoholkranken mit einer Suchtanamnese von mindestens fünf Jahren über einen Zeitraum von 48 Wochen appliziert. Eine hinsichtlich des Schweregrades der Erkrankung vergleichbare Gruppe von 14 Alkoholikern erhielt ein Placebopräparat. Es wird berichtet, daß nur 25% der mit Lithium Behandelten im Laufe der einjährigen Projektphase wegen eines alkoholischen Rückfalls erneut stationär aufgenommen werden mußten. In der Kontrollgruppe war dies bei 64% der Fall.

Dieses eindrucksvolle Ergebnis veranlaßte uns selbst zu einem Replikationsversuch (Olbrich et al. 1990). Wir verabreichten 8 männlichen Alkoholkranken, die alle bereits zerebral Mißbrauchsfolgen aufwiesen, unter stationären Behandlungsbedingungen jeweils zwölf Wochen lang Lithium respektive Placebo. Die Hälfte der Patienten erhielt zunächst das Verumpräparat. Die Kontrolle der Zielsymptomatik erfolgte über sehr sorgfältige Beobachtungen; zweimal täglich wurden Protokolle über einen etwaigen Alkoholkonsum der Patienten angefertigt. Im Rahmen unseres Versuchsplans konnten wir keinerlei Therapieeffekte des Lithiums registrieren.

Uns sind aus der Literatur zu der hier behandelten Thematik zwei weitere placebokontrollierte Studien bekannt. Während Merry et al. (1976) die positiven Resultate von Kline et al. (1974) bestätigten, sahen Pond et al. (1981) ähnlich wie wir keine Beeinflussung von Trinkverhalten durch Lithium. Das einschlägige pharmakopsychiatrische Schrifttum bietet mithin ein widersprüchliches Bild; es vermag daher gegenwärtig kaum zur Klärung der Frage beitragen, ob dem Alkoholismus eine endogene Depression zugrunde liegt.

Zusammenfassung

Die Untersuchung geht der Frage nach, ob dem Alkoholismus eine psychiatrische Erkrankung im Sinne einer endogenen Psychose zugrunde liegt. Für die Schizophrenie läßt sich die Frage anhand der vorliegenden Literatur recht eindeutig entscheiden, und zwar in einem negativen Sinne. Schwieriger gestaltet sich die Antwort im Hinblick auf endogene Depressionen. Während pharmakopsychiatrische Untersuchungen aufgrund widersprüchlicher Befunde derzeit nicht verwertbar sind, bieten Familienstudien letztlich wenig Belege für die Annahme, daß hinter dem Alkoholmißbrauch eine affektive Psychose steht.

Literatur

Bleuler E (1911) Dementia praecox oder Gruppe der Schizophrenien. Deuticke, Leipzig

Cook BL, Winokur G (1985) Separate heritability of alcoholism and psychotic symptoms. Am J Psychiatry 142:360–361

Cozer RW, Dymond AM, Serafetinides EA (1979) Electroencephalographic similarities between chronic alcoholics and chronic, non-paranoid schizophrenics. Arch Gen Psychiatry 36:91–94

Goodwin DW, Schulsinger F, Knop J, Mednick S, Guze SB (1977) Alcoholism and depression in adopted-out daughters of alcoholics. Arch Gen Psychiatry 34:751–755

Kline NS, Wren JC, Cooper IB, Varga E, Canal O (1974) Evaluation of lithium therapy in chronic and periodic alcoholism. Am J Med Sciences 268:15–22

Merikangas KR, Weissman MM, Prusoff BA, Pauls DL, Leckman JF (1985) Depressives with secondary alcoholism: Psychiatric disorders in offspring. J Studies Alcohol 46:199–204

Merry J, Reynolds CM, Bailey J, Coppen A (1976) Prophylactic treatment of alcoholism by lithium carbonate. A controlled study. Lancet 481–482

Olbrich R, Siedow H, Völter M, Watzl H (1990, im Druck) Lithium in der Behandlung chronischer Alkoholkranker mit zerebralen Schädigungen – eine kontrollierte Studie. Nervenarzt 61

Pitts FN, Winokur G (1966) Affective disorders-VII: Alcoholism and affective disorder. J Psychiat Res 4:37–50

Pond SM, Becker CE, Vandervoort R, Phillips M, Bowler RM, Peck CC (1981) An evaluation of the effects of lithium in the treatment of chronic alcoholism. I. Clinical results. Alcoholism: Clin Exp Res 5:247–251

Solomon J (1983) Psychiatric characteristics of alcoholics. In: Kissin B, Beglei-
ter H (eds) The biology of alcoholism, vol 6. Plenum, New York
Weissmann MM, Pottenger M, Kleber H, Ruben HL, Williams D, Thompson
WD (1977) Symptom patterns in primary and secondary depression. Arch
Gen Psychiatry 34:854–862
Winokur G, Reich T, Rimmer J, Pitts FN (1970) Alcoholism III. Diagnosis and
familial psychiatric illness in 259 alcoholic probands. Arch Gen Psychiatry
23:104–111

Borderline-Persönlichkeitsstörung und Sucht

D. Hänsel

Innerseelische Anknüpfungspunkte von Suchtmitteln

Die Entwicklung zu einer manifesten und behandlungsbedürftigen
Suchtmittelabhängigkeit ist ein vielschichtiger und langer Prozeß.
Beobachter und Therapeuten versuchen, diesen Prozeß in verschiedenen Stadien seiner Entwicklung auf psychischen, somatischen
und sozialen Ebenen begrifflich zu fassen und zu verstehen – können aber dem komplizierten Netzwerk von Wirkfaktoren nie gerecht werden. Dennoch braucht jeder Forscher und Therapeut eine
strukturierende Modellvorstellung zur Suchtentwicklung.

Ich möchte aus dem Blickwinkel psychoanalytisch orientierter
Suchtkrankentherapie an einem konkreten Fallbeispiel einer Borderline-Persönlichkeitsstörung beschreiben, an welchen intrapsychischen Strukturen eine psychotrope Substanz – in diesem Fall
der Alkohol – zu wirken beginnt, wie sich die Wechselwirkung
zwischen krankhaftem seelischen Erleben und psychotroper Substanz gestaltet und ausbreitet, bis schließlich eine behandlungsbe-
dürftige Suchtmittelabhängigkeit vorliegt. Wenn ich einen solchen
Prozeß in die Suchtmittelabhängigkeit hinein und aus der behandlungsbedürftigen Sucht heraus nach analytischen Gesichtspunkten
beschreiben wollte, müßte ich auf folgende Fragen eingehen:
– Wie sehen die innerseelischen Anknüpfungstatbestände zur
  späteren Suchtentwicklung aus? „Anknüpfungstatbestand" ist
  eigentlich ein Begriff aus der forensischen Begutachtung, trifft
  aber auch unseren Sachverhalt: An welchen psychischen Störungen, die den manifesten Borderline-Symptomen zugrunde
  liegen, setzen die psychotropen Substanzen an?
– Wie und in welcher Rolle greifen psychotrope Substanzen in die
  individuelle Psychodynamik der Einzelsymptome und in das

Gesamtgefüge des innerseelischen Erlebens von Borderline-Persönlichkeitsstörungen ein?

- Was wird durch diesen Eingriff so verändert, daß die betroffenen Menschen an dem einmal erlebten Konfliktlösungsmodus (Mentzos 1985) via Suchtmittel festhalten und schließlich daran hängenbleiben?
- Welche psychischen und sozialen Mechanismen führen zur Abstinenzbereitschaft?
- Welche psychischen Veränderungen sind im Rahmen einer Entwöhnungsbehandlung nötig, damit der Betroffene — pointiert gesagt — trotz seiner weiterbestehenden, aber entschärften Psychodynamik in Zukunft suchtmittelfrei und halbwegs zufrieden leben kann?

Differenzierte Aussagen zu solchen Fragen können zum einen krankheitsgruppenspezifisch, z. B. auf der Abstraktionsebene der allgemeinen Psychodynamik von strukturellen Ich-Störungen (Heigl-Evers 1990), zum anderen mit Hilfe von Einzelfallanalysen gemacht werden. Ich wähle den zweiten Weg. Ich möchte auf Zusammenhänge zwischen individuellen Erlebensweisen und Suchtmittelwirkungen eingehen, und zwar anhand von Patientenaussagen und nach meinem analytischen Verständnis dieser Aussagen. Dabei beschränke ich mich auf einige Aspekte der eben erwähnten Fragen:

- In welcher Weise bzw. mit welcher Funktion greift der Alkohol in die Psychodynamik einer Borderline-Persönlichkeitsstörung ein?
- Welche Komponenten der Psychodynamik werden so verändert, daß der Betroffene an dem sich aufbauenden Konfliktlösungsmodus via Suchtmittel festhält?

Natürlich kann ich auch aus diesem Fragenkomplex nur ein paar Gesichtspunkte behandeln — sozusagen Details aus einem komplexen Gefüge und Momentaufnahmen aus einem langen Entwicklungsprozeß. Außerdem dürfen die Zusammenhänge zwischen individuellen Erlebensweisen und Suchtmittelwirkungen strenggenommen nicht nach dem Ursache-Wirkungs- oder Wenn-dann-Prinzip verstanden werden; schon alleine deshalb nicht, weil hier ein langer Entwicklungsprozeß retrospektiv betrachtet wird.

Psychotrope Substanzen, die in der Suchtszene verwendet werden, haben natürlich verschiedenartige Wirkungen. In einer groben Einteilung möchte ich nennen:

- dämpfende – entspannende – entlastende,
- betäubende,
- primär aktivierende und
- primär euphorisierende Wirkungen.

Suchtkranke Patienten mit Borderline-Psychopathologie haben in ihrer persönlichen Suchtgeschichte entweder mit verschiedenen Suchtmitteln unterschiedliche Wirkungen gesucht oder – seltener – mit einer einzigen Substanz verschiedene Wirkungsqualitäten erlebt. Warum in jener aktuellen Situation die eine, in einer anderen Situation die andere Wirkung gesucht oder erlebt wird, hängt sicher von verschiedenen inneren oder äußeren Bedingungen ab; aber eben auch von intrapsychischen Bedingungen, z. B. vom Charakter der abgewehrten Affekte (Wurmer 1983) oder von der gewünschten Wirkung der Droge auf die verschiedenen Qualitäten des Bewußtseins (Krystal u. Raskin 1983). Anstelle von psychotropen Substanzen können – stellvertretend – nichtstoffgebundene Suchtmechanismen, z. B. anorektisches Fehlverhalten, mit der Psychopathologie in Korrespondenz treten. Die allgemeine Aussage, Suchtmittel seien untereinander austauschbar, wird also dem komplexen Phänomen der Drogenwahl nicht gerecht. Das Problem müßte vielmehr folgendermaßen formuliert werden: Welche Wirkung einer psychotropen Substanz läßt sich in welcher aktuellen Situation der individuellen Suchtgeschichte mit welcher Komponente der Psychopathologie in Zusammenhang bringen (Hendin 1983)?

Ein Beispiel: Die spezifische Alkoholwirkung

Dieser Frage möchte ich am Beispiel einer Patientenaussage zur erleichternden Wirkung des Alkohols einmal nachgehen. Dabei interessiert mich die strukturspezifische Erleichterungswirkung des Alkohols bei einer Patientin mit Borderline-Persönlichkeitsstörung, Alkohol- und Medikamentenabhängigkeit sowie Bulimie. Silvia, so will ich sie nennen, kommentierte die Anfangsphase ihrer im 13. Lebensjahr einsetzenden Suchtentwicklung mit folgenden Worten: „Jetzt weiß ich, daß ich meine Mutter damals nur unter Most habe ertragen können."

Wie ist diese Aussage zu verstehen? Wie andere Borderline-Patienten kann auch Silvia die unbewußten Bilder von ihrem eigenen Selbst nicht trennen von den unbewußten Phantasien, die sie von anderen Menschen hat. Ich und Nicht-Ich, Innen und Außen sind im aktuellen Erleben eins. Und so macht sich Silvias Erleben praktisch immer an einem relevanten anderen Menschen fest. Ihre Aussage, sie habe die Mutter nur unter Most ertragen können, bezieht sich nach analytischem Verständnis nur auf einen Teil ihrer Gesamtproblematik – nämlich auf den externalisierten Teil, die Mutter – besser ausgedrückt: die Interaktionserfahrungen mit der Mutter. Diese gehören zur Persönlichkeitsstruktur von Silvia, werden von ihr aber aus bestimmten Gründen nach außen verlagert. Somit muß ich Silvias Aussage erweitern: Sie hat nicht allein die Mutter, sondern auch sich selbst nur unter Most ertragen können.

Und was ist es, was sie nicht ertragen konnte? Es sind nichtverarbeitete „archaische" Aggressionen, die in ihrer Psychodynamik eine große Rolle spielen. Diese sind zwar ursprünglich in den Beziehungen zu den engsten Bezugspersonen entstanden – inzwischen aber, modifiziert, gut verpackt und dennoch ständig aktivierbar, in Silvias Persönlichkeitsstruktur verankert.

Und warum kann Silvia diese Aggressionen nicht als einen eigenen Wutaffekt benennen? Das hängt mit ihrem unbewußten Selbstbild und mit den Objektbildern zusammen. Etwas konkreter gesagt: Silvia hat von der Berechtigung und Wirksamkeit ihrer eigenen Wünsche bzw. Empfindungen sowie vom Wert ihrer gesamten Person ein schwaches und negativ besetztes Bild. Dementsprechend erlebt sie ihre Umwelt als ständig bedrohlich. Um sich vor diesen gefährlichen Erlebensqualitäten zu schützen, braucht sie ein „gutes Objekt" – in aller Regel eine Person, die von ihr mit guten, d.h. nährenden, schützenden Eigenschaften ausgestattet wird. Wenn eine solche Person nicht zur Verfügung steht oder sich der Verfügung durch Silvia entzieht, hat das katastrophale intrapsychische Folgen. Silvia befürchtet unbewußt, daß dann unter der

Wucht ihrer eigenen Aggressionen die gesamte psychosoziale Welt zusammenbrechen könnte (Rohde-Dachser 1983).

Silvias Aussage, sie habe ihre Mutter nur unter Most ertragen können, bedeutet aus objektpsychologischer Sicht somit folgendes: Most, ein milde wirkendes alkoholhaltiges Getränk, hat die archaischen Aggressionen, die in Silvias Psychodynamik sowohl gegen das eigene Ich als auch gegen das Teilobjekt Mutter gerichtet sind, etwas entschärft – aber nur entschärft; Most konnte nicht helfen, die Wut zu kanalisieren, zu agieren oder zu verbalisieren. In der therapeutischen Situation, als Silvia diese Aussage machte, wurde sie sich der Wut ein wenig bewußter. Aber sie konnte zum einen ihre eigene Wut weiterhin nur an der Mutter festmachen und zum anderen die Wut auch nur unter dem Schutzschild der Erinnerungen an die Alkoholwirkung ansehen. Silvia hatte nämlich schon sehr früh in ihrem Leben den Alkohol als etwas Hilfreiches erlebt. Allmählich entwickelt sich daraus eine innere Beziehung zum Alkohol. Manche Patienten sprechen vom „ständigen Begleiter", vom „Freund Alkohol", von der „Liebe zur Flasche" – Ausdrücke, die darauf hinweisen, daß die chemische Substanz Ethanol einen personalen Charakter bekommen hat bzw. – mit analytischen Worten – zu einem Objekt geworden ist. Bei Silvia wurde Alkohol zu einem problemlos verfügbaren, besseren Objekt, als es die Mutter je sein konnte, und damit zu einem Objektersatz.

Ich halte die Sichtweise für wichtig, daß der Patient zu seinem Suchtmittel eine Beziehung hat. Beziehung besagt, daß es sich nicht um einen statischen Vorgang handelt – etwa in dem Sinne, daß der Alkohol ein Loch in der Psyche ausfüllt, sondern um ein dynamisches Geschehen, in das schließlich die ganze Beziehungsgestaltung des Patienten eingeht (Rost 1988).

Wenn Alkohol zum Objekt wird

Silvia hat mir gegenüber den Alkohol nie als „Freund" oder als „hilfreich" charakterisiert. Das liegt daran, daß zum Zeitpunkt ihrer Therapie solche liebevollen Ausdrücke für die erlebte Alkoholwirkung nicht mehr paßten. Im Laufe der Jahre hatte sich nämlich die Beziehung zum Alkohol um eine wesentliche Komponente erweitert: es wurden auch die aggressiven und destruktiven Anteile der Psychodynamik mit einbezogen. Phasenweise und schließlich überwiegend suchte Silvia im Alkoholtrinken ein Erleben, das über die beschriebenen Erleichterungswirkungen hinausging. Sie wollte vergessen, „Zu sein, dicht sein, ohnmächtig sein, betäuben" – alles Ausdrücke von Suchtkranken für eine Drogenwirkung, die sich qualitativ von den Erleichterungswirkungen unterscheidet. In einer solchen gesuchten Wirkung steckt nämlich ein hohes Maß an Selbstdestruktion und Ohnmachtserleben.

Vor allem die Selbstdestruktion wird bereits in der Wortwahl der Betroffenen zu ihrem „Saufen" deutlich. „Da knall ich mich Zu ohne Wenn und Aber" – ein Ausdruck, der recht häufig auch von Drogenabhängigen benutzt wird – „Da sauf ich mir den Kragen ab – knall mir die Birne voll – hau mir einen rein" und anderes mehr.

Es gibt Suchtpatienten, die von Beginn ihrer Suchtkarriere an dieses Trinkziel der Betäubung gesucht haben; bei anderen entwickelte es sich erst im Laufe der Suchterkrankung, z. B. bei Silvia. Wenn diese Art des abhängigen Mißbrauchs episodisch auftritt, nach einer Phase der Abstinenz und, für den Betroffenen ziemlich unerklärlich, aus gewissem Wohlbefinden heraus, dann dürfte dies dem Epsilonalkoholismus Jellineks, der Dipsomanie, entsprechen.

Das Betäubungstrinken kommt aber nicht nur bei Borderline-Persönlichkeitsstörungen vor. Es scheint mir eher typisch zu sein für alle Arten von strukturellen Ich-Störungen. Ich kenne Patienten mit depressiver Struktur auf niedrigem Organisationsniveau, die nach Enttäuschungen durch einen Beziehungsabbruch wochenlang selbstdestruktiv gesoffen haben – oder Patienten, bei denen eine narzißtische Persönlichkeitsstörung im Sinne eines pathologischen Narzißmus im Vordergrund steht, die über Jahrzehnte hinweg fast täglich, ohne den auslösenden Grund benennen zu können, mit dem Ziel der Betäubung exzessiv und mit Folgeschäden getrunken haben.

Welche intrapsychischen Bedingungen liegen nun dem Betäubungstrinken bei Borderline-Persönlichkeitsstörungen zugrunde? In phänomenologisch orientierten Zusammenstellungen zur Borderline-Pathologie, z. B. im DSM III (American Psychiatric Association 1980), wird der Alkoholabusus mit dem episodischen Verlust der Impulskontrolle und mit selbstschädigendem Verhalten in Zusammenhang gebracht. Per definitionem typisch für das Betäubungstrinken bei Borderline-Störungen wäre also: aus nicht erkennbarem Anlaß episodisch auftretendes, exzessives, selbstdestruktives Trinken − ohne Aussage, ob ein abhängiger oder nichtabhängiger Mißbrauch bzw., nach DSM-III-Nomenklatur, ob ein Mißbrauch oder eine Abhängigkeit vorliegt.

Meines Erachtens muß aber beim Betäubungstrinken im Rahmen einer Borderline-Störung unterschieden werden zwischen dem Vorgang des Verlusts der Impulskontrolle und der Bindung dieses Vorgangs an das Alkoholtrinken. Der Verlust der Impulskontrolle, besser gesagt − die episodisch oder situativ partiell bezüglich destruktiver Affekte eingeschränkte Impulssteuerung kann sich grundsätzlich in verschiedenen Verhaltensbereichen auswirken: nach DSM III beim Geldausgeben, bei sexuellen Verhaltensweisen, riskantem Fahren, Diebstahl, beim Glücksspiel, in Form von Freßanfällen und beim Substanzmißbrauch.

Beim alkoholkranken Borderline-Patienten ist dieser Vorgang ausschließlich oder in erster Linie an das Objekt Alkohol gebunden. Ich sagte „Objekt Alkohol", weil der Alkohol durch die Vorerfahrungen schon einen Beziehungscharakter bekommen hatte. So ist z. B. bei Silvia im Laufe ihrer Abhängigkeitsentwicklung die gesamte intrapsychische Dynamik, die dem klinischen Phänomen „Verlust der Impulskontrolle" zugrundeliegt, in die Beziehung zum Alkohol eingegangen − und dazu gehört das erwähnte intrapsychisch nicht verarbeitete, archaische Aggressionspotential (Rost 1988).

Am Umgang mit Alkohol läßt sich dann tatsächlich das Nebeneinander sogenannter libidinöser und aggressiver Affekte recht augenscheinlich ablesen: Einerseits wird Alkohol gesucht, weil er die enormen, aus vielen Quellen stammenden intrapsychischen Spannungen auflöst und hilft, den selbstdestruktiven Impulsdurchbruch vor dem eigenen Gewissen zu rechtfertigen; andererseits wird er gehaßt und „vernichtet", wie sich manche Borderline-Patienten ausdrücken. Diese episodisch auftretende, nach außen brutal und selbstdestruktiv erscheinende Art des Umgangs mit sich und mit dem Suchtmittel kann man bei Alkoholikern, Drogenabhängigen, Mehrfachabhängigen, z. B. in der Kombination Alkohol und Barbiturate, bei Benzodiazepinabhängigen und bestimmten Arten von Anorexie, nämlich der Anorexie im Sinne von Lebensverneinung, beobachten. Natürlich ist in solchem selbstdestruktiven „Saufen" keine Kontrolle über das Suchtmittel mehr möglich. In extremen Fällen wird auch keine Kontrolle gesucht. Der Betroffene säuft dann mehrere Tage lang, bis er physikalisch-körperlich nicht mehr kann, oder spritzt sich in einer Situation „zu" bis er umfällt.

Für narzißtische Persönlichkeitsstörungen (mit pathologischem Größenselbst) ist es subjektiv gefährlich, sich im Rausch sozusagen aus der Hand zu geben, die Kontrolle über sich zu verlieren. Nach meiner Erfahrung unterscheiden solche Suchtkranke daher zwischen Betäubung und Rausch. So sagte ein Patient einmal: „Ich wollte die Betäubung, aber nicht den Rausch. Ein Vollrausch war für mich ein Unfall." Ein anderer meinte: „Wenn ich trinke, habe ich einen unbändigen Wunsch, ohnmächtig zu sein. Die Ohnmacht ist schon vor dem Rausch da." Diese beiden Patienten haben also sehr deutlich unterschieden zwischen dem Ziel des Betäubungstrinkens und der Art zu trinken, dem Trinkmuster – nämlich mit Kontrollverlust. Beim Trinken mit Kontrollverlust wird bekanntlich immer ursprünglich die Erleichterungsfunktion des Alkohols gesucht. Wenn die Wirkung erreicht ist oder wenn die Toleranzgrenze sich verändert hat, kann mit dem Trinken nicht mehr aufgehört werden. Auch beim Betäubungstrinken geht es zunächst um ein Trinkziel: „betäuben, dicht sein, vergessen können, ohnmächtig sein" oder wie die Ausdrücke sonst noch heißen mögen. Ich könnte es damit auch als eine bestimmte Form des Erleichterungstrinkens ansehen. Nur ist das Betäubungstrinken von vornherein mit exzessiven Trinkmengen verbunden. Je nach Psychopathologie des Betroffenen spielt der Gedanke einer Kontrolle eine mehr oder weniger bedeutende Rolle. Es wird aber nie die Kontrolle über die Trinkmenge gesucht, sondern über das soziale Verhalten trotz des exzessiven Alkoholmißbrauchs.

Betäubungstrinken und abhängiger Mißbrauch mit Kontrollverlust kommt bei süchtigen Borderline-Patienten nebeneinander vor. Recht häufig – aber nicht ausschließlich – werden für beide Einnahmeziele verschiedenartige Suchtmittel verwendet, z. B. Alkohol und Barbiturate zum Betäuben, Heroin bzw. Codein für die Euphorie.

Diesen Unterschied und das Nebeneinander der beiden Arten des Umgangs mit dem Suchtmittel gibt es auch in bezug auf Eßwaren bei der Bulimia nervosa. Eine Patientin beschrieb das folgendermaßen: „Es gibt Tage, da weiß ich schon am Morgen, daß ich heute fressen werde, tierisch fressen, bis alles weg ist. Danach kriege ich einen Wahnsinnshaß auf mich und kotze wieder alles raus. Es gibt aber auch Situationen, da kann ich mich halt nicht beherrschen. Da esse ich eben mehr, als ich will. Es wird dann nicht so viel wie beim tierischen Fressen, und ich muß auch nicht unbedingt erbrechen."

Zusammenfassung

Unter den verschiedenartigen Entwicklungen zu einer Suchtmittelabhängigkeit gibt es eine Gruppe von Erkrankten, deren Abhängigkeitsprozeß sich nach einem psychoanalytischen Verstehensmodell adäquat beschreiben läßt. Am Beispiel der Interaktion von gestörtem seelischen Erleben bei einer Borderline-Persönlichkeitsstörung und der psychotropen Alkoholwirkung habe ich beschrieben, an welche (prämorbiden) intrapsychischen Mechanismen das Suchtmittel anknüpft und wie sich daraus ein Konfliktlösungsmodus aufbaut, in dem schließlich die gesamte Beziehungsproblematik mit libidinösen, aggressiven und destruktiven Impulsen über das Suchtmittel agiert und z. T. auch kanalisiert wird. Einzelne Stadien dieser Entwicklung lassen sich begrifflich fassen, z. B. die Phase des Erleichterungstrinkens und des Betäubungstrinkens. Der individuelle psychodynamische Inhalt des Erleichterungs- bzw. Betäubungstrinkens kann sowohl aus der Sicht der jeweiligen Persönlichkeitsproblematik betrachtet werden als auch auf einer allgemeiner gültigen Abstraktionsebene spezifischer Suchtmechanismen.

Literatur

American Psychiatric Association (1980) Diagnostic and statistical manual of mental disorders, 3rd ed. Deutsch (1989) Diagnostisches und Statistisches Manual psychischer Störungen DSM-III. Beltz, Weinheim Basel

Heigl-Evers A, Schultze-Dierbach E, Standke G (1990) Grundstörungen bei Abhängigkeit und Sucht aus tiefenpsychologischer Sicht. In diesem Band

Hendin H (1983) Drogenkonsum als selbstdestruktives Verhalten. Ein psychodynamischer Ansatz. In: Lettieri DJ (Hrsg) Drogenabhängigkeit. Beltz, Weinheim Basel, S 208–212

Krystal H, Raskin HA (1983) Drogensucht. Vandenhoeck & Ruprecht, Göttingen

Mentzos S (1985) Neurotische Konfliktverarbeitung. Fischer, Frankfurt

Rohde-Dachser C (1983) Das Borderline-Syndrom, 3 Aufl Huber, Bern Stuttgart Wien

Rost WD (1988) Psychoanalyse des Alkoholismus, 2 Aufl. Klett-Cotta, Stuttgart

Wurmser L (1983) Drogengebrauch als Abwehrmechanismus. In: Lettieri DJ (Hrsg) Drogenabhängigkeit. Beltz, Weinheim Basel, S 84–86

Psychotische Erkrankungen und Alkoholismus

M. Soyka

Einleitung

Der Zusammenhang von verschiedenen psychischen Störungen und Suchterkrankungen im allgemeinen, speziell aber die Beziehung der endogenen Psychosen zum Alkoholismus, hat in den letzten Jahren zunehmendes psychiatrisches Interesse gefunden (Alterman et al. 1980, Freed 1975, Galdi u. Bonato 1981, Hays u. Aidroos 1986, Kendler 1985, Kesselmann et al. (1982). Die Diskussion kreist dabei um ätiologische, differentialdiagnostische und therapeutische Probleme, die das gleichzeitige Auftreten einer psychotischen Erkrankung und eines süchtigen Verhaltens bei einem Patienten aufwirft und knüpft dabei an Arbeiten überwiegend deutschsprachiger Autoren aus der ersten Hälfte dieses Jahrhunderts an (Bonhoeffer 1901, 1912, Bowman u. Jellineck 1942, Huber 1939, Marcel 1847, Schröder 1912, Wolfensberger 1923). Vor allem der Zusammenhang zwischen Alkoholismus und psychotischen, insbesondere paranoid-halluzinatorischen Syndromen, fand dabei größere Aufmerksamkeit, wobei die ätiologische und differentialdiagnostische Einordnung der Alkoholpsychosen im Mittelpunkt stand. Während die toxische Genese des Delirium tremens nie ernsthaft in Zweifel gezogen wurde und auch experimentell belegt (Isbell et al. 1955) werden konnte, wurde die Alkoholhalluzinose, bei der der Patient an einem akuten Verfolgungswahn und akustischen Halluzinationen, vorwiegend Stimmen, leidet (Alpert u. Silvers 1970, Cutting 1979, 1987, Cross et al. 1963, 1967, Saraway u. Pardes 1967, Scott 1967, Scott et al. 1969, Victor u. Hope 1958) einerseits als rein alkoholische, andererseits als schizophrene Psychose, mitausgelöst oder kompliziert durch Alkoholismus, angesehen. Schon früh wurde erkannt, daß sich die Psychopathologie beider Krankheitsbilder sehr ähnelte (Glass 1989a); weiter zeigte sich, daß eine Alkoholhalluzinose chronifizieren konnte und sich dann im Verlauf nicht sicher von chronisch schizophrenen Psychosen differenzieren ließ (Benedetti 1952, Glass 1989b). In vielen Fällen wird die Differentialdiagnose zwischen einer schizophrenen und Alkoholpsychose dadurch erschwert, daß sich die Alkoholanamnese nicht genau erheben läßt und typische Entzugserscheinungen gerade bei der Alkoholhalluzinose fehlen können. Auch Übergangsformen und Mischbilder der Alkoholhalluzinose und des Delirium tremens wurden beschrieben (Sobczyk 1983). Ob Patienten mit einer schizophrenen Psychose häufiger als die normale Bevölkerung alkoholkrank werden und wie der zeitliche Zusammenhang zwischen beiden Erkrankungen ist, ist bislang wenig untersucht worden (Pulver et al. 1989, Übersicht bei Freed 1975).

Die differentialdiagnostische Einordnung des alkoholischen Eifersuchtswahns kann häufig Probleme bereiten. Wahnhafte Eifersuchtsideen treten bei einer Vielzahl von psychischen Störungen, insbesondere bei Schizophrenien (Ortega 1959, Wendt 1951) aber auch affektiven Psychosen, hirnorganischen Störungen und Vergiftungen sowie „monosymptomatisch" bei der Paranoia auf (Benezech et al. 1984, Crowe et al. 1988, Gausebeck 1928, Hahn 1933, Jaspers 1910, Liebers 1919, Maier 1985, Pauleickhoff 1977, Retterstol 1967, Scholz 1930, Shepherd 1961, Sobczyk 1983, Tellerbach 1967, Tiggelaar 1956, Vauhkomen 1968, Wendt 1951), keineswegs ausschließlich oder auch nur überwiegend bei Alkoholkranken; stellen hier aber ein besonders eindrucksvolles Krankheitsbild dar (Kolle 1932, Kraft-Ebing 1891, Laux u. Reimer 1979, Llopis 1962, Postrach 1988, Soyka et al. 1989). Bonhoeffer (1901) rechnete die Eifersuchtsideen zum „psychischen Habitus" des chronischen Alkoholikers; von Kraft-Ebing (1891) sah den Eifersuchtswahn bei männlichen Alkoholikern als fast pathognomonisch an; Kolle (1932) betonte die Notwendigkeit, den Eifersuchtswahn der Trinker von den viel häufigeren nichtwahnhaften Eifersucht*sideen* sorgfältig zu differenzieren.

Sicher ist, daß ein Eifersuchtswahn auch kurzfristig im Rahmen eines Delirium tremens oder einer Alkoholhalluzinose auftreten und mit ihr abklingen kann (Postrach 1988, Soyka et al. 1988). Während ICD-9 (WHO 1978) an der Diagnose des alkoholischen Eifersuchtswahns als Entität festhielt, kennen DSM-III und DSM-

IIIR (American Psychiatric Association 1980, 1987) diese Diagnose nicht mehr; hier muß die Diagnose einer paranoiden Störung und einer Alokholabhängigkeit zur Klassifikation dieses Phänomens gewählt werden.

In der folgenden Arbeit soll über einige aktuelle Befunde und Probleme bei der differentialdiagnostischen Einordnung und Therapie der Alkoholhalluzinose und des alkoholischen Eifersuchtswahns berichtet werden.

Die Alkoholhalluzinose – Psychopathologische Charakteristika

Phänomenologische Unterschiede der Alkoholhalluzinose im Vergleich zur paranoiden Schizophrenie wurden von mehreren Autoren kaum gesehen (Cutting 1979, 1987, Goodwin et al. 1971). Neben dem Vorliegen akustischer Halluzinationen, überwiegend Stimmen, stehen paranoide Denkinhalte (meist ein Verfolgungswahn) und zum Teil auch optische Halluzinationen im Vordergrund – Symptome, die sich auch bei einer paranoid halluzinatorischen Schizophrenie finden lassen. Eine Bewußtseinsstörung liegt üblicherweise nicht vor (Seitz 1951). Die Differentialdiagnose beider Erkrankungen ist auch klinisch bedeutsam. Manche Patienten mit einer Alkoholhalluzinose werden als schizophren mißdiagnostiziert und unnötig lange mit Neuroleptika behandelt (Surawicz 1980). Um mögliche psychopathologische Unterschiede zwischen beiden Krankheitsbildern zu finden, die eine Differentialdiagnose erleichtern, wurden in einer retrospektiven Studie zwei Stichproben zu je 53 Patienten mit einer Alkoholhalluzinose bzw. einer paranoiden Schizophrenie verglichen, die im selben Zeitraum in der Nervenklinik der Universität München behandelt worden waren. Die Patientengruppen mit je 37 Männern und 16 Frauen waren alters- und geschlechtsegalisiert, das Durchschnittsalter beider Stichproben betrug 38,1 (22–58) Jahre; die Methodik folgte der von Soyka u. Zugs (1989) und von Soyka (1989). Die Diagnose einer Alkoholhalluzinose bzw. einer paranoiden Schizophrenie wurde nach ICD-9-Kriterien (WHO 1979) gestellt, die Psychopathologie war mit Hilfe des AMDP-Systems (Guy u. Ban 1982) protokolliert worden.

Bei einem Vergleich der psychopathologischen Befunde zeigte sich, daß sich die paranoid-halluzinatorische Symptomatik bei beiden Krankheitsbildern kaum unterschied (Tab. 1). Im Vordergrund standen bei beiden Krankheitsbildern akustische Halluzinationen, Verfolgungs- und Beziehungsideen. Für differentialdiagnostische Überlegungen am geeignetsten erschien die unterschiedliche Häufigkeit von schizophrenen Denk- und Affektstörungen einerseits und *psychotischen Ich-Störungen* andererseits. Denkzerfahrenheit, Gedankenabreißen, Ambivalenz und Parathymie fanden sich signifikant häufiger bei schizophrenen Patienten. Besonders markant war die unterschiedliche Verteilung psychotischer Ich-Störungen: 70% der untersuchten Alkoholiker, aber nur 13% der Schizophrenen hatten keine Ich-Störungen ($p < 0{,}001$); Derealisation, Depersonalisation, Gedankenausbreitung, -eingebung und Fremdbeeinflussungserlebnisse waren hochsignifikant häufiger bei Schizophrenen. Gerade diesen Symptomen kommt bei der Differentialdiagnose zwischen beiden Erkrankungen daher Bedeutung zu.

Tabelle 1. Psychopathologische Befunde bei je 53 Patienten mit einer Alkoholhalluzinose bzw. einer paranoiden Schizophrenie (nach Soyka u. Zugs 1989)

	Alkoholiker		Schizophrene		Signifikanz
		%		%	
Formale Denkstörungen					
Verlangsamt	19	35,8	18	34,0	n.s.
Inkohärent, zerfahren	9	17,0	23	43,4	0,01
Gedankenabreißen	2	3,8	10	18,9	0,05
Ideenflüchtig	3	5,7	4	7,5	n.s.
Vorbeireden	4	7,5	11	20,8	n.s
Unkonzentriert	16	30,2	22	41,5	n.s.
Grübeln	4	7,5	8	15,1	n.s
Perseverieren	3	5,7	7	13,2	n.s
Störungen der Affektivität					
Ängstlich	41	77,4	38	71,7	n.s.
Innerlich unruhig	30	56,6	33	62,3	n.s.
Depressiv	25	47,2	29	54,7	n.s.
Gereizt	12	22,6	19	35,8	n.s.
Dysphorisch	8	15,1	8	15,1	n.s
Euphorisch	6	11,3	12	22,6	n.s

Tabelle 1 (Fortsetzung)

	Alkoholiker	%	Schizophrene	%	Signifikanz
Ratlos	11	20,8	20	37,7	n.s.
Affektarm	13	24,5	15	28,3	n.s.
Affektlabil	8	15,1	10	18,9	n.s.
Albern, läppisch	2	3,8	8	15,1	0,05
Mißtrauisch	7	13,2	27	50,9	0,001
Affektstarr	8	15,1	18	34,0	0,05
Affektflach	3	5,7	14	26,4	0,01
Parathym	10	18,9	19	35,8	0,05
Ambivalent	1	1,0	17	32,1	0,001
Gesamt	53	100,0	53	100,0	
Antriebs- und psychomotorische Störungen					
Agitiert (motorisch unruhig)	23	43,4	16	30,2	n.s.
Stuporös	1	1,9	5	9,4	n.s.
Manieriert, bizarr	1	1,9	10	18,9	0,01
Antriebsarm	15	28,3	25	47,2	0,05
Mutistisch	1	1,9	4	7,5	n.s.
Stereotyp	0	–	6	11,3	0,05
Autistisch	0	–	9	17,0	0,01
Sinnestäuschungen					
Illusionen	10	18,9	7	13,2	n.s.
Halluzinationen	53	100,0	47	88,7	0,05
Optische Halluzination	23	43,4	18	34,0	n.s.
– delirant	1	1,9	0	–	
– konkreter Inhalt	22	41,5	18	34,0	
Akustische Halluzination	53	100,0	44	83,0	0,01
– bekannte Stimmen	23	43,4	15	28,3	n.s.
– mehrere Stimmen	40	75,5	35	66,0	n.s.
– kommentarische Stimmen	18	34,0	15	28,3	n.s.
– beschimpfte Stimmen	30	56,6	12	22,6	0,01
– dialogistische Stimmen	21	39,6	9	17,0	0,05
– bedrohliche Stimmen	26	49,1	9	15,1	0,01
– befehlende Stimmen	15	28,3	19	35,8	n.s.
– Namen des Patienten rufende Stimmen	4	7,5	2	3,8	n.s.
– um Hilfe rufende Stimmen	2	3,8	1	1,9	n.s.
– positive Stimmen	7	13,2	4	7,5	n.s.
– Musik	7	13,2	1	1,9	n.s.
– Akoasmen	4	7,5	13	24,5	0,01

Tabelle 1 (Fortsetzung)

	Alkoholiker		Schizophrene		Signifikanz
		%		%	
Gedankenlautwerden	3	5,7	3	5,7	n.s.
Körperhalluzinationen	6	11,3	13	24,5	n.s.
Geruchs- u. Geschmackshal- luzination	5	9,4	11	20,8	n.s.
Wahn					
Kein Wahn	7	13,2	1	1,9	0,05
Wahneinfall/Wahngedanke	17	32,1	33	62,3	0,01
Wahnwahrnehmung	11	20,8	11	20,8	n.s.
Wahnstimmung	15	28,3	30	56,5	0,01
Eifersuchtswahn	3	5,7	3	5,7	n.s.
Verfolgungs-/ Beeinträchtigungswahn	38	71,7	47	88,7	0,05
Beziehungswahn	24	45,3	41	77,4	0,001
Größenwahn	6	11,3	7	13,2	n.s.
Hypochondrischer Wahn	1	1,9	8	15,1	0,05
Liebeswahn	0	–	4	7,5	n.s.
Ich-Störungen					
Keine Ich-Störungen	37	69,8	7	13,2	0,001
Derealisation	4	7,5	16	30,2	0,01
Depersonalisation	1	1,9	11	20,8	0,01
Gedankenausbreitung	7	13,2	19	35,8	0,01
Gedankenentzug	2	3,8	6	11,3	n.s.
Gedankeneingebung	2	3,8	11	20,8	0,01
Fremdbeeinflussung	13	24,5	34	64,2	0,001

Verlaufskriterien und therapeutische Überlegungen

Ähnlich wie bei drogeninduzierten Psychosen wird die Diagnose einer Alkoholhalluzinose in Abgrenzung zu einer schizophrenen Psychose häufig nur aus dem Verlauf heraus zu stellen sein. Im Gegensatz zu den Schizophrenien (Bleuler et al. 1976, Ciompi 1980, Ciompi u. Müller 1976) liegen bislang nur wenige katamnestische Studien über den Verlauf akuter Halluzinosen vor; eine Übersicht bringt Glass (1989b). Hervorzuheben ist hier die Arbeit von Benedetti (1952), der in ca. 20% der von ihm nachuntersuchten Fälle

Tabelle 2. Erkrankungsalter und Verlauf bei je 53 Patienten mit paranoider Schizophrenie und Alkoholhalluzinose

		Alkoholiker	Schizophrene
Gesamt	n	53	53
Alter in Jahren bei Erstmanifestation	x	37,4 (22 – 58)	32,8 (21 – 57)
Alter in Jahren bei psychiatrischer Erstaufnahme	x	38,1 (22 – 58)	33,6 (21 – 60)
Akuter Beginn	n	49	8
Patienten mit Rezidiv	n	27	44
Chronischer Verlauf wahrscheinlich	n	6	29

chronifizierte Formen finden konnte; er legte die zeitliche Grenze, bei der ein Übergang in eine chronische Psychose zu erwarten ist, empirisch auf sechs Monate fest. Der Vergleich beider Patientengruppen hinsichtlich Beginn und Verlauf der psychischen Erkrankung zeigte, daß Alkoholiker überwiegend akut erkrankten mit einer Exacerbation der paranoid-halluzinatorischen Symptomatik innerhalb weniger Stunden (Tab. 2). was nur bei wenigen Schizophrenen der Fall war. Patienten mit einer paranoid-halluzinatorischen Schizophrenie waren bei Erstmanifestation jünger als Alkoholiker, und ein chronischer Verlauf erschien häufiger wahrscheinlich. Zu berücksichtigen ist aber, daß bei den untersuchten 53 Patienten mit Alkoholhalluzinose 27 Patienten bereits zuvor einmal an einer ähnlichen Symptomatik gelitten hatten; die Rezidivgefahr bei fehlender Abstinenz erscheint also hoch. Bezüglich der familiären Belastung mit psychiatrischen Erkrankungen in beiden Gruppen (Tab. 3) ließ sich in der hier zitierten Studie eine hochsignifikant höhere Belastung der schizophrenen Patienten mit psychotischen Erkrankungen und der Patienten mit Alkoholhalluzinose mit Alkoholismus finden ($p < 0,001$).

Bei den hier dargestellten Daten ist zu berücksichtigen, daß alle Patienten mit Alkoholhalluzinose neuroleptisch behandelt wurden. Es gibt bislang keine kontrollierten klinischen Studien zur Frage der Wirksamkeit und Nebenwirkungen von Neuroleptika bei Patienten mit Alkoholhalluzinose; diese sind auch methodisch äußerst schwer durchführbar. Im Vergleich mit den bislang vorliegen-

Tabelle 3. Familiäre Belastung mit psychischen Erkrankungen bei je 53 Patienten mit paranoider Schizophrenie und Alkoholhalluzinose

	Alkoholiker		Schizophrene		Signifikanzniveau
	abs.	%	abs.	%	
Gesamt	53	100,0	53	100,0	
Keine sicheren Angaben	12		9		
Keine psychischen Erkrankungen	18	43,9	21	47,7*	
Positive Familienanamnese	23	56,1	23	52,3*	
Schizophrenie:					
Mutter	1	2,4	4	9,1	
Vater	0		1	2,3	
Geschwister	0		4	9,1	0,001
Sonstige Angehörige	0		7	15,9	
Alkoholismus:					
Mutter	1	2,4	0		
Vater	9	22,0	1	2,3	0,001
Geschwister	6	14,6	0		
Sonstige	9	22,0	0		
Andere psychische Erkrankungen:					
Mutter	4	9,8	7	15,9	
Vater	0		1	2,3	0,05
Geschwister	1	2,4	5	12,2	
Sonstige	1	2,4	4	9,1	
Suizide:					
Mutter	1	2,4	1	2,3	
Vater	1	2,4	0		
Geschwister	1	2,4	1	2,3	n.s.
Sonstige	1	2,4	5	12,2	
Suizidversuche:					
Mutter	1	2,4	0		
Vater	0		0		
Geschwister	0		0		n.s.
Sonstige	1	2,4	0		

* Prozentzahl bezogen auf die Patienten mit vorliegender Familienanamnese; n.s., nicht signifikant; Signifikanzniveau errechnet mit Chi-Square-Test bzw. in den Fällen, wo der Erwartungswert kleiner als 3 war oder n kleiner als 40, mit Fischers t-test.

den katamnestischen Untersuchungen deutete sich aber eine bessere Prognose der Alkoholhalluzinose unter neuroleptischer Therapie an. In einem größeren Kollektiv von Patienten mit Alkoholhalluzinose (n = 113) wurden auch mögliche Nebenwirkungen der neuroleptischen Medikation untersucht. Dabei zeigte sich, daß bei 113 Patienten nur in sechs Fällen die Nebenwirkungen so ausgeprägt waren, daß die Medikation abgesetzt werden mußte. Epileptische Anfälle, die bei Alkoholikern sonst, gerade im Vorfeld eines Delirium tremens (Bühler u. Holzbach 1982) häufig auftreten, konnten in dem untersuchten Kollektiv überhaupt nicht festgestellt werden (Soyka u. Voelckler 1988). Faßt man diese Befunde zusammen, so ist die neuroleptische Therapie der Alkoholhalluzinose als relativ sicher anzusehen.

Einige ätiologische und genetische Überlegungen

Wie oben dargestellt, zeigte sich bei einem Vergleich der beiden Patientengruppen eine hochsignifikant häufigere familiäre Belastung mit Psychosen bei Patienten mit Schizophrenie, mit Alkoholismus bei Patienten mit Alkoholhalluzinose (Tab. 3). Diese Ergebnisse passen gut zu den vorliegenden genetischen und Familienuntersuchungen zur Frage eines Zusammenhangs zwischen Alkoholismus und Schizophrenie (Cook u. Winokur 1985, Frisone 1966, Schuckit 1982, Schuckit u. Winokur 1971, Scott 1967), die diesen wenig wahrscheinlich erscheinen lassen. Kendlers (1985) Zwillingsuntersuchungen an alkoholkranken Schizophrenen deuten auf eine genetische Disposition sowohl für Schizophrenie als auch für Alkoholismus hin, die unabhängig voneinander ist. Hrubec und Omenn (1981) postulierten aufgrund ihrer Zwillingsuntersuchungen eine genetische Prädisposition für organspezifische Folgeschäden durch chronischen Alkoholismus sowohl für die Leberzirrhose als auch für Alkoholpsychosen.

Die genauen ätiologischen und biochemischen Faktoren, die dafür verantwortlich sind, daß ein Alkoholiker an einer paranoid-halluzinatorischen Psychose erkranken kann, liegen noch im Dunkeln. Alter, Geschlecht und die spezielle Alkoholanamnese spielen wahrscheinlich keine entscheidende Rolle für die Genese einer Alkoholhalluzinose (Soyka et al. 1988). Die Kenntnis der spezifischen biochemischen oder morphologischen Korrelate der Alkoholhalluzinose könnte auch für die Schizophrenieforschung von erheblichem Gewinn sein.

Der alkoholische Eifersuchtswahn

Die Psychologie der krankhaften Eifersucht und des Eifersuchtswahns hat seit je großes psychiatrisches Interesse gefunden (Bechterew 1909, Bishay et al. 1989, Cobb u. Marrs 1979, Docherty u. Ellis 1976, Fenichel 1935, Langfeldt 1961, Laux u. Reimer 1979, Marcuse 1950, Pauleikhoff 1977, Todd u. Dewhurst 1955), wobei verschiedene Persönlichkeitsfaktoren und Sexualkonstellationen als ätiologisch bedeutsam herausgestellt wurden (Liebers 1919, Scholz 1930, Tiggelaar 1956, Vauhkonen 1968). Freud (1924) und Lagache (1950) postulierten eine latente Homosexualität bei Patienten mit Eifersuchtswahn. Speziell für die Genese des alkoholischen Eifersuchtswahns wurden den bei Alkoholikern häufigen Sexualstörungen (Potenz!) eine große Rolle beigemessen, die aber keine Conditio sine qua non (Laux u. Reimer 1979) und bei Abstinenz zum Teil auch reversibel sind. Zudem leiden auch viele weiblichen Alkoholiker an sexuellen Funktionsstörungen (Fahrner 1987) obwohl der Eifersuchtswahn der Trinker fast ausschließlich das männliche Geschlecht betrifft, anders als bei den Schizophrenien und den meisten anderen psychischen Erkrankungen (Soyka et al. 1991, Vollmoeller 1983). Bei Schizophrenen tritt der Eifersuchtswahn allerdings selten isoliert auf (Gruhle 1940); hier sind sexuell getönte Halluzinationen häufig (Jaspers 1910).

Trotz seiner relativen Seltenheit scheint der alkoholische Eifersuchtswahn keine Einheit darzustellen, wie schon Kolle (1932) herausstellte. Bei der Zusammenstellung von 15 Fällen mit alkoholischem Eifersuchtswahn ließen sich zwei Typen differenzieren: zum einen der häufigere monosymptomatische Typ mit schleichendem Beginn, zum anderen der akut im Rahmen einer Alkoholhalluzinose einsetzende Eifersuchtswahn, zu dessen klinischem Bild weitere Wahnsymptome und akustische Halluzinationen gehören (Tab. 4). Prognostisch scheint vor allem der zweite schizophreniforme Typ

Tabelle 4. Psychopathologische Befunde bei 15 Patienten mit alkoholischem Eifersuchtswahn

	Alle	Typ A	Typ B
Alle n	15	4	11
Affekt			
depressiv	13	4	9
ängstlich	11	3	8
gereizt	5	4	1
ambivalent	0	0	0
Antrieb			
motorisch unruhig	4	3	1
Stereotypien	1	1	0
manieriert, bizarr	0	0	0
Formale Denkstörungen			
Verlangsamung	11	4	7
Inkohärenz	8	3	5
Konzentrationsstörungen	10	3	7
Ich-Störungen			
Derealisation	0	0	0
Depersonalisation	3	3	0
Gedankenausbreitung	0	0	0
Gedankenentzug	1	1	0
Gedankeneingebung	1	1	0
Sinnestäuschungen			
Halluzinationen	4	4	0
optische, vom deliranten Typus	0	0	0
mit konkretem Inhalt	2	2	0
akustische Halluzinationen	4	4	0
Körperhalluzinationen	0	0	0
Geschmackshalluzinationen	1	1	0
Wahn			
Wahneinfall	15	4	11
Wahnwahrnehmung	8	4	4
Eifersuchtswahn	15	4	11
Verfolgungswahn	4	4	0
Systematisierter Wahn	4	4	0
Suizidversuche	6	1	5

Typ A, Chronische Halluzinose mit Eifersuchtswahn; Typ B, Monosymptomatischer Eifersuchtswahn (Erläuterungen siehe Text).

ungünstig zu verlaufen, wobei festzustellen bleibt, daß der Eifersuchtswahn in den meisten Fällen chronisch verläuft und therapeutisch schwer zu beeinflussen ist.

Die Behandlung des Eifersuchtswahns ist schwierig, aber wichtig. Eifersucht ist ein häufiger Grund für Gewalttaten (Lanzkron 1961, Mowat 1966, Podolsky 1961). Bei konsequenter Alkoholabstinenz können einige Formen des alkoholischen Eifersuchtswahns ausheilen. Medikamentös können Neuroleptika (Mooney 1965) in manchen Fällen von Nutzen sein, vereinzelt wurden positive Resultat insbesondere mit Pimozide (Munro 1984, Pollock 1982) berichtet. Psychotherapeutische Ansätze bleiben überwiegend den nichtwahnhaften Eifersuchtsideen der Alkoholabhängigen vorbehalten, die häufig Zwangscharakter zu tragen scheinen (Bechterew 1909, Cobb u. Marrs 1979). Leider bleibt wahrscheinlich eine Vielzahl von wahnhaften Eifersuchtsideen bei Alkoholabhängigen unerkannt, da diese häufig vom Patienten dissimuliert und nur fremdanamnestisch berichtet werden.

Literatur

Alpert M, Silvers KN (1970) Perceptual characteristics distinguishing auditory hallucinations in schizophrenia and acute alcoholic psychoses. Am J Psychiatry 127:298–302

Alterman AI, Erdlen FR, McLellan AT (1980) Problem drinking in a psychiatric hospital: Alcoholic schizophrenics. In: Gottheit E, McLellan AT, Druley KA (eds) Substance abuse and psychiatric illness. Pergamon Press, New York, pp 27–37

American Psychiatric Association, Committee on Nomenclature and Statistics (1980) Diagnostic and statistical manual of mental disorders, 3rd ed. APA, Washington DC

American Psychiatric Association (1987) Diagnostic and statistical manual of mental disorders, 3d ed revised F. APA, Washington DC

Bechterew W (1909) Über zwangsweise Eifersucht. Mschr Psychiat Neurol 26:501–510

Benedetti G (1952) Die Alkoholhalluzinose. Thieme, Stuttgart

Benezech M, Yesavage JA, Moise Addad MD, Bourgeois M, Mills M (1984) Homicide by psychotics in France: A five-year study. J Clin Psychiatry 45:85–86

Bishay NR, Petersen N, Tarrier N (1989) An uncontrolled study of cognitive therapy for morbid jealousy. Br J Psychiatry 154:386–389

Bleuler M, Huber G, Gross G, Schüttler R (1976) Der langfristige Verlauf schizophrener Psychosen. Gemeinsame Ergebnisse zweier Untersuchungen. Nervenarzt 47:577–581

Bonhoeffer K (1901) Die akuten Geisteskrankheiten der Gewohnheitstrinker. Fischer, Jena

Bonhoeffer K (1912) Die Psychosen im Gefolge von akuten Infektionen usw. In: Aschaffenburg, G Handbuch der Psychiatrie. Deuticke, Leipzig Wien

Bowman KN, Jellinek EM (1942) Alcohol mental disorders. Quart J Stud Alcohol 2:312–390

Bühler KE, Holzbach E (1982) Grundfaktoren und Symptomenkomplexe des Deliriums tremens: Faktor- und gruppenanalytische Untersuchung. Arch Psychiat Nervenkr 232:451–461

Castilla-Garcia A, Santolaria-Fernandez FJ, Gonzalez-Reimers CE, Batista-Lopez N, Gonzalez-Garcia C, Jorge-Hernandez JA, Hernandez-Nieto L (1987) Alcohol-induced hypogonadism: Reversal after ethanol withdrawal. Drug Alcohol Dependence 20:255–260

Ciompi L (1980) Neues zur Schizophrenie im Lichte jüngerer Langzeituntersuchungen. In: Huber G (Hrsg) Schizophrenie. Stand und Entwicklungstendenzen der Forschung. Schattauer, Stuttgart New York

Ciompi L, Müller C (1976) Lebensweg und Alter der Schizophrenen. Eine katamnestische Langzeitstudie bis ins Senium. Monographien aus dem Gesamtgebiete der Psychiatrie, Bd 12. Springer, Berlin Heidelberg New York

Cobb J, Marrs I (1979) Morbid jealousy featuring as obsessive-conpulsive neurosis: Treatment by behavioral psychotherapy. Br J Psychiatry 133:679–683

Cook BL, Winokur G (1985) Separate heritability of alcoholism and psychotic symptoms. Am J Psychiatry 142:360–361

Crowe BR, Clarkson C, Tsai M, Wilson R (1988) Delusional disorder: jealous and nonjealous types. Eur Arch Psychiatr Neurol Sci 237:179–183

Cutting J (1979) A reappraisal of alcoholic psychoses. Psychol Med 8:285–295

Cutting J (1987) The phenomenology of acute organic psychosis: Comparison with acute schizophrenia. Br J Psychiatry 151:324–332

Deiker T, Chambers HE (1978) Structure and content of hallucinations in alcohol withdrawal and functional psychosis. J Stud Alcohol 39:1831–1840

Docherty JP, Ellis J (1976) A new concept and finding in morbid jealousy. Am J Psychiatry 133(6):679–683

Fahrner EM (1987) Sexual dysfunction in male alcohol addicts: Prevalence and treatment. Arch Sexual Behavior 16(3):247–257

Fenichel O (1935) Beitrag zur Psychologie der Eifersucht. Imago 21:143–157

Freed EX (1975) Alcoholism and schizophrenia: The search for perspectives. J Stud Alcohol 36:853–881

Freud S (1924) Über einige neurotische Mechanismen bei Eifersucht, Paranoia und Homosexualität. GW V, Fischer, Frankfurt

Frisone L (1966) Study of the heredity of alcoholic psychosis. J Psychiat Neuropathol 94:417–430

Galdi J, Bonato RR (1981) Common genetic mechanism in alcoholism and psychiatric disorders: Negative evidence from a study of ethnic group patients. Alcoholism 5:366–371

Gausebeck H (1928) Über Eifersuchtswahn. Arch Psychiat 84:414–490

Glass IB (1989a) Alcohol hallucinosis: A psychiatric enigma. 1. The development of an idea. Br J Addict 84:29–41, Übersicht S. 31

Glass IB (1989b) Alcoholic hallucinosis: A psychiatric enigma: Follow-up studies. Br J Addict 86:151–164

Gross MM, Halpert E, Sabot L (1963) Some comment on Bleuler's concept of acute alcoholic hallucinosis. Quart J Stud Alcohol 24:54–60

Gross MM, Halpert E, Sabot L (1967) Toward a revised classification of the acute alcoholic psychoses. J Nerv Ment Dis 147:500–507

Gruhle H (1940) Partielle Geschäftsfähigkeit, partielle Zurechnungsfähigkeit (Eifersucht). Nervenarzt 13:544–549

Goodwin DW, Alderson P, Rosenthal R (1971) Clinical significance of hallucinations in psychiatric disorders. Arch Gen Psychiatry 24:76–80

Guy W, Ban TA (eds) (1982) The AMDP-System. Manual for the assessment and documentation of psychopathology. Translated from German. Springer, Berlin

Hahn B (1933) Eifersucht als Neurose. Fortschr Med 51:336–344

Hays P, Aidroos N (1986) Alcoholism followed by schizophrenia. Acta Psychiatr Scand 74:187–189

Hrubec Z, Omenn GS (1981) Evidence of genetic predisposition to alcoholic cirrhosis and psychosis: Twin concordances for alcoholism and its biological end points by zygosity among male veterans. Alcoholism 5:207–215

Huber H (1939) Über die Alkoholhalluzinose und ihre Beziehungen zur Schizophrenie. Schweiz Arch Neurol Psychiat 44:43–68

Isbell H, Fraser HF, Wiler A, Belleville RE, Eisenmann AJ (1955) An experimental study of the etiology of "rum fits" and delirium tremens. Quart J Stud Alcohol 16:1–33

Jaspers K (1910) Eifersuchtswahn. Z ges Neurol Psychiat 1:567–637

Kendler KS (1985) A twin study of individuals with both schizophrenia and alcoholism. Br J Psychiatry 147:48–53

Kesselmann MS, Solomon J, Beaudett M, Thornton B (1982) Alcoholism and schizophrenia. In: Solomon J (ed) Alcoholism and clinical psychiatry. Plenum Medical Book Co, New York 1982, pp 69–79

Kolle K (1932) Über Eifersuchtswahn bei Trinkern. Mschr Psychiat Neurol 83:224–242

Krafft-Ebing R von (1891) Über Eifersuchtswahn beim Manne. JB Psychiat 10:212–231

Lagache D (1950) Homosexuality and jealousy. Int J Psychoanal 31:24–31

Langfeldt G (1961) The erotic jealousy syndrome. A clinical study. Acta Psychiat Neurol Scand 36: Suppl 151

Lanzkron J (1961) Murder as a reaction to paranoid delusions in involutional psychosis and its prevention. Am J Psychiat 118:426–427

Laux G, Reimer F (1979) Zur Pathogenese des alkoholischen Eifersuchtswahns. Nervenarzt 50:299–301

Liebers M (1919) Über nichtalkoholischen Eifersuchtswahn. Z ges Neurol Psychiat 51:109–112

Llopis B (1962) Die Eifersuchtsideen der Trinker. Fortschr Neurol Psychiat 30:543–564

Marcel LNS (1847) De la folie causée par l'abus des boissons alcoholiques, thésis. Imprimeur de la Faculté de Médecine, Rignoux, Paris

Maier C (1985) Ein bemerkenswerter Fall von symbiotischer Psychose. Psychiat Prax 12:200–202

Marcuse M (1950) Zur Psychologie der Eifersucht. Psychose 3:759–777

Mooney HB (1965) Pathologic jealousy and psychochemotherapy. Brit J Psychiat 111:1023–1042

Mowat RR (1966) Morbid jealousy and murder. Tavistock, London

Munro A (1984) Excellent response of pathologic jealousy to pimozide. Can Med Ass J 131:852–853

Ortega NJ (1959) Delusions of jealousy. Psychoanal Rev 46:102–103

Pauleikhoff B (1977) Methodologische Probleme der Psychologie und Psychopathologie – zugleich ein Beitrag zur Eifersuchtsparanoia. Z Klin Psychother 25:4, 293–301

Pollock BG (1982) Successful treatment of pathological jealousy with pimozide. Can J Psychiatry 27:86–87

Postrach F (1988) Bemerkungen zu einem Fall von akuter Alkoholhalluzinose mit Eifersuchtswahn. Psychiat Neurol med Psychol (Leipzig) 40:46–50

Podolsky E (1961) Jealousy as a motive in homicide. Dis Nerv Syst 22:438–441

Pulver AE, Wolyniel DS, Wagner MG, Moorman LL, McGrath JA (1989) An epidemiologic investigation of alcoholdependent schizophrenics. Acta Psychiat Scand 79:603–612

Retterstol N (1967) Jealous-paranoial psychoses: A personal follow-up study. Acta Psychiatr Scand 43:75–107

Rimmer J, Jacobsen B (1977) Alcoholism in schizophrenics and their relatives. J Stud Alcohol 38:1781–1784

Saraway SM, Pardes H (1967) Auditory elementary hallucinations in alcohol withdrawal psychosis. Arch Gen Psychiatry 16:652–658

Scholz W (1930) Charakter, Erlebnis und Wahn-Sinn bei der Paranoia. Eine Untersuchung an Fällen von Eifersuchtswahn. Z ges Neurol Psychiat 127:755–776

Schröder P (1912) Intoxikationspsychosen. In: Aschaffenburg G (Hrsg) Handbuch der Psychiatrie. Deuticke, Leipzig Wien, S 319–323

Schuckit M (1982) The history of psychotic symptoms in alcoholics. J clin Psychiatry 43:53–57

Schuckit MA, Winokur G (1971) Alcoholic hallucinosis and schizophrenia: A negative study. Br J Psychiatry 119:549–550

Scott DF (1967) Alcoholic hallucinosis: An etiological study. Br J Addict 62:113–125

Scott DF, Davies DL, Malherbe MEL (1969) Alcoholic hallucinosis. Int J Addict 4:319–330

Seitz PFD (1951) The sensorium in delirium tremens and alcoholic hallucinosis. Am J Psychiatry 108:145

Shepherd M (1961) Morbid jealousy: Some clinical and social aspects of psychiatric symptoms. J Ment Sci 107:687–753

Shrestna K, Rees DW, Rix KJB, Hore BD, Faragher EB (1985) Sexual jealousy in alcoholics. Acta Psychiat Scand 72:283–290

Sobczyk P (1983) Diagnosenwechsel im Verlauf von Alkoholdelir und Alkoholhalluzinose. Psychiat Neurol med Psychol (Leipzig) 35:618–622

Soyka M (1989) Die Alkoholhalluzinose – einige Überlegungen zu Ätiologie, Verlauf und Therapie. Nervenheilkunde 8:128–133

Soyka M, Voelckler A (1988) Side effects and efficiency of neuroleptic treatment in alcohol hallucinosis. Proceedings of the 35th International Congress on Alcoholism and Drug Dependence, Oslo 1988, vol IV: 437–445

Soyka M, Raith L, Steinberg R (1988) Mean age, sex ratio and psychopathology in alcohol psychoses. Psychopathology 21:19–25

Soyka M, Zugs G (1989) Zur differentialdiagnostischen Abgrenzung der Alkoholhalluzinose von den Schizophrenien anhand psychopathologischer Charakteristika. Nervenheilkunde 8:121–127

Soyka M, Naber G, Völcker A (1991) Prevalence of delusional jealousy in different psychiatric disorders. An analysis of 93 cases. Br J Psychiatry (in press)

Soyka M, Saß H, Völcker A (1989) Der alkoholische Eifersuchtswahn – psychopathologische Charakteristika und Versuch der Differenzierung verschiedener Verlaufstypen. Psychiatr Prax 16:189–193

Spitzer M (1989) Ein Beitrag zum Wahnproblem. Nervenarzt 60:95–101

Surawicz FG (1980) Alcoholic hallucinosis: A missed diagnosis. Can J Psychiatry 25:57–63

Tellenbach H (1967) Zur Phänomenologie der Eifersucht. Nervenarzt 38:333–336

Tiggelaar J (1956) Pathological jealousy and jealous delusions. Folia psychiatrica, neurologica et neurochirurgica neerlandica 59:522–541

Todd J, Dewhurst K (1955) The Othello syndrome. A study in the psychopathology of sexual jealousy. J Nerv Ment Dis 122:367–374

Vauhkonen K (1968) On the pathogenesis of morbid jealousy. Acta Psychiat Scand, Suppl 202

Victor M, Hope JM (1958) The phenomenon of auditory hallucinations in chronic alcoholism. J Nerv Ment Dis 126:451–481

Vollmoeller W (1983) Alters- und Geschlechtsabhängigkeiten schizophrener Wahnthematik. Ein Beitrag zum Verständnis des krankhaften Denkens? Psychiat Prax 10:194–199

World Health Organisation (ed) (1978) International Classification of Diseases 9. WHO, Genua

Wendt CF (1951) Die „Eifersuchtsparanoia" im psychotherapeutischen Aspekt. Arch Psychiat Nervenkr 186:496–515

Wolfensberger M (1923) Der Alkohlwahnsinn und seine Beziehungen zu den Schizophrenien. Z Neurol 82:385–418

Krankheitsverlauf von endogenen Psychosen mit sekundärer Alkoholabhängigkeitsentwicklung

K. Miehle und C. Vieten

Einleitung

Die Fragestellung von Grundstörungen bei Suchterkrankungen stellt sich im besonderen beim Zusammentreffen von endogenen Psychosen und Suchtabhängigkeitsentwicklungen. Inwieweit das Vorliegen einer endogenen Psychose eine sekundäre stoffgebundene Abhängigkeitsentwicklung begünstigt bzw. eine klinisch manifeste Suchterkrankung einen Risikofaktor für die Entstehung einer endogenen Psychose darstellt, ist bislang unklar. Eindeutige Erkenntnisse über das gegenseitige Bedingungsgefüge beider Erkrankungen liegen zur Zeit nicht vor. So finden sich in der Literatur unterschiedliche Häufigkeitsangaben über das Zusammentreffen von Alkoholabhängigkeit und endogenen Psychosen. Zwischen 3% und 63% aller schizophren Erkrankten sollen einen Alkoholabusus betreiben (Soyka 1988). Huber et al. (1979) fanden in ihrer „Bonner Längsschnittstudie" einen Anteil von 3,9% schizophren erkrankter Männer, bei denen außerhalb psychotischer Schübe zusätzlich Alkoholmißbrauch bestand. Die Frage nach dem primären Auftreten von krankheitsspezifischen Symptomen ist innerklinisch praktisch oft schwer zu beantworten, so daß im Einzelfall die Frage häufig offenbleiben muß, ob primär eine psychotische oder eine suchtspezifische Krankheitssymptomatik vorgelegen hat. Bei der reinen zeitlichen Betrachtung der Aufeinanderfolge der Krankheitssymptomatik bleibt z. B. unberücksichtigt, inwieweit ein manifest Suchtkranker seinen Suchtmittelkonsum dazu einsetzt, um krankheitsspezifische psychotische Symptome im Sinne eines „Selbstheilungsversuches" zu kompensieren. Der „Schichtregel" Karl Jaspers (1973) folgend, könnte das manifeste Suchtverhalten eine Art Kompensationsversuch des Erkrankten darstellen, die tiefer zugrundeliegende Störung im Sinne einer psychotischen Erkrankung teilweise zu kompensieren. Auch die diagnostische Abgrenzung zwischen einer toxisch bedingten Psychose, so z. B. einer Alkoholhalluzinose, und einer Erkrankung aus dem schizophrenen Formenkreis stellt sich problematisch dar. Im Einzelfall kann oft nur anhand des bisherigen Krankheitsverlaufes und der zur Zeit bestehenden Psychopathologie eine annähernde diagnostische Entscheidung getroffen werden.

Betrachtet man die Behandlungsansätze in der Literatur, so finden sich mehr oder weniger klare Behandlungsstrategien sowohl für psychotisch Erkrankte wie auch für Suchtkranke. Behandlungseinrichtungen mit spezifischen Therapieangeboten für Suchtkranke mit endogenen Psychosen oder für psychotisch Erkrankte mit sekundären Suchterkrankungen existieren bislang nicht. So stellt beispielsweise das Vorliegen einer endogenen Psychose ein Ausschlußkriterium für die Durchführung von Entwöhnungsbehandlung in Fachkliniken dar. Umgekehrt werden häufig Patienten mit dieser Doppelerkrankung aus sozialtherapeutischen Einrichtungen aufgrund ihres Suchtmittelkonsums entlassen. Inwieweit fehlende spezifische Therapieansätze oder die Komplexität des Krankheitsbildes als solches zu einer Chronifizierung und zu einer häufig langandauernden Hospitalisierung in den Psychiatrischen Landeskrankenhäusern führten, ist unklar. Da sich die Behandlung dieser Patientengruppe auch innerhalb des Psychiatrischen Landeskrankenhauses als besonders schwierig darstellt, wurde am PLK Bad Schussenried eine Stichprobenerhebung über die Häufigkeit von endogenen Psychosen mit zusätzlicher Alkoholabhängigkeitssymptomatik durchgeführt und der bisherige Krankheitsverlauf dieser Patientengruppe anhand der erhobenen Stichprobe analysiert. Ziel der Untersuchung war es, spezifische Merkmale dieser Erkrankungsgruppe herauszuarbeiten, um dadurch gezieltere Therapieansätze entwickeln zu können.

Das PLK Bad Schussenried verfügt über insgesamt 634 Planbetten. Davon sind 280 Betten mit sogenannten Langzeitpatienten belegt. Die jährliche Aufnahmequote beträgt 2100, die durchschnittliche Aufenthaltsdauer im Behandlungsfallbereich 45 Tage. Zur Versorgungsregion des Krankenhauses gehören die drei ländlich strukturierten Landkreise Biberach, Alb-Donau-Kreis und Heidenheim sowie die Stadt Ulm. Die Gesamteinwohnerzahl beträgt ca. 530000.

Methodik

Am 1. Juli 1988 wurde im PLK Bad Schussenried in den Bereichen Akutpsychiatrie (129 Betten) sowie Sozialpsychiatrie und Rehabilitation (200 Betten) eine Querschnittserhebung über die Häufigkeit endogener Psychosen und sekundärer Alkoholabhängigkeit durchgeführt. Die Diagnosestellung erfolgte durch die behandelnden Stationsärzte; Grundlage war das ICD-9 (Degkwitz et al. 1980). Anhand der Krankenakten wurde retrospektiv der bisherige Krankheitsverlauf analysiert. Die Datenerhebung erfolgte durch einen für diese Untersuchung entwickelten Verlaufsbogen (Miehle u. Vieten 1988). Vorlage für den Verlaufsbogen waren die „Standards für die Durchführung von Katamnesen bei Abhängigen" (Deutsche Gesellschaft für Suchtforschung und Suchttherapie 1985). Die Darstellung des Krankheitsverlaufs beschränkt sich auf soziodemographische Angaben, Parameter des Suchtverhaltens und Variablen zur Kennzeichnung der Schwere des Verlaufs der Psychose. Über Persönlichkeitsmerkmale, erhoben mittels standardisierter Meßinstrumente, wird nicht berichtet.

Ergebnisse

Soziodemographische Daten

Am Stichtag befanden sich 321 Patienten in den oben genannten Bereichen des PLK Bad Schussenried, darunter 5,9% (18 Männer [94,7%], 1 Frau [5,3%]) mit der Diagnose „endogene Psychose und sekundäre Alkoholabhängigkeit". Das Durchschnittsalter betrug 42,5 Jahre, der jüngste Patient war 28, der älteste 62 Jahre alt (im Vergleich dazu: 33,7 Jahre bei der Erstaufnahme; Schwankungsbreite 21–55 Jahre).

Familienstand

Zum Zeitpunkt der Erstaufnahme waren 78,9% (15) ledig, 10,5% (2) verheiratet und weitere 10,5% (2) geschieden. Im Familienstand ergab sich bei einer Patientin die Veränderung von verheiratet zu verheiratet, aber getrennt lebend. Niemand aus der Gruppe der Unverheirateten hat nach der Erstaufnahme geheiratet.

Erwerbstätigkeit

36,8% (7) waren bei der Erstaufnahme nicht erwerbstätig, davon waren 21% (4) arbeitslos und 15,8% (3) berentet. 36,8% (7) der Patienten gingen einer Beschäftigung als Arbeiter/Hilfsarbeiter nach. Die übrigen 26,3% (5) verteilten sich auf die Berufsgruppen Facharbeiter, Angestellter/Beamter, Azubi, Student und Hausfrau. Vor der gegenwärtigen Behandlung waren noch 21,1% (4) als Arbeiter/Hilfsarbeiter tätig. Am Stichtag waren 94,7% (18) der Patienten berentet, einer war arbeitslos.

Berufsausbildung und Schulbildung

Bei der Berufs- und Schulausbildung ergab sich keine Veränderung im Sinne einer Verbesserung zwischen Erstaufnahme und jetziger Behandlung. Eine abgeschlossene Berufsausbildung hatten 52,6% (10) der Patienten, einer befand sich in Berufsausbildung. Keine oder eine abgebrochene Berufsausbildung hatten 26,3% (5), und 15,8% (3) gingen einer angelernten Tätigkeit nach.

Innerhalb der Stichprobe überwog die abgeschlossene Hauptschulbildung mit 68,4% (13), 10,5% (2) hatten die Hauptschule nicht abgeschlossen. Je 5,3% (1) hatten einen Realschulabschluß bzw. eine begonnene Hochschul-/Fachhochschulausbildung. Für 10,5% (2) fehlen die Angaben.

Überwiegender Lebensbereich vor der Aufnahme

63,2% (12) der Patienten wohnten vor der Erstaufnahme bei Angehörigen (10 bei den Eltern, 2 bei Verwandten). Die übrigen 36,8% lebten in eigener Wohnung. Zwischenzeitlich fand mit zunehmender Krankheitsdauer, d.h. bei jenen 89,4% (17) Patienten mit mehr als einer stationären Aufnahme, eine proportionale Verschiebung der Lebensbereiche, aus denen die Patienten aufgenommen wurden, statt. 31,6% (6) wurden aus therapeutischen Einrichtungen (Wohnheim, Reha, Familienpflege) aufgenommen, 21,1% (4) der Patienten hatten im letzten halben Jahr vorwiegend im Psychiatrischen Landeskrankenhaus gelebt, und 36,8% wohnten zuvor bei Angehörigen (Eltern 6, Verwandte 1). Kein Patient mit mehr als einer Aufnahme lebte noch in eigener Wohnung.

Suchtmittelkonsum

Das am häufigsten benutzte Suchtmittel war Alkohol. Bei der Erstaufnahme nahmen 84,2% (16) der Patienten ausschließlich Alkohol, je 5,3% (1) Alkohol und Medikamente bzw. Alkohol und Drogen. Ein Patient war abstinent. 78,9% (15) tranken täglich oder fast täglich Alkohol, 15,8% (3) häufig. Während der stationären Behandlung kam es in der Regel zu einer Reduzierung der Trinkhäufigkeit, wobei die Patienten mit zunehmender Krankheitsdauer auch während der stationären Behandlung häufig trinken.

Tabelle 1. Alkoholismus während stationärer Behandlung

Häufigkeit	Erstaufnahme		Jetzige Behandlung	
	abs.	rel.	abs.	rel.
Täglich/fast täglich	1	5,3%	5	26,3%
Häufig	1	5,3%	7	36,8%
Gelegentlich	5	26,3%	3	15,8%
Abstinent	12	63,2%	4	21,1%

Tabelle 2. Körperliche Komplikationen

Körperliche Komplikation*	Erstaufnahme		Jetzige Behandlung	
	abs.	rel.	abs.	rel.
Organisches Psychosyndrom	1	5,3%	5	26,3%
Entzugs-/Abstinenzsyndrom	3	15,8%	5	26,3%
Epileptische Anfälle	1	5,3%	2	10,5%
Delir	1	5,3%	2	10,5%
Polyneuropathien	1	5,3%	–	–
Fettleber	4	21,1%	5	26,3%
Diabetes mellitus	–	–	3	15,8%

* Mehrfachnennung möglich.

36,8% (7) haben während der Erstbehandlung weiterhin Alkohol getrunken gegenüber 78,9% (15) bei der jetzigen Behandlung. Die 21,1% (4) zum Zeitpunkt der Untersuchung abstinenten Patienten sind alle ohne persistierende produktiv-psychotische Symptomatik. Mit zunehmender Krankheitsdauer und damit verbundenem Alkoholkonsum manifestieren sich auch auf körperlicher Ebene Folgen des Suchtmittelkonsums.

Diagnostische Zuordnung

Bei 73,7% (14) der untersuchten Stichprobe mit sekundärem Alkoholismus wurde eine schizophrene Psychose diagnostiziert, gefolgt von 15,8% (3) affektiven Psychosen und 10,5% (2) schizoaffektiven Psychosen.

Krankheitsverlauf

63,2% (12) der Patienten waren weder ambulant noch stationär psychiatrisch vorbehandelt worden. 15,8% (3) waren schon vor der Erstaufnahme in Bad Schussenried in anderen Kliniken (eine Aufnahme 2 Patienten, zwei Aufnahmen 1 Patient) und 21,1% (4) ambulant psychiatrisch behandelt worden (Nervenarzt 3, psychiatrische Ambulanz 1). Die durchschnittliche Behandlungsdauer betrug bei der Erstaufnahme 5,6 Monate, bei der gegenwärtigen Behandlung 4,3 Jahre zum Stichtag. Die zeitliche Differenz zwischen erster stationärer psychiatrischer Aufnahme und der derzeitigen Aufnahme beträgt 8,2 Jahre. Die durchschnittliche Anzahl vorausgegangener stationärer Aufenthalte war 6,1 (Schwankungsbreite 0–11), die der vorausgegangenen Aufenthalte in therapeutischen Einrichtungen 2,4 (Schwankungsbreite 0–10). Produktiv-psychotische Symptome bestanden zum Zeitpunkt der Aufnahme bei 68,4% (13), die bei 57,9% (11) persistierend fortbestanden. Die Behandlung war sozialpsychiatrisch orientiert; bei allen Patienten wurde zum Zeitpunkt der Untersuchung eine neuroleptische Behandlung durchgeführt. Suchtspezifische Behandlungsansätze fehlen weitgehend in der Therapie dieser Erkrankungsgruppen. Bei 21,1% (4) wurde jeweils eine Entgiftungsbehandlung durchgeführt, ein Patient besuchte eine Selbsthilfegruppe.

Diskussion

Als erstes fällt die ungleiche Geschlechtsverteilung innerhalb der Stichprobe auf, wobei dieses Ergebnis keine Rückschlüsse auf einen möglichen Geschlechtsunterschied der Koinzidenz und Prävalenz für endogene Psychosen und sekundäre Alkoholabhängigkeit erlaubt. Innerhalb des Psychiatrischen Landeskrankenhauses deutet sich – in Übereinstimmung mit der „Bonner Längsschnittstudie" (Huber 1985) – ein Geschlechtsunterschied für „treated prevalence" an. Was die soziale Entwicklung anbelangt, zeigt sich, daß ein großer Teil der Gruppe einen eher unselbständigen Lebensstatus beibehält, 52,6% (10) wohnen bei den Eltern, 78,9% (15) bleiben ledig. Dahingegen gelingt nahezu der Gesamtstichprobe der Einstieg ins Berufsleben. Ein großer Teil schafft es aber nicht, die berufliche Position zu erhalten, die aufgrund der Ausbildung zu erwarten wäre, so daß sich vor der klinischen Manifestation der Erkrankung ein Nachlassen der beruflichen Leistungsfähigkeit andeutet.

Bei der Querschnittserhebung fällt auf, daß 89,5% (17) der Stichprobe schon mehrfach stationär aufgenommen waren. Die durchschnittliche Anzahl stationärer Aufnahmen (6,1), die zeitliche Differenz zwischen Erstaufnahme und jetziger Behandlung (8,2 Jahre) und die Verlängerung der Behandlungsdauer (5,6 Monate bei der Erstaufnahme, 4,3 Jahre bei der derzeitigen Behandlung) sprechen dafür, daß es sich hier um eine Patientengruppe mit einem schweren und chronischen Krankheitsverlauf handelt. Vom bisherigen Behandlungsergebnis bzw. Krankheitsverlauf her findet eine Verschiebung des überwiegenden Lebensbereichs hin zu beschützenden Einrichtungen statt. Außerhalb dieser Institutionen bleibt die Familie der bedeutendste Lebensbereich. Patienten mit mehr als einer Aufnahme haben keine eigene Wohnung. In bezug auf die berufliche Leistungsfähigkeit führt die Erkrankung zu Berentung (18 von 19 Patienten am Stichtag). Dabei ist festzustellen, daß im wesentlichen keine suchtspezifischen Behandlungansätze in die psychiatrische Behandlung integriert waren. Weiterhin scheint innerhalb dieser Gruppe gegenüber der üblichen psychopharmakologischen und sozialpsychiatrischen Therapie bezüglich der produktiv-psychotischen Symptome eine weitgehende „Therapieresistenz" zu bestehen. Trotz neuroleptischer Behandlung bildet sich die produktiv-psychotische Symptomatik bei 57,9% (11) der Patienten nicht zurück. Die Persistenz der psychotischen Symptomatik scheint einen fortgesetzten Suchtmittelkonsum zu begünstigen. Für das Erreichen von Abstinenz ist innerhalb dieser Stichprobe die Rückbildung der psychotischen Symptome eine notwendige, aber keine hinreichende Bedingung. 42,1% (8) der Patienten waren zum Zeitpunkt der Untersuchung ohne floride Symptomatik. Die 21,1% (4) der Patienten, die abstinent waren, gehörten zu dieser Gruppe.

Inwieweit nun ein Zusammentreffen von psychotischer Erkrankung und Alkoholismus einen prognostisch negativen Faktor für den Verlauf der Psychose darstellt, muß Gegenstand weiterer, wenn möglich prospektiver, Studien sein. Eine wichtige Frage wäre auch, ob es sich bei dieser Gruppe möglicherweise häufig um „nonresponder" auf Psychopharmaka handelt und die Patienten Alkohol, möglicherweise gezielt, im Sinne einer „Selbstbehandlung" zur Dämpfung und Linderung der erlebten Krankheitssymptome einsetzen. Des weiteren stellt sich die Frage, welche positive Auswirkung durch eine Integration suchtspezifischer Behandlungsansätze in die basispsychiatrische Behandlung erreicht werden kann.

Zusammenfassung

Anhand der Krankenakten von 19 Patienten mit der Diagnose „endogene Psychose und Alkoholabhängigkeit" wurde retrospektiv der bisherige Krankheitsverlauf anhand soziodemographischer Daten, Parameter des Suchtverhaltens und Variablen zur Kennzeichnung der Schwere des Verlaufs der Psychose dargestellt. Es zeigte sich, daß die Patienten vor der klinischen Manifestation der Erkrankung einen eher unselbständigen Lebensstil beibehielten, die Erkrankung in der Regel zur Berentung führte und eine Verschiebung des Lebensbereichs hin zu beschützenden Einrichtungen stattfand. Suchtspezifische Behandlungsansätze fehlten weitgehend in der Behandlung dieser Patientengruppe. Bezüglich der produktiv-psychotischen Symptome scheint eine „Therapieresistenz" zu bestehen. Für das Erreichen von Abstinenz ist die Rückbildung der psychotischen Symptome notwendig.

Literatur

Degkwitz R, Helmchen H, Kockott G, Mombour W (1980) Diagnosenschlüssel und Glossar psychiatrischer Krankheiten. Deutsche Ausgabe der internationalen Klassifikation der Krankheiten der WHO, ICD, 9. Rev, Kapitel V. Springer, Berlin Heidelberg New York

Deutsche Gesellschaft für Suchtforschung und Suchttherapie e. V. (Hrsg) (1985) Standards für die Durchführung von Katamnesen bei Abhängigen. Lambertus, Freiburg im Breisgau

Huber G, Gross G, Schüttler R (1979) Schizophrenia: verlaufs- und sozialpsychiatrische Langzeituntersuchung an den 1945–1959 in Bonn hospitalisierten schizophrenen Kranken. Springer, Berlin Heidelberg New York

Jaspers K (1973) Allgemeine Psychopathologie. Springer, Berlin Heidelberg New York, 9. unveränderte Aufl

Miehle K, Vieten C (1988) Erhebungsbogen zum Krankheitsverlauf (EZK). Unveröffentlichtes Skriptum

Soyka M (1988) Probleme bei der Behandlung und Rehabilitation psychotischer Alkoholabhängiger. In: Deutscher Paritätischer Wohlfahrtsverband Landesverband Bayern e. V. (Hrsg): Rehabilitation in der Psychiatrie. Internationales Symposium München 8.–10.4.1987. Dokumentation I. Braun, Germering

V. Grundstörungen am Beispiel der Forschung zur Raucherentwöhnung

Bedingungen erfolgreicher Raucherentwöhnung

G. Buchkremer

Ob es Grundstörungen beim Tabakrauchen gibt, ist in der Literatur häufig, aber mit wenig befriedigendem Erfolg diskutiert worden (Tölle u. Buchkremer 1989). In den folgenden Beiträgen soll durch eine spezifische Methode bzw. Sichtweise diese Frage weiter abgeklärt werden.

Etwa die Hälfte der Raucher würde gerne mit dem Rauchen aufhören. Aber nur etwa 15% schaffen dies auch langfristig. Wenn man von der Annahme ausgeht, daß ein Raucher um so süchtiger ist, je weniger er in der Lage ist, das Rauchen zu kontrollieren, kann man den süchtigen vom nichtsüchtigen Raucher durch seinen Therapieerfolg bei einer Raucherentwöhnungstherapie unterscheiden. Folgt man diesem Gedankengang, so sind die in den folgenden Beiträgen thematisierten „Bedingungen erfolgreicher Raucherentwöhnung" gleichzeitig die Bedingungen, die zur Selbstkontrolle befähigte Ex-Raucher von süchtigen Rauchern unterscheiden.

Die Bedingungen erfolgreicher Raucherentwöhnung sollen im Hinblick auf die bisher bekannten Erfolgsprädiktoren (Stögbauer) auf die Persönlichkeitsmerkmale der Raucher (Rehms), auf die Entwöhnungsmotivation (Bose, Wagner) und auf Geschlechtsspezifität (Block) untersucht werden. Den Abschluß bildet ein Beitrag zu den Besonderheiten der Nikotinsucht und neuen Möglichkeiten einer Kombination von Nikotinpflaster und Verhaltenstherapie zur Entwöhnung (Buchkremer, Rath).

Erfolgsprädiktoren in der Raucherentwöhnung

E. Stögbauer und H. Unland

Einleitung

Wie unterscheiden sich die erfolgreichen von den nicht erfolgreichen Teilnehmern einer Raucherentwöhnungsbehandlung?

Die Ergebnisse von Prädiktorstudien könnten Aussagen darüber ermöglichen, mit welcher Wahrscheinlichkeit ein bestimmter Teilnehmer einer Raucherentwöhnungstherapie die Abstinenz erreicht und aufrechterhält, was als jeweils beste Therapie für einen Raucher gelten kann und welche Variablen die Erfolgschancen erhöhen.

Da die vorliegenden Prädiktorstudien unter sehr verschiedenen Bedingungen entstanden sind, sind wir von einer systematischen Voraussage des Behandlungserfolges und der Möglichkeit einer individuellen Indikation einer bestimmten Therapieform derzeit noch weit entfernt.

Dennoch lassen sich unabhängig von der Behandlungsmethode, dem Zeitpunkt der Erfolgsmessung, der Zusammensetzung der Untersuchungsstichprobe und anderen wichtigen Moderatorvariablen einige Feststellungen treffen, die in der Literatur immer wieder bestätigt wurden.

Bisherige Forschungsergebnisse

1. Je geringer die Anzahl der täglich gerauchten Zigaretten ist, um so wahrscheinlicher wird jemand abstinent (Benfari u. Eaker 1984, Boelens 1981, Hallett u. Sutton 1987, Hammer 1974, Jackson et al. 1986, Mothersill et al. 1988, Pomerleau et al. 1978, Schneider 1984, West et al. 1977).
2. Die Wahrscheinlichkeit, abstinent zu werden, steigt bei geringer werdendem Abhängigkeitsgrad (Barnes et al. 1985, Jackson et al. 1986, Mothersill et al. 1988, Schneider 1984).

3. Wer erst seit wenigen Jahren raucht, wird mit höherer Wahrscheinlichkeit abstinent als jemand, der schon sehr lange
   raucht (Devins u. Edwards 1988, Hammer 1974, Mothersill et
   al. 1988, Pomerleau et al. 1978, Stevens et al. 1982, West et al.
   1977).

4. Ältere Raucher sind erfolgreicher als jüngere (Barnes et al.
   1985, Devins u. Edwards 1988, Gmür u. Tschopp 1987, Guilford 1972, Pederson et al. 1982, West et al. 1977).

5. Männer werden häufiger abstinent als Frauen (Gmür u.
   Tschopp 1987, Hallett u. Sutton 1987, Hammer 1974, Jackson
   et al. 1986, Stevens et al. 1982, West et al. 1977).

6. Verheiratete Entwöhnungsteilnehmer sind erfolgreicher als
   nichtverheiratete (Bredehoft 1983, Stevens et al. 1982, West et
   al. 1977).

7. Wer durch seinen Bekanntenkreis in seinem Entwöhnungsver-
   such unterstützt wird, hat bessere Erfolgschancen als jemand,
   der dabei keine oder wenig Unterstützung erfährt (Copotelli u.
   Orleans 1985, Gianetti et al. 1985, Mermelstein et al. 1983,
   West et al. 1977, Zimmer et al. 1989).

8. Mit der Motivation des Rauchers steigen die Erfolgschancen
   für eine erfolgreiche Entwöhnung (Barnes et al. 1985, Jackson
   et al. 1986, Mothersill et al. 1988, Raw 1976, Revenstorf et al.
   1978).

9. Mit der Erfolgserwartung nehmen die Erfolgschancen ebenfalls zu (Baer et al. 1986, Devins u. Edwards 1988, DiClemente
   1981, Eiser et al. 1985, Hallett u. Sutton 1987, Mothersill et
   al. 1988, Russell et al. 1976).

10. Wer sein Verhalten von inneren Faktoren kontrolliert sieht, hat
    bessere Abstinenzchancen als jemand mit externer Kontroll-
    überzeugung (Bredehoft 1983, Poole et al. 1982).

Experimentelle Studie

Methode

Aus der Vielzahl potentieller Prädiktorvariablen, die wir in unseren Münsteraner Raucherentwöhnungsstudien erhoben haben,

wollen wir uns zum Vergleich mit den vorhandenen Studien an dieser Stelle auf die soeben genannten zehn Variablen beschränken.

Die dauerhafte Effektivität einer Raucherentwöhnungstherapie kann frühestens ein halbes Jahr nach der Behandlung abgeschätzt werden (Buchkremer u. Unland 1988). Deshalb überprüfen wir den prädiktiven Wert der Variablen „Zigarettenkonsum", „Abhängigkeitsgrad", „Rauchdauer", „Alter", „Geschlecht", „Familienstand", „soziale Unterstützung", „Motivation", „Erfolgserwartung" und „Kontrollüberzeugung" für den Therapieerfolg sechs Monate nach Abschluß der Raucherentwöhnungsbehandlung.

Die Entwöhnungstherapie besteht aus einer Kombination von Selbstkontrolltraining und transdermaler Nikotinsubstitution (TNS). Die Teilnehmer der zehnwöchigen Gruppentherapie, die sich an das Raucherentwöhnungsprogramm der Bundeszentrale für gesundheitliche Aufklärung anlehnt, reduzieren zunächst schrittweise ihren Zigarettenkonsum. Zusätzlich zu den vermittelten verhaltenstherapeutischen Selbstkontrolltechniken wird ein Pflaster verabreicht, das kontinuierlich Nikotin über die Haut abgibt und den Raucher von den körperlichen Entzugssymptomen entlastet.

Die Prädiktorvariablen werden vor dem Beginn der Therapie durch Fragebögen erhoben, mit Ausnahme der Motivation, die erst in der dritten Sitzung gemessen wird. Sechs Monate nach der Behandlung werden die Teilnehmer postalisch gebeten, ihren aktuellen Durchschnittszigarettenkonsum anzugeben.

Die Teilnehmer, die ein halbes Jahr nach der Behandlung nicht rauchen, also einen Zigarettenkonsum pro Tag von Null angeben, werden als Nichtraucher gewertet − alle übrigen als Raucher. Wer postalisch nicht erreicht werden kann, wird für die Berechnungen als Raucher definiert.

Je nach Skalenniveau der Prädiktorvariable werden die Unterschiede zwischen den Nichtrauchern und den Rauchern entweder mit dem T- oder dem Chi-Quadrat-Test auf Signifikanz überprüft.

Stichprobenbeschreibung

Unsere Untersuchungsstichprobe besteht aus 403 Teilnehmern; 208 Frauen und 195 Männern.

Sie sind im Behandlungszeitraum, in der ersten Jahreshälfte 1988, im Durchschnitt 40 Jahre alt, rauchen durchschnittlich 28 Zigaretten pro Tag und sind im Mittel seit 17 Jahren Raucher.

Sie haben im Durchschnitt bereits dreimal alleine versucht, mit dem Rauchen aufzuhören. 17% von ihnen haben schon an mindestens einer Raucherentwöhnungstherapie teilgenommen.

Ergebnisse

Die Prüfung der Prädiktorvariablen erbrachte die in Tab. 1 dargestellten Ergebnisse.

Nichtsignifikant unterscheiden sich die erfolgreichen von den nicht erfolgreichen Entwöhnungsteilnehmern in den Variablen Alter, Geschlecht, Rauchdauer und soziale Unterstützung; d. h. zum Meßzeitpunkt sind prozentual etwa ebensoviele Männer wie Frauen Nichtraucher, und der Altersdurchschnitt ist bei Rauchern und Nichtrauchern fast gleich. Die Abstinenzwahrscheinlichkeit ist auch unabhängig von der Rauchdauer und der sozialen Unterstützung, die die Teilnehmer erfahren.

Auf dem 5%-Niveau unterscheiden sich die Raucher von den Nichtrauchern beim Zigarettenkonsum und in der Erfolgserwartung. Die langfristig erfolgreichen Entwöhnungsteilnehmer rauchten demnach vor der Therapie durchschnittlich zwei Zigaretten weniger als die nicht erfolgreichen.

Es erweist sich als günstig für den Therapieerfolg, wenn der Raucher selbst erwartet, daß er es schaffen wird, mit dem Rauchen aufzuhören, und großes Vertrauen in seine diesbezüglichen Fähigkeiten hat.

Auf dem 1%-Niveau signifikant ist der Unterschied in dem Prädiktor Abhängigkeit, gemessen mit der Westmead Tolerance Scale (WTS) von E. Digiusto (1987), die sowohl die körperlichen als auch psychische Suchtaspekte umfaßt. Diejenigen, die Nichtraucher bleiben, sind vor der Therapie schon weniger abhängig von der Zigarette; der Verzicht fällt ihnen demnach leichter.

Ebenso signifikant ist der Unterschied zwischen verheirateten und nicht verheirateten Teilnehmern. Verheiratete bleiben zu 44% langfristig abstinent, während Nichtverheiratete nur eine Quote von 30% erreichen.

Tabelle 1. Unterschiede zwischen Rauchern und Nichtrauchern in den Prädiktorvariablen 6 Monate nach Therapieende

		Nichtraucher (n = 156)	Raucher (n = 247)	Signifikanz-Test
Alter in Jahren (n.s.)	X	40,3	39,4	T = 0,77
				df = 401
	S	11,5	11,1	p = 44
Geschlecht (n.s.)	w	37%	63%	Chi = 0,38
				df = 1
	m	40%	60%	p = 54
Rauchdauer in Jahren (n.s.)	X	16,3	17,0	T = 0,70
				df = 396
	S	10,3	10,3	p = 0,48
Soziale Unterstützung (n.s.)	X	3,1	3,1	T = 0,19
				df = 394
	S	0,8	0,7	p = 0,85
Zigarettenkonsum/Tag[a]	X	26,3	28,6	T = 2,46
				df = 401
	S	8,8	10,4	p = 0,014
Erfolgserwartung[a]	X	28,2	27,3	T = 2,44
				df = 397
	S	3,2	3,8	p = 0,015
Nikotinabhängigkeit[b]	X	57,6	61,8	T = 3,06
				df = 396
	S	12,5	13,8	p = 0,002
Familienstand[b]				Chi = 7,35
verheiratet (n = 241)		44%	56%	df = 1
nicht verheiratet (n = 161)		30%	70%	p = 0,007
Externe Kontroll-überzeugung[b]	X	42,3	45,7	T = 2,77
				df = 392
	S	11,3	11,9	p = 0,006
Motivation[c]	X	34,7	33,0	T = 3,88
				df = 395
	S	3,8	4,8	p = 0,000

n.s., nicht signifikant
[a] Signifikant auf dem 5%-Niveau.
[b] Signifikant auf dem 1%-Niveau.
[c] Signifikant auf dem 0,1%-Niveau.

Sehr signifikant ($p < 0,01$) ist auch der Unterschied zwischen den extern oder eher intern kontrollierten Rauchern. Wer sich stärker durch interne Faktoren kontrolliert sieht, also glaubt, sein Verhalten selbst steuern zu können, hat bessere Erfolgschancen, als ein

Raucher, der äußere Umstände für sein Verhalten verantwortlich macht.

Der beste Prädiktor ist die Motivation zur Entwöhnung, gemessen während der Therapie in der dritten Sitzung. Der Unterschied in den Skalenwerten ist zwar gering (33,0 bzw. 34,7), erweist sich aber wegen der geringen Standardabweichung als hochsignifikant (p < 0,001). Eine starke Motivation zur Nikotinabstinenz trägt also wesentlich zum Erfolg der Entwöhnungsbehandlung bei.

Diskussion

Der Zusammenhang zwischen den Variablen „Zigarettenkonsum", „Nikotinabhängigkeit", „Erfolgserwartung", „Motivation", „externer Kontrollüberzeugung" und „Familienstand" einerseits und dem Erfolg der Raucherentwöhnungsbehandlung andererseits, wie er in der Literatur beschrieben wird, konnte in unserer Studie bestätigt werden.

Wer also wenig raucht, noch nicht stark abhängig und hoch motiviert ist, mit dem Rauchen aufzuhören, sowie zuversichtlich glaubt, dieses Ziel aus eigener Kraft erreichen zu können, hat bessere Erfolgschancen als ein Raucher, auf den diese Kriterien nicht zutreffen. Ist der Raucher verheiratet, so erhöht dies ebenfalls seine Chance, Nichtraucher zu werden und langfristig zu bleiben. Wahrscheinlich geht der Vorteil verheirateter Raucher zurück auf den Faktor „soziale Unterstützung" – in diesem Fall durch den Ehepartner –, der in einigen Untersuchungen als Erfolgsprädiktor beschrieben wird (Giannetti et al. 1985, West et al. 1977).

Nicht bestätigt wurden die angenommenen Zusammenhänge zwischen den Variablen „Alter", „Geschlecht", „Rauchdauer" und „soziale Unterstützung" einerseits und der Abstinenz sechs Monate nach der Therapie: In unserer Stichprobe sind die langfristigen Erfolgsraten unabhängig von diesen Faktoren.

Eine mögliche Erklärung für die positive Korrelation zwischen Alter und Abstinenz, wie sie in der Literatur gefunden wird, liegt darin, daß in einigen dieser Untersuchungen (Barnes et al. 1985, Pederson et al. 1982) bereits ernsthaft am Rauchen erkrankte Personen teilnahmen. Eine solche gesundheitliche Beeinträchtigung erhöht natürlich die Motivation zur Abstinenz, was wiederum die

Erfolgschancen deutlich begünstigt. In unserer Stichprobe waren jedoch die Raucher, die schon deutliche körperliche Schäden vom Rauchen davongetragen hatten, eine Ausnahme.

Außerdem wurde bisher fast immer implizit davon ausgegangen, daß der Zusammenhang zwischen dem Alter und der Abstinenzwahrscheinlichkeit linear ist. Es spricht aber im Widerspruch dazu einiges dafür, daß die sehr jungen und die älteren Raucher erfolgreicher in der dauerhaften Entwöhnung sind als diejenigen mittleren Alters. Der fehlende Einfluß der Variable „Rauchdauer" auf die Abstinenzwahrscheinlichkeit in unserer Stichprobe kann eventuell analog zum Alterseffekt interpretiert werden.

Das in der Literatur häufig berichtete Ergebnis, Männer hätten bessere Erfolgsraten als Frauen, konnte bei unserer Stichprobe nicht bestätigt werden. Möglicherweise sind Männer nur kurzfristig erfolgreicher, d. h. sie erreichen höhere Abstinenzraten als die Frauen zum Ende der Therapie. Die langfristigen Erfolge werden dagegen mehr von Persönlichkeitsfaktoren wie Motivation und Erfolgserwartung oder von Suchtaspekten wie dem Zigarettenkonsum vor der Therapie und dem Abhängigkeitsgrad bestimmt. Für diese Interpretation sprechen auch die Ergebnisse von Minneker et al. (1989).

Nicht bestätigt wurde auch der positive Zusammenhang zwischen sozialer Unterstützung und Abstinenz. Allerdings zeichnet sich in unserer Studie ein Effekt in dieser Richtung durch den Faktor „Familienstand" ab. In den Studien, in denen sich der Faktor „soziale Unterstützung" als Prädiktor erwies, wurde er durch meist ausführlichere Fragebögen detaillierter operationalisiert als in unserer Studie.

Zusammenfassung

Nach unseren Ergebnissen ist ein entwöhnungswilliger Raucher vergleichsweise dann am erfolgreichsten, wenn er folgende Merkmale aufweist: Er ist verheiratet, raucht nicht sehr viel und ist nicht zu stark abhängig von der Zigarette. Er ist stark motiviert, mit dem Rauchen aufzuhören, glaubt von sich, daß er selbst sein Verhalten steuern kann, und hat Vertrauen darauf, daß er sich das Rauchen erfolgreich abgewöhnen wird.

Literatur

Baer JS, Holt CS, Lichtenstein E (1986) Self-efficacy and smoking reexamined: construct validity and clinical utility. Consult Clin Psychology 54, 6:846–852

Barnes GE, Vulcano GA, Greaves L (1985) Characteristics affecting successful outcome in the cessation of smoking. International Addictions 20 (9):1429–1434

Benfari RC, Eaker E (1984) Cigarette smoking at four years of follow-up. Psychosocial factors and reactions to group intervention. Clin Psychology 40, 4:1089–1097

Boelens DM (1981) Relapse prevention in the treatment of cigarette smokers. Dissertation Abstracts International 41:2747 B

Bredehoft WP (1983) Smoking abstention or relapse: the role of causal attributions and self-efficacy expectations. Dissertation Abstracts International 43:4136 B

Buchkremer G, Unland H (1988) Neue Entwicklungen der Behandlung und Prävention des Rauchens. Mitteilungen der Gesellschaft zur Bekämpfung der Krebskrankheiten, Nordrhein-Westfalen eV 54:31–32

Copotelli HC, Orleans CT (1985) Partner support and other determinants of smoking cessation maintenance among women. Consult Clin Psychology 53, 4:455–460

Devins GM, Edwards PJ (1988) Self-efficacy and smoking reduction in chronic obstructive pulmonary disease. Behavior Research and Therapy 26, 2:127–135

DiClemente CC (1981) Self-efficacy and smoking cessation maintenance. Cognitive Research and Therapy 5:175–187

Digiusto E (1987) A new measure of nicotine dependence – the Westmead Nicotine Tolerance Scale. In: Aoki M (Hrsg) Smoking and health. Elsevier Science Publishers BV, Amsterdam

Eiser JR, van der Pligt J, Raw M, Sutton SR (1985) Trying to stop smoking: effects of perceived addiction, attributions for failure and expectancy of success. J Behav Med 8:321–341

Giannetti VJ, Reynolds J, Rihn T (1985) Factors which differentiate smokers from ex-smokers among cardiovascular patients: a discriminant analysis. Social Science and Medicine 20, 3:241–245

Gmür M, Tschopp A (1987) Factors determining the success of nicotine withdrawal: 12-year follow-up of 532 smokers after suggestion therapy (by a fair healer). Intern Addictions 22 (12):1189–2000

Guilford JS (1972) Group treatment versus individual initiative in the cessation of smoking. Applied Psychology 56, 2:162–167

Hallett R, Sutton SR (1987) Predicting participating and outcome in four workplace smoking intervention programmes. Health Education Research 2, 3:257–266

Hammer O (1974) 5 Jahre Bad Nauheimer Raucherentwöhnungstherapie und Nichtraucher-Training. Münchener Med Wochenschr 116, 11:565–568

Jackson PH, Stapelton JA, Russel MAH, Merriman RJ (1986) Predictors of outcome in a general practitioner interventions against smoking. Pre Med 15:244–253

Mermelstein R, Lichtenstein E, McIntyre K (1983) Partner support and relapse in smoking cessation programmes. Consult Clin Psychology 51, 3:465–466

Minneker E, Buchkremer G, Bents H (1989) Prädiktoren erfolgreicher Raucherentwöhnungsbehandlungen (im Druck)

Mothersill KJ, McDowell I, Rosser W (1988) Subject characteristics and longterm post-program smoking cessation. Addictive Behaviors 13 1:29–36

Pederson LL, Baskerville JC, Wanklin JM (1982) Multivariate statistical models for predicting change in smoking behavior following physician advice to quit smoking. Preventive Medicine 11:936–949

Pomerleau D, Adkins D, Pertschuk M (1978) Predictors of outcome and recidivism in smoking cessation treatment. Addictive Behaviors 3:65–70

Poole AD, Dunn J, Sanson-Fisher E, German GA (1982) The rapid-smoking technique: Subject characteristics and treatment outcome. Behavior Research Therapy 20:1–7

Raw M (1976) Persuading people to stop smoking. Behavior Research Therapy 14:97–101

Revenstorf D, Henrich G, Schwarze-Bindhardt U (1978) Linear models for the analysis of the relation between motivation and therapy outcome. Behav Anal Modif 2:115–125

Russel MAH, Armstrong E, Patel UA (1976) Temporal contiguity in electric aversion therapy for cigarette smoking. Behavior Research Therapy 14:103–123

Schneider SJ (1984) Who quits smoking in a behavioral treatment program? Addictive Behaviors 9:373–381

Stevens PA, Greissman Greene J, Primavera LH (1982) Predicting successful smoking cessation. Social Psychology 118:235–241

Gibt es den typischen Ex-Raucher?
Eine Untersuchung zu den Einflüssen von Persönlichkeitsmerkmalen auf den Entwöhnungserfolg bei Rauchern

W. Rehms, G. Buchkremer, E. Stögbauer

Einleitung

Die Frage, warum es einige Raucher schaffen, mit dem Rauchen aufzuhören, und einige nicht, ist schwierig zu beantworten, da der Entwöhnungsprozeß ein komplexer Vorgang ist, der von vielen Bedingungen abhängt.

Neben extrapsychischen Faktoren (Stögbauer u. Unland) beeinflussen auch intrapsychische Faktoren (z. B. die Motivation oder stabile Persönlichkeitsmerkmale) den Abstinenzerfolg. Dabei muß von einer Wechselwirkung sowohl der intrapsychischen Bedingungen untereinander als auch mit den jeweiligen Umweltbedingungen ausgegangen werden, was die Suche nach spezifischen Erfolgsindikatoren kompliziert.

In der im folgenden dargestellten Untersuchung wird danach gefragt, welche Persönlichkeitsmerkmale dazu beitragen, daß Raucher abstinent werden und bleiben. Was erleichtert ihnen, ihr anhaltendes Rauchverlangen auszuhalten und die angebotenen Entwöhnungsmethoden effektiv zu nutzen? Mit anderen Worten: Gibt es den typischen Ex-Raucher in dem Sinne, daß er sich in bestimmten Persönlichkeitsmerkmalen von dem Raucher unterscheidet, der es trotz entsprechender Versuche nicht schafft, das Rauchen aufzugeben?

Dabei sollen die einzelnen Persönlichkeitsvariablen nicht isoliert betrachtet werden, sondern es sollen mit Hilfe multivariater Analyseverfahren simultan mehrere Persönlichkeitsmerkmale (Prädikatoren) zur Erklärung erfolgreichen Abstinenzverhaltens herangezogen werden. Damit kann nicht nur die Komplexität des Entwöhnungsprozesses besser berücksichtigt werden, sondern es können auch aufgrund der wechselseitigen Zusammenhänge unter den erhobenen Persönlichkeitsmerkmalen stabilere und informationsreichere Befunde erhoben werden.

Bei den im Rahmen dieser Studie durchgeführten Entwöhnungs-
kursen geht es um das Erlernen und Einüben von Selbstkontrollmethoden zur Eigensteuerung des langerlernten, vom Raucher bisher nur zeitweilig und begrenzt kontrollierbaren Rauchverhaltens
(Buchkremer u. Tölle 1987).

Es wird die Hypothese aufgestellt, daß folgende Persönlichkeitsdimensionen einen Einfluß auf die therapeutische Wirksamkeit
der angebotenen Selbstkontrolltechniken ausüben:

- Kontrollüberzeugungen,
- Arten der Selbstkommunikation und
- Copingstrategien.

Raucher, die meinen, sie hätten kaum Einfluß auf die sie betreffenden Ereignisse in ihrer Umwelt und daher auch ihr Verhalten als für
stärker von äußeren Umständen und Zufällen bestimmt halten, wird
es vermutlich schwerfallen, irgendwelche Verfahren der Selbstkontrolle zu akzeptieren. Diese externale Kontrollüberzeugung dürfte
also das Erlernen von Abstinenzverhalten erschweren. Hingegen
sollten Raucher mit einer internalen Kontrollerwartung, die also ihr
Verhalten als selbstbestimmt betrachten, mehr von den angebotenen
Strategien zur Eigensteuerung des Raucherverhaltens profitieren. Es
ist deshalb die im folgenden zu überprüfende Hypothese zu formulieren, daß Raucher mit einer stärker internalen Kontrollüberzeugung in ihrem kurz- und langfristigen Abstinenzbemühen erfolgreichen sind als jene, die sich eher external kontrolliert glauben.

Die Art der Selbstkommunikation ist u. E. für den Entwöhnungsprozeß bedeutsam, da die Kognitionen, die zwischen Reizbe-
dingung und Verhalten vermitteln, einen wesentlichen Einfluß darauf haben, ob es dem Raucher gelingt, sein Rauchverhalten unter
seine Kontrolle zu bringen. Häufige negative, pessimistische
Selbstverbalisationen führen zu einer emotionalen Labilität und
Mißerfolgserwartungen und schaffen damit eine ungünstige Voraussetzung, das Rauchverlangen auszuhalten. Rauchern, die zu negativen Kognitionen tendieren, wird es somit schwerer fallen, für
das Rauchen alternative Verstärker zu finden und sich selbst für
das Nichtrauchen zu verstärken.

Streßverarbeitungsfertigkeiten scheinen schon deshalb für den
Entwöhnungserfolg wichtig, weil besonders die starken Raucher

häufig sog. Streßraucher sind. Streßreaktionen wie Überbelastung und Verspannung korrelieren nach Brengelmann et al. (1984) ausschließlich bei starken Rauchern mit mehr als 20 Zigaretten pro Tag signifikant mit dem Rauchen. Die Autoren halten daher den Ausdruck „Streß- oder Entspannungsraucher" für angebracht. Gerade diese Gruppe von Rauchern ist es aber, die das größte Kontingent in den Raucherentwöhnungstherapien bildet, da diese Raucher häufig — wenn auch oft erfolglos — versuchen, mit dem Rauchen aufzuhören, und schließlich die Hilfe einer Entwöhnungstherapie suchen (Linn u. Stein 1985). Rauchen wird also oft als Mittel zur Streßreduktion eingesetzt. Daher sind alternative geeignetere Copingstrategien für diesen Rauchertyp (vor allem in belastende Situationen) zu suchen.

Eine über nur neun Sitzungen gehende Entwöhnungstherapie in Gruppen kann inadäquate Bewältigungsstrategien nicht verändern oder fehlende Fertigkeiten aufbauen. Es soll deshalb im folgenden überprüft werden, ob Raucher, die bereits vor der Therapie über geeignete Streßverarbeitungsfertigkeiten verfügen, in ihrem Abstinenzbemühen erfolgreicher sind als andere Raucher.

Methodik

Stichprobenbeschreibung

403 über Zeitungsanzeigen gewonnene entwöhnungswillige Raucher nahmen im ersten Halbjahr 1988 an der Untersuchung teil, davon waren 208 Teilnehmer weiblichen und 195 männlichen Geschlechts. Die Teilnehmer waren zum Untersuchungszeitpunkt im Durchschnitt 40 Jahre alt bei einem mittleren Konsum von 28 Zigaretten pro Tag.

Die Teilnehmer erhielten eine durch transdermale Nikotinsubstitution unterstützte multimodale Verhaltenstherapie (Selbstkontrollmethoden) in Gruppen über acht Wochen.

46 Teilnehmer haben nicht alle Fragebögen ausgefüllt und werden daher bei den diskriminanzanalytischen Statistiken nicht berücksichtigt.

Meßinstumente

Zur Bestimmung der charakteristischen Art der Selbstverbalisation haben wir unseren Probanden das von Tönnies (1982) entwickelte *Inventar zur Selbstkommunikation für Erwachsene (ISE)* vorgelegt. Das Inventar setzt sich aus jeweils drei Skalen zur positiven und negativen Selbstkommunikation zusammen.

Ob die Teilnehmer eine stabile internale oder externale Kontrollerwartung besitzen, haben wir über den *IPC-Fragebogen* von Krampen (1981) erfaßt.

Zur Messung der habituellen Copingstrategien wurde der *Streßverarbeitungsfragebogen (SVF)* von Janke et al. (1985) eingesetzt. Zur besseren Interpretation der 19 Subskalen haben wir für die Daten unserer Raucherstichprobe eine Faktorenanalyse berechnet und konnten weitgehend die von Janke et al. (1985) gefundene Faktoreninterpretation übernehmen. Folgende SVF-Faktoren sind in die Datenanalyse eingegangen:

- „Emotionale Betroffenheit und Aufgeben"
- „Aktive Kontrollversuche von Belastungssituationen und -reaktionen"
- „Kognitive Bewältigung durch Bewertungsveränderung"
- „Ausweichen und Ablenkung" (Janke et al., 1985, S. 18).

Ergebnisse

Mittels einer Diskriminanzanalyse soll die Frage beantwortet werden, ob Abstinente und Nichtabstinente aufgrund der erhobenen Persönlichkeitsmerkmale unterschieden werden können. Die *Diskriminanzanalyse* der Raucher und Nichtraucher am *Ende der Therapie* ergibt keine signifikante Trennfunktion. Die Varianzaufklärung der Diskriminanzvariablen beträgt 3,3%. Zur Beurteilung der Trennstärke der einzelnen Merkmalsvariablen haben wir den standardisierten Diskriminationskoeffizienten herangezogen (Tab. 1).

Von den Persönlichkeitsmerkmalen sind für den kurzfristigen Abstinenzerfolg am bedeutsamsten:

Tabelle 1. Standardisierte Diskriminanzkoeffizienten der Diskriminanzfunktion über Abstinente und Nichtabstinente zum Therapieende

Bewertungsveränderung	0,548
Negative Selbskommunikation	−0,520
Emotionale Betroffenheit und Aufgeben	−0,490
Internale Kontrollerwartung	0,490
Aktive Kontrollversuche	0,449
Positive Selbstkommunikation	0,394
Externale Kontrollerwartung − Machtlosigkeit	−0,353
Externale Kontrollerwartung − Schicksal	−0,226
Ausweichen und Ablenken	0,057

(Kanonischer Korrelationskoeffizient: 0,181; chi^2 = 11,631; Irrtumswahrscheinlichkeit (p) = 0,392)

- die kognitive Bewältigungsstrategie, die Streßsituation oder die eigene Streßreaktion umzubewerten;
- die verhaltensbezogene Copingstrategie aktiver Kontrollversuche und
- die internale Kontrollerwartung.

Vor allem die Tendenz, auf belastende Situationen emotional betroffen und resignativ zu reagieren, hat eine negative Auswirkung auf den kurzfristigen Abstinenzerfolg.

Das Geschlecht ist für die Vorhersage des kurzfristigen Abstinenzerfolges eine bedeutsame Moderatorvariable. Eine getrennt nach Geschlechtszugehöringkeit berechnete Diskriminanzanalyse der Persönlichkeitsvariablen verbessert die Varianzaufklärung des kurzfristigen Entwöhnungserfolges auf 10 % bei den Frauen und auf 14,3 % bei den Männern. Während für männliche Raucher häufigere aktive Kontrollversuche zur Streßbewältigung wichtig für den Abstinenzerfolg sind, scheint diese Copingstrategie für die entwöhnungswilligen Frauen kaum bedeutsam zu sein. Hingegen ist die Bereitschaft, auf Streß emotional betroffen und resignativ zu reagieren, nur für die weiblichen Raucher ein wichtiger Prädiktor für ein erfolgreiches Abstinenzbemühen.

Die *Diskriminanzanalyse* ein *halbes Jahr nach Therapieende* trennt zwischen der Gruppe der Raucher und Ex-Raucher auf dem 1%-Niveau signifikant und klärt einen Varianzanteil von 7,5% auf (Tab.2).

Tabelle 2. Standardisierte Diskriminationskoeffizienten der Diskriminanzfunktion über Raucher und Ex-Raucher ein halbes Jahr nach Therapie

Negative Selbstkommunikation	0,637
Positive Selbstkommunikation	−0,631
Externale Kontrollerwartung − Machtlosigkeit	0,478
Internale Kontrollerwartung	−0,425
Externale Kontrollerwartung − Schicksal	0,398
Emotionale Betroffenheit und Aufgeben	0,375
Bewertungsveränderung	−0,105
Ausweichen und Ablenken	−0,099
Aktive Kontrollversuche	−0,056

(Kanonische Korrelation: 0,273; $Chi^2 = 27{,}062$; p = 0,0045)

Positive Formen der Selbstkommunikation korrelieren mit der Aufrechterhaltung des Abstinenzverhaltens. Wichtig ist aber auch eine stabile internale Kontrollerwartung. Die Wahrscheinlichkeit eines Rückfalls erhöht sich hingegen, wenn der Raucher

- meint, sein Verhalten sei stärker von äußeren Umständen und Zufällen bestimmt,
- häufiger negative Selbstgespräche führt und
- allgemein auf Belastungen eher emotional betroffen reagiert und aufgibt.

Anders als für den kurzfristigen Abstinenzerfolg, sind die verhaltens- und kognitionsbezogenen Copingstrategien für den Ex-Raucher von geringerer Wichtigkeit.

Der Einfluß der erhobenen Persönlichkeitsmerkmale auf den Abstinenzerfolg wird deutlicher, wenn man mit Hilfe einer Clusteranalyse die Probanden, die sich in der erhobenen Persönlichkeitsmerkmalen ähneln, verschiedenen Gruppen zuordnet und anschließend überprüft, ob sich diese unterschiedlichen Persönlichkeitsgruppen auch in ihrem Abstinenzraten unterscheiden. (Zur Vermeidung von Skalierungseffekten wurden die Meßwerte zuvor mittels einer z-Transformartion standardisiert.)

In Tab. 3 sind die Mittelwerte der per Clusteranalyse gewonnenen Rauchergruppen in den einzelnen Persönlichkeitsmerkmalen dargestellt.

Tabelle 3. z-Werte der Persönlichkeit der drei mittels Clusteranalyse gewonnenen Rauchergruppen

	Rauchergruppe		
	I	II	III
Internale Kontrollerwartung	0,17	−0,45	0,34
Externale Kontrollerwartung − Machtlosigkeit	−0,72	0,41	0,47
Externale Kontrollerwartung − Schicksal	−0,65	0,43	0,35
Negative Selbstkommunikation	−0,30	0,32	0,01
Positive Selbstkommunikation	0,03	−0,14	0,21
Emotionale Betroffenheit und Aufgeben	−0,62	0,55	0,16
Aktive Kontrollversuche	0,13	−0,58	0,58
Bewertungsveränderung	−0,14	−0,23	0,49
Ausweichen und Ablenken	−0,28	−0,22	0,67

Tabelle 4. Standardisierte Diskriminationskoeffizienten

	Funktion 1	Funktion 2
Externale Kontrollerwartung − Schicksal	0.702	0,173
Externale Kontrollerwartung − Machtlosigkeit	0,604	0,058
Emotionale Betroffenheit und Aufgeben	0,518	−0,092
Negative Selbstverbalisation	0,421	−0,142
Aktive Kontrollversuche	−0,169	0,463
Internale Kontrollerwartung	−0,238	0,394
Ausweichen und Ablenken	0,133	0,393
Bewertungsveränderung	0,049	0,283
Positive Selbskommunikation	−0,013	0,283

Bei Bildung von drei Rauchergruppen ergeben sich Gruppengrößen von 152, 141 und 110 Teilnehmern. Eine im Anschluß berechnete Diskriminanzanalyse ergibt, daß die Gruppen sich in den Persönlichkeitsmerkmalen signifikant unterscheiden. Tab. 4 zeigt, in welchem Maß die einzelnen Persönlichkeitsvariablen zur Unterscheidung der Gruppen beitragen.

Wenn man die Diskriminanzstärke der einzelnen Persönlichkeitsmerkmale berücksichtigt, können die drei Rauchergruppen (I bis III) wie folgt beschrieben werden:

Gruppe I: Raucher mit

- internaler Kontrollerwartung und
- geringer Tendenz, auf Belastungssituationen emotional betroffen und resignativ zu reagieren.

Gruppe II: Raucher mit

- externaler Kontrollerwartung;
- starker Tendenz, auf Streß mit emotionaler Betroffenheit und Resignation zu antworten;
- häufiger negativer Selbstverbalisation und
- seltenen aktiven Kontrollversuchen zur Streßbewältigung.

Gruppe III: Raucher mit

- häufigen aktiven Kontrollversuchen;
- Tendenz, durch Ausweichen und Ablenken die Belastungssituation zu umgehen;
- häufigem Einsatz von Bewertungsveränderungen als Copingstrategie und
- positiver Selbstkommunikation.

Die zu Beginn angestellten Überlegungen zur Wirkung der von uns erhobenen Persönlichkeitsmerkmale auf den Entwöhnungsprozeß führen uns zu der Erwartung, daß die Gruppe II in ihrem kurz- und langfristigen Abstinenzerfolg wesentlich schlechter abschneidet als die beiden anderen Persönlichkeitsgruppen.

Die drei Persönlichkeitsgruppen unterscheiden sich ein halbes Jahr nach Therapieende auf dem 2%-Niveau signifikant voneinander in ihrem Abstinenzerfolg (chi^2 = 8,26; Abb. 1).

Erwartungsgemäß verzeichnet die Gruppe II sowohl zum Therapieende als auch langfristig die niedrigsten Entwöhnungsraten. Interessant ist, daß die Gruppe III zum Kursende mit knapp 92% Abstinenten die erfolgreichste ist, ein halbes Jahr später aber gut 6% mehr Raucher aufweist als die Gruppe I. Dieses Ergebnis spricht dafür, daß sich auf das Erreichen der Abstinenz verhaltens- und kognitionsbezogene Copingstrategien günstig auswirken. Für die langfristige Aufrechterhaltung des Abstinenzverhaltens scheint hingegen eine stärker internale Kontrollerwartung und eine geringere Tendenz, emotional betroffen und resignativ auf belastende Situationen zu reagieren, wichtiger zu sein.

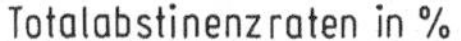

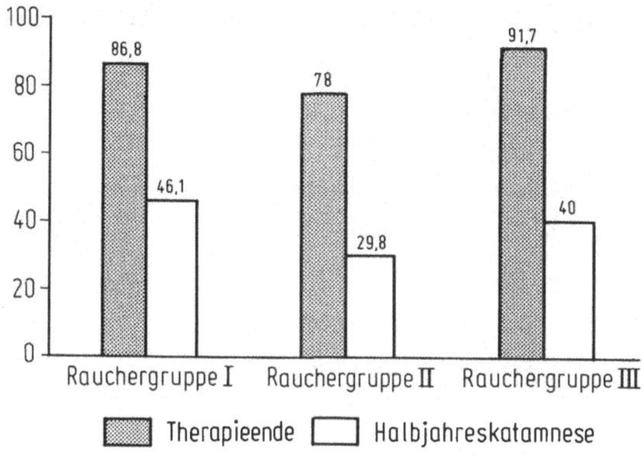

Abb. 1. Abstinenzraten der 3 Rauchergruppen

Diskussion

Die in der Einleitung begründete Hypothese, daß eine internale Kontrollerwartung, eine stärker positive Selbstverbalisation und die häufigere Anwendung von Copingstrategien schon vor der Therapie den Abstinenzerfolg erleichtern, konnte bestätigt werden. Die Ergebnisse der Diskriminanzanalyse der Abstinenten und Nichtabstinenten und die Clusteranalyse der untersuchten Raucherstichprobe nach ihrer Ähnlichkeit in den Persönlichkeitsmerkmalen zeigen jedoch übereinstimmend, daß für das Abstinentwerden andere Persönlichkeitsbereiche wichtig sind als für das Abstinentbleiben.

Entgegen unserer Vermutung sind die verhaltens- und kognitionsbezogenen Copingstrategien für das Erreichen der Abstinenz bedeutsamer als für das Abstinentbleiben. Allerdings liegt die Rauchergruppe, die sich durch eine häufigere Anwendung dieser Copingstrategien auszeichnet, in ihrem Abstinenzerfolg ein halbes Jahr nach Therapieende immer noch über dem Durchschnitt.

Mit der Einschränkung, daß die hier untersuchten Persönlichkeitsmerkmale „nur" siebeneinhalb Prozent der Varianz des langfristigen Abstinenzverhaltens erklären, können wir die Ausgangsfrage dieser Arbeit wie folgt beantworten:

Der typische Ex-Raucher, der nach einer verhaltenstherapeutischen Entwöhnungstherapie dauerhaft abstinent bleibt, ist eine Persönlichkeit mit einer

– stärker internalen Kontrollüberzeugung,
– eher positiven Selbstkommunikation und
– Neigung, in Belastungssituationen verhaltens- und kognitionsbezogene Copingstrategien einzusetzen.

Für Raucher mit einer stärker externalen Kontrollerwartung, negativer Selbstverbalisation und einer Tendenz, auf Streß emotional und resignativ zu reagieren, könnte die Entwöhnungstherapie durch die Einbeziehung folgender Behandlungskomponenten verbessert werden:

– Zur Veränderung stabiler Kontrollerwartungen wären Elemente einer Reattributionstherapie (Försterling 1986) und
– zur Modifikation der Art der Selbstkommunikation und der Tendenz, auf Streß emotional und resignativ zu reagieren, ein Selbstverbalisationstraining (Meichenbaum 1979) angezeigt.

Es ist allerdings anzunehmen, daß eine therapeutisch effektive Einbeziehung dieser Therapiemethoden den zeitlichen Rahmen einer Entwöhnungstherapie in Gruppen sprengen würde. Außerdem ist auch die Frage berechtigt, ob die Bedeutung der Persönlichkeitsmerkmale für den Abstinenzerfolg (Varianzaufklärung 7,5%) einen derartigen Mehraufwand rechtfertigen.

Literatur

Brengelmann JC, Reig A, Müller G (1984) Persönlichkeit, Streß und Rauchverhalten. Suchtgefahren 30:65–75
Buchkremer G, Tölle R (1987) Nikotinabhängigkeit. In: Kisker KP, Lauter H, Meyer JE, Müller C, Strömgren E (Hrsg) Psychiatrie der Gegenwart, Bd 3: Abhängigkeit und Sucht. Springer, Berlin Heidelberg
Försterling F (1986) Attributionstheorie in der klinischen Psychologie. Urban & Schwarzenberg, München Wien Baltimore
Janke W, Erdmann G, Kallus W (Hrsg) (1985) Streßverarbeitungsfragebogen (SVF) (Hrsg). Hogrefe, Göttingen
Krampen G (1981) IPC-Fragebogen zu Kontrollüberzeugungen. Hogrefe, Göttingen

Linn MW, Stein S (1985) Reasons for smoking among extremly heavy smokers.
  Addictive Behaviors 10:197–201
Meichenbaum D (1979) Kognitive Verhaltensmodifikation. Urban & Schwarzenberg, München
Stögbauer E, Unland H (1990) Erfolgsprädikatoren in der Raucherentwöhnung. In diesem Band
Tönnies S (1982) Inventar zur Selbstkommunikation für Erwachsene. Beltz Test Gesellschaft, Weinheim

Raucherentwöhnung in der ärztlichen Praxis

N. Bohse-Wagner, R. de la Haye, J. Blume

Einleitung

Im folgenden soll über Erfahrungen zur Raucherentwöhnung in einer niedergelassenen Praxis mit Patienten, die an peripherer arterieller Verschlußkrankheit (pAVK) leiden, berichtet werden.

Rauchen stellt neben hohem Blutdruck, Übergewicht und mit der Ernährung zusammenhängenden Stoffwechselstörungen (Diabetes, Lipidstörungen, erhöhte Harnsäurewerte) einen wesentlichen Risikofaktor der pAVK dar (Kiesewetter et al. 1987, Marshall 1983). Der alleinige Hinweis des Arztes auf die Notwendigkeit der kausalen Behandlung der pAVK durch Elimination der die Risikofaktoren bedingenden Verhaltensweisen beim Patienten bewirkt in der Regel wenig Veränderung (Koch et al. 1984). Bei Rauchern kann dies als ein Hinweis auf zumindest eine psychische Abhängigkeit gewertet werden.

Das Projekt

Der Bundesminister für Arbeit und Sozialordnung fördert seit dem 1.1.1988 innerhalb des Modellprogramms zur Verbesserung der Versorgung chronisch Kranker das Projekt „Verhaltensmedizinische Behandlung der peripheren arteriellen Verschlußkrankheit in der Praxis des niedergelassenen Arztes". Projektträger sind die Allgemeine Ortskrankenkasse Aachen-Stadt und die Kassenärztliche Vereinigung Nordrhein, Bezirksstelle Aachen.

In der angiologischen Gemeinschaftspraxis Dr. Blume und Dr. Rühlmann, Aachen wird die bisherige medizinische Therapie der peripheren arteriellen Verschlußkrankheit um die verhaltensmedizinische Diagnostik und Behandlung durch zwei Dipl.-Psychologen erweitert.

Allgemeines Ziel dieser Maßnahme ist es, die Ursachen der Gefäßerkrankung, die schädigenden Verhaltensweisen, zu erfassen, zu verändern und gesundheitsförderndes Verhalten aufzubauen. In der Praxis sind ein Allgemeinmediziner, ein Gefäßchirurg und ein Assistenzarzt tätig. Das am Projekt arbeitende medizinische Team wird um zwei Dipl.-Psychologen erweitert. Das Projekt wird spätestens am 30.6.1991 beendet sein.

Verhaltensmedizinische Behandlung

Nach der medizinischen Diagnose einer peripheren arteriellen Verschlußkrankheit kommt der Patient zur Verhaltensdiagnose und Beratung zum Dipl.-Psychologen. Die Arbeitsräume der Dipl.-Psychologen befinden sich in der Gemeinschaftspraxis, so daß auch durch die räumlichen Bedingungen eine enge Kooperation zwischen Ärzten und Dipl.-Psychologen gewährleistet ist. In der Verhaltensanalyse werden die Bedingungen, die das schädigende Verhalten aufrechterhalten, bestimmt und die Möglichkeiten für den Aufbau alternativen Gesundheitsverhaltens erfaßt. An die Verhaltensdiagnostik schließt sich eine Gesundheitsberatung an. Gesundheitsberatung wie Diagnostik erfolgen individuell mit dem Ziel, daß der Patient lernt, welche Bedingungen seine schädigenden Verhaltensweisen fördern und aufrechterhalten und welchen Einfluß das Risikoverhalten auf seine Gesundheit hat. Der Patient soll sich selbst für seine Gesundheit verantwortlich erleben. Ist der Patient Raucher, hyperton, übergewichtig und/oder hat Fettstoffwechselprobleme, wird ihm das Angebot gemacht, in einer Therapiegruppe an seinem Risikoverhalten zu arbeiten. Nimmt er dieses Angebot an, wird für ihn ein individueller Therapieplan entwickelt, der aus bewährten Methoden der Verhaltenstherapie besteht.
Folgende Gruppenprogramme werden eingesetzt:

- verhaltenstherapeutische Raucherentwöhnung plus transdermale Nikotinsubstitution,
- verhaltenstherapeutische Hypertoniebehandlung,
- Verhaltenstherapie bei Adipositas und
- Verhaltenstherapie bei Fettstoffwechselstörungen.

Verhaltenstherapeutische Raucherentwöhnung
plus transdermale Nikotinsubstitution

In der Raucherentwöhnung kommt das Selbstkontrollprogramm der Bundeszentrale für gesundheitliche Aufklärung zum Einsatz. Seit Dezember 1988 werden auch Patienten zusätzlich zu diesem Selbstkontrollprogramm mit der transdermalen Nikotinsubstitution behandelt. Da die vorhandene Datenbasis für eine klinische Bewertung der zusätzlichen Behandlung mit dem Nikotinpflaster (placebokontrollierte Doppelblindstudie) noch zu klein ist, wird im folgenden über Akzeptanz von Raucherentwöhnung bei Patienten mit arteriellen Verschlußkrankheiten berichtet.

Von den bis zum 14. November 1988 insgesamt 202 aufgenommenen pAVK-Patienten waren 72 ehemalige Raucher, und 83 rauchten zum Zeitpunkt der Ersterhebung. Von letzteren waren 68 nicht in ihrer Therapiefähigkeit eingeschränkt. Ihnen wurde mehrfach Raucherentwöhnung angeboten. Im Erstgespräch zeigten sich 38 Patienten spontan bereit, an einer Raucherentwöhnung teilzunehmen. Dennoch wurden vor Beginn jeder Gruppenbehandlung alle erfaßten, therapiefähigen Raucher zu einem Informationsabend zur Raucherentwöhnung eingeladen. 31 davon nahmen an einem Informationsabend, 30 an der darauffolgenden Gruppenbehandlung teil.

Die Akzeptanzquote liegt bei 36% der therapiebedürftigen bzw. 44% der therapiefähigen Raucher. Die Quote ist unabhängig von der Schwere der Erkrankung (Stadium der pAVK).

Betrachtet man nun die Akzeptanz der Therapie differenziert nach Angebot eines verhaltenstherapeutischen oder einer Kombinationstherapie: Verhaltenstherapie plus transdermaler Nikotinsubstitution, so zeigt sich, daß die Wahrscheinlichkeit der Kursteilnahme durch das zusätzliche Angebot des Nikotinpflasters erhöht wird. Betrachtet man lediglich die Akzeptanz einmalig eingeladener Raucher, so nehmen 23% der Patienten, die zu einer ausschließlich verhaltenstherapeutischen Behandlung eingeladen wurden, teil. Der Einladung zur Behandlung mit dem zusätzlichen Angebot des Nikotinpflasters kommen 44% der Patienten nach. Gerade Patienten, die einer Raucherentwöhnung anfangs skeptisch gegenüberstanden, wurden durch das Angebot einer Unterstützung mittels Nikotinpflaster zuversichtlicher hinsichtlich eines möglichen Therapieerfolges.

Zudem gibt es Hinweise, daß die Durchhalterate in der 10wöchigen Therapie unter Pflastergabe höher ist als bei rein verhaltenstherapeutischem Programm. Die Erfolgsbilanz der bis zum Ende durchhaltenden Patienten scheint zumindest vergleichbar zu sein.

Diese Ergebnisse sind aufgrund der geringen Probandenzahlen als vorläufig zu betrachten. Auch konnten bisher Verum- und Placebobehandlung in der Pflastertherapie für die Auswertung nicht getrennt werden (Doppelblind-Charakter).

Therapieerfahrungen unter dem Aspekt der Sucht

Das Projekt wird über die gesamte Laufzeit von 3,5 Jahren (beendet am 31.6.1991) dokumentiert. In einer zusätzlichen wissenschaftlichen Begleituntersuchung durch ein noch zu nennendes wissenschaftliches Institut wird die Effektivität der verhaltensmedizinischen Behandlung geprüft. Diese Auswertung steht ebenso wie die der transdermalen Nikotinsubstitution (2-Jahres-Erhebung) noch aus.

Ziel der Auswertung ist zum einen die Erhebung der Effektivität der verhaltenstherapeutischen (pflasterunterstützten) Raucherentwöhnung auf den Rauchkonsum und in der Folge auf die medizinischen Parameter der pAVK und die Lebensqualität der Patienten.

Zum zweiten gilt es aber auch, Bedingungen erfolgreicher Raucherentwöhnung auszumachen. Entsprechend dem Health belief model (Rosenstock 1966) und dem Health-locus-of-control-Ansatz (Rotter 1954) werden folgende Variablen erhoben:

- allgemeine Lebensqualität,
- spezifische Beeinträchtigung durch die Krankheit,
- allgemeine und krankheitsspezifische Kontrollüberzeugungen,
- Charakteristika des Rauchverhaltens und
- Motivation und Erwartungen hinsichtlich der Raucherentwöhnung.

Hinsichtlich dieser Variablen sollen verglichen werden:

- Nichtraucher/Exraucher/Raucher trotz pAVK,
- Entwöhnungswillige/Ablehnende,
- Durchhalter/Abbrecher in der Therapie,
- Erfolgreiche(Abstinenz)/Erfolglose und
- Stabil Abstinente/Rückfällige.

Zusätzlich mit der Auswertung soziodemographischer Daten und eines Rückfallfragebogens sollen aus den Ergebnissen und mit der Kenntnis der Spezifika der jeweiligen Gruppen Strategien zur besseren Motivierung und erfolgreicheren Therapie gewonnen werden.

Bisherige informelle Beobachtungen lassen folgende Variablen sowohl als Korrelate des Rauchens wie erfolgloser Therapie bzw. von Rückfall nach der Therapie vermuten:

- soziale Isolation: Ohne Lebenspartner (etwa verstorben),
- Lebenspartner, Kollegen, Freunde rauchen bzw. sind gegen die Therapie,
- hohe Belastung durch Beruf, soziale oder psychische Probleme; allgemein negative Lebensqualität und
- chronische Schmerzen, starke Beeinträchtigung durch Krankheit.

Spezifischer Leidensdruck durch Rauchen (Erkrankung, schlechteres Befinden) ist zwar einerseits ein günstiger Faktor, um damit aufzuhören; wird das Leiden aber aufgrund seiner Schwere eine Beeinträchtigung der allgemeinen Lebensqualität, so kippt der Effekt und verhindert eher die Bereitschaft zur Entwöhnung. Zu diskutieren wäre unter solchen Umständen eine „kausale Therapie" der Behandlung der Grundstörungen in der allgemeinen Lebenssituation des Rauchers.

Literatur

Kiesewetter H, Jung F, Witt R, Kotitschke G, Winkelhog C, Nüttgens HP, Gerhards M, Roebruck P, Waterloh E (1987) Prävalenz der peripheren arteriellen Verschlußkrankheit, Risikofaktoren und rheologisches Profil: Ergebnisse der Eingangsuntersuchung der Aachen-Studie. VASA Suppl 20:266–269

Koch U, Bengel J, Ballstedt C, Siegrist B (1984) Modellversuch „Gesundheitsberatung durch Ärzte" – Zwischenbericht der Versichertenstudie. Freiburg

Marshall M (1983) Angiologie. Springer, Berlin Heidelberg New York

Rosenstock IM (1966) Why people use health services. Milbank Memorial Fund Quarterly 44:94–127

Rotter JB (1954) Social learning and clinical psychology. Prentice Hall, Englewood Cliffs

Geschlechtsspezifische Unterschiede in der Abhängigkeit vom Rauchen und im Abstinenzerfolg

M. Block und G. Buchkremer

Einleitung

Der Prozentsatz rauchender Frauen nähert sich in den letzten Jahren mehr und mehr dem rauchender Männer (Bundeszenträle für gesundheitliche Aufklärung [BzgA] 1987; Mantek 1979). Diese vermeintliche Emanzipation der Frauen ist mehr als fragwürdig, da rauchbedingte Krankheiten in vergleichbarem Umfang wie in der männlichen Population auftreten. Zudem ist die Entwöhnungsrate bei Frauen konsistent niedriger als bei Männern (Office on Smoking and Health 1980; Jarvis 1984). Als Erklärung hierzu kann ein im Vergleich mit Männern erhöhtes Risiko der Nikotinabhängigkeit bei Frauen herangezogen werden (Radius et al. 1980). Ob sich nicht nur die Gründe zu rauchen, sondern auch die Bedingungen für das Beenden des Rauchens bei Männern und Frauen unterscheiden, ist noch ungeklärt. Falls solche Unterschiede existieren, wäre eine Untersuchung dieser Bedingungen zur Optimierung von Entwöhnungstherapien sinnvoll. Die vorliegende Untersuchung will versuchen, solche Bedingungen zu identifizieren, um dadurch die Voraussetzungen für eine geschlechtsspezifische Entwöhnungstherapie zu schaffen.

Experimentelle Studie

Methode

Stichprobengewinnung: Von Januar bis März 1988 fand an der Klinik für Psychiatrie der Universität Münster ein verhaltenstherapeutisches Raucherentwöhnungstraining statt. Die Untersuchungsteilnehmer wurden per Aufruf in der örtlichen Presse gewonnen.

Als Einschlußkriterien galten neben einem Mindestalter von 18 Jahren eine Rauchdauer von mindestens zwei Jahren. Insgesamt bestand die Untersuchungsstichprobe aus 241 Teilnehmern.

Die Teilnehmer wurden (nach Alter, Geschlecht und täglichem Zigarettenkonsum radomisiert) fünf Behandlungsgruppen zugeteilt, die eine verhaltenstherapeutisch fundierte Anleitung zur selbstkontrollierten Raucherentwöhnung erhielten. In insgesamt 24 Kleingruppen zu jeweils 8–12 Personen wurde in neun wöchentlich stattfindenden Gruppensitzungen der Zigarettenkonsum schrittweise reduziert. Zusätzlich zu dieser verhaltenstherapeutischen Selbstkontrollbehandlung erhielten die Teilnehmer eine transdermale Nikotinsubstitution.

Die Gruppensitzungen wurden von insgesamt zehn (sechs weiblichen, vier männlichen) diplomierten Psychologen bzw. Psychologiestudenten höherer Semester durchgeführt.

Stichprobe: Der durchschnittliche Zigarettenkonsum der 241 Teilnehmer lag bei 27,7 Zigaretten pro Tag (SD = 10,4), das Durchschnittsalter bei 41,6 Jahren (SD = 12,1). Es nahmen 110 Frauen (46%) und 131 Männer (54%) an der Studie teil.

Fünfzehn Probanden brachen aus nicht behandlungsbezogenen Gründen die Therapie frühzeitig, d.h. in den beiden ersten Sitzungen, ab.

Variablen, die eine prädiktive Aussagekraft haben könnten, wurden vor Beginn der Entwöhnungstherapien mit Hilfe von Fragebögen erhoben. Es wurden sowohl soziodemographische Merkmale erfaßt als auch Daten zum Rauchverhalten und zur Rauchgeschichte der Teilnehmer. Nikotinabhängigkeit erfaßten wir mit Hilfe der Westmead Nicotine Tolerance Scale (WTS; Digiusto et al. 1988). Zur Messung verschiedener Persönlichkeitseigenschaften beantworteten die Teilnehmer den Fragebogen zu Kontrollüberzeugungen (IPC; Krampen 1981), den Streßverarbeitungsfragebogen (SVF; Janke 1985) sowie einen Fragebogen zur Erfolgserwartung.

Nach einem halben und einem Jahr wurden Katamnesen durchgeführt, bei denen die Abstinenzrate bzw. der Zigarettenkonsum per Fragebogen erhoben wurde.

Erhebungsinstumente: Der tägliche Zigarettenkonsum wurde von den Teilnehmern mit Hilfe einer Strichliste erfaßt. Diese subjektiven Angaben zum Zigarettenkonsum wurden bei einer Stichprobe (n = 52) in den Stützsitzungen mit Hilfe einer CO-Messung (Vitalograph) validiert. Außerdem wurde der Cotiningehalt im Urin der gleichen Stichprobe (n = 50) untersucht. Auch hier ergab sich eine 100%ige Übereinstimmung mit den Aussagen der Probanden.

Statistisches Vorgehen

Es wurden Kendallsche Korrelationen zwischen den unabhängigen Variablen und Abstinenz am Ende der Therapie über alle Probanden (n=241) und getrennt nach Frauen (n=110) und Männern (n=131) berechnet.

Ergebnisse

Die signifikanten Ergebnisse stellt Tab. 1 dar. Der zu erwartende Zusammenhang zwischen niedriger Suchtstärke und Abstinenz bestätigte sich besonders für die Gruppe der Frauen hochsignifikant, für die Männer signifikant; d.h., je abhängier ein(e) Entwöh-

Tabelle 1. Korrelationen (Kendall) zwischen Prädiktorvariablen und Abstinenz zu Therapieende für alle Probanden und getrennt nach Geschlechtern

Variable	Stichprobe		
	Gesamt n = 241	Weiblich n = 110	Männlich n = 131
Suchtstärke	$-0,18$***	$-0,24$***	$-0,12$*
Alkohol	0,04	$-0,23$**	0,27***
Rangfolge des Abstinenzgrundes: Sauberkeit der Wohnung	$-0,12$*	$-0,29$***	0,09
Rat des Arztes das Rauchen aufzugeben	$-0,14$*	$-0,02$	$-0,24$**
Geschwister Raucher, als Teilnehmer Kinder waren	0,00	$-0,21$*	0,17*
Rauchen gibt Sicherheit	$-0,02$	$-0,23$**	0,16*
Bedürfnis nach sozialer Unterstützung	0,07(*)	$-0,05$	0,19**
Erfolgserwartung	0,11*	0,25**	0,00
Positive Selbstinstruktion	0,13**	0,24**	0,03

Signifikanzniveau: (*) $p < 0,10$; * $p < 0,05$; ** $p < 0,01$; *** $p < 0,001$

nungswillige(r) vom Zigarettenrauchen ist, um so unwahrscheinlicher ist eine Abstinenz am Ende der Therapie.

Es besteht eine gegensätzliche Beziehung zwischen Alkoholkonsum bei Männern und Frauen bezüglich der Voraussage einer Abstinenz vom Rauchen. Bei Männern liegt eine hochsignifikante positive Korrelation zwischen Alkoholkonsum und Abstinenz vor; d. h. je mehr Alkohol — vermutlich bis zu einem bestimmten Grenzwert — männliche Teilnehmer vor Studienbeginn täglich trinken, um so wahrscheinlicher sind sie am Ende des Entwöhnungszeitraumes abstinent. Bei Frauen dagegen besteht eine sehr signifikant negative Beziehung zwischen Alkoholkonsum und Abstinenz, also je weniger Alkohol sie trinken, um so eher werden sie abstinent.

Bei der Rangfolge von Gründen, mit demRauchen aufzuhören, besteht bei Frauen ein negativer hochsignifikanter Zusammenhang zwischen dem Motiv „Zigarettenrauchen verschmutzt die Wohnung" und Abstinenz; d. h. je unwichtiger ihnen in der Reihenfolge ihrer Motive die Sauberkeit ihrer Wohnung ist, um so wahrscheinlicher werden sie abstinent. Das Motiv der Sauberkeit der Wohnung korreliert bei Männern nicht signifikant mit Abstinenz.

Der ärztliche Rat, mit dem Rauchen aufzuhören, bewirkt bei den Männern unserer Stichprobe eher das Gegenteil des intendierten Effektes. Je weniger der Arzt vor Beginn der Entwöhnung zur Abstinenz geraten hatte, um so abstinenter werden die männlichen Teilnehmer. Bei Frauen besteht offenbar kein Zusammenhang zwischen ärztlichem Rat und Abstinenz.

Männer, deren Geschwister während der Kindheit und Jugend rauchten, werden signifikant häufiger abstinent als solche ohne rauchende Geschwister. Bei Frauen ist die Beziehung umgekehrt signifikant. Je weniger rauchende Geschwister sie haben, um so eher werden sie abstinent.

Bei Frauen besteht ein sehr signifikanter negativer Zusammenhang zwischen dem Bedürfnis nach einer Zigarette in der Hand, um sich sicherer zu fühlen, und der Abstinenz zu Therapieende; d. h. je weniger unsere Teilnehmerinnen vor Therapiebeginn die Zigarette zur Unterstützung ihrer Selbstsicherheit benötigen, um so wahrscheinlicher wurden sie am Ende der Therapie abstinent. Bei Männern ist der Zusammenhang umgekehrt signifikant. Je mehr also unsere Teilnehmer die Zigarette vor Therapiebeginn zu ihrer Sicherheit brauchten, um so erfolgreicher waren sie in ihrer Entwöhnung.

Wünsche nach sozialer Unterstützung korrelieren bei Männern sehr signifikant positiv mit Abstinenz. Bei weiblichen Teilnehmern gibt es keinen derartigen Zusammenhang; d. h. je mehr die männlichen Teilnehmer vor Therapiebeginn den Wunsch hatten, jemanden um Rat und Hilfe zu bitten, um so wahrscheinlicher waren sie zu Kursende abstinent.

Die Erfolgserwartung der Teilnehmer vor Therapiebeginn ist für Frauen ein sehr signifikanter Prädiktor für Abstinenz, während sie für die Männer unserer Stichprobe offenbar keine besondere Voraussagekraft hat; d. h. je größer ihre Erfolgserwartung vor Therapiebeginn war, um so wahrscheinlicher werden Frauen am Ende der Therapie abstinent.

Bei Frauen korrelieren hohe Werte in der Skala „Selbstinstruktion" sehr signifikant positiv mit Abstinenz am Ende der Therapie, während für Männer hier kein Zusammenhang besteht. Das bedeutet, je eher Frauen sich vor Therapiebeginn selbst ermunternd zureden, um mit schwierigen Situationen fertigzuwerden, um so wahrscheinlicher sind sie am Ende des Entwöhnungszeitraumes abstinent.

Diskussion

Der Grad der Nikotinabhängigkeit ist für Frauen ein noch besserer Prädiktor für den Entwöhnungserfolg als für Männer. Dieser Zusammenhang zwischen hoher Suchtstärke und niedriger Abstinenz nach Entwöhnungstherapie weist auf das hohe Suchtpotential des Tabakrauchens hin. Obwohl die männlichen Teilnehmer dieser Stichprobe laut Westmead Nicotine Tolerance Scale abhängiger sind als die Frauen, scheint es stark nikotinabhängigen Männern leichter zu fallen, abstinent zu werden, als stark nikotinabhängigen Frauen. Offensichtlich sind die Frauen weniger motiviert oder in der Lage, Entzugszustände, Frustrationen, Verzichtleistungen und Verführungen durchzustehen als Männer. Dies stimmt auch mit den Befunden von Faust u. Mensen (1985) überein, die aussagen, daß Frauen ein intensiveres Bedürfnis haben, latenten Ärger und heftige Reaktionen auf Frustrationen durch Rauchen unter Kontrolle zu halten. Für dieses Konfliktrauchen spielt sicher die weibliche Tendenz zur Anpassung an soziale Erwartungen eine große Rolle.

Eine Erklärung für den erstaunlichen Befund, daß ein hoher Alkoholkonsum bei Männern mit einer erhöhten Abstinenzwahrscheinlichkeit am Ende der Therapie verbunden ist, könnte darin liegen, daß es sich bei den vieltrinkenden Männern um eher gesellige, extravertierte Menschen handelt, die besser in der Lage sind, sich ihrer Mitmenschen zur Kontrolle ihres eigenen Suchtverhaltens zu bedienen. Außerdem könnten sie den Alkohol auch zur Therapie ihrer Abstinenzerscheinungen eingesetzt haben. Viel Alkohol trinkende Frauen sind gesellschaftlich weniger akzeptiert als entsprechende Männer. Dies könnte ein Grund dafür sein, daß diese Frauen eine weniger günstige Prognose bezüglich des Therapieerfolges haben. Die zur Abstinenz motivierten Frauen können nämlich nicht so wie entwöhnungswillige Männer während der Entzugsphase auf das gesellige Alkoholtrinken ausweichen.

Frauen, die besonders deshalb abstinent werden wollen, damit die Wohnung sauber ist, haben vermutlich sehr hohe Ansprüche an sich selbst und ihre Leistungen in der Haushaltsführung. Um diese Vorstellung eines perfekten Haushaltes realisieren zu können, setzen sie sich wahrscheinlich selbst sehr unter Leistungsdruck, der eine erfolgreiche Entwöhnung erschweren könnte. Außerdem ist die Dissonanz zwischen dem Wunsch nach sauberer Wohnung und Rauchverhalten leichter durch vermehrtes Putzen als durch Nichtrauchen zu reduzieren. Auffällig ist, daß offenbar für männliche Entwöhnungswillige dieses Motiv entsprechend gängiger Rollenerwartungen nicht von Bedeutung ist, d. h. eine saubere Wohnung ist für Männer kein Grund, daß Rauchen aufzugeben. Dies entspricht auch den Befunden von Page u. Gold (1983), nach denen Frauen eine größere Sensitivität für den rauchbedingten schlechten Geruch in Kleindern haben als Männer. Insgesamt legen Frauen offenbar mehr Wert auf die äußerlichen Auswirkungen des Rauchens als Männer.

Bei männlichen Entwöhnungswilligen bewirkt der Rat bzw. die Anordnung des Arztes, mit dem Rauchen aufzuhören, offenbar eher reaktiven Widerstand; d. h. wenn Männern von einer Autorität etwas geraten oder gar befohlen wird, was sie ohnehin vorhaben, grenzen sie sich eher ab, um ihre Freiheit zu selbstbestimmtem Verhalten (Autonomie) aufrechtzuerhalten. Sie folgen deshalb dem ärztlichen Rat vielfach nicht. Für männliche Entwöhnungswillige ist es deshalb besonders wichtig, die Eigenmotivation zu fördern und ihnen durch eine sachliche Information über die gesundheitsgefährdenden Risiken des Rauchens und die Vorteile des Nichtrauchens eine eigene Entscheidung zu ermöglichen. Für Frauen besteht kein solcher Zusammenhang zwischen Arztrat und Abstinenz. Sie passen sich möglicherweise, entsprechend dem weiblichen Rollenbild, eher dem ärztlichen Rat an als Männer.

Das Modell rauchender Geschwister bewirkt bei Männern eher eine abgrenzende und mit den rauchenden Geschwistern rivalisierende Reaktion während der Entwöhnungsphase. Diese Geschwister leiden möglicherweise bereits unter rauchbedingten Gesundheitsschäden und erhöhen dadurch die Motivation der männlichen Teilnehmer, abstinent zu werden. Haben Geschwister während der Kindheit geraucht, so bewirkt dies bei Frauen mehr die Tendenz zur Konformität und damit ein Aufrechterhalten der Rauchgewohnheit.

Erwartungsgemäß werden Frauen, die die Zigarette zur Unterstützung ihrer Selbstsicherheit benötigen, mit geringerer Wahrscheinlichkeit abstinent. Die Tatsache, daß diese Beziehung für Männer umgekehrt ist, könnte eventuell mit deren größerem Bestreben (entsprechend den Rollenerwartungen) zu erklären sein, sich von der Zigarette unabhängiger zu machen. Sie erleben ihre Abhängigkeit (von der Gewohnheit, etwas in der Hand zu halten) möglicherweise als Einschränkung ihrer Freiheit, so daß reaktiver Widerstand entsteht und damit die Motivation zur Entwöhnung gestärkt wird.

Der Wunsch nach sozialer Unterstützung vor und während der Abstinenzphase ist bei Männern von größerer Bedeutung als bei Frauen. Das heißt, daß Männer mit einem starken Wunsch nach Hilfe von einem gruppentherapeutischen Hilfsangebot eher profitieren. Für Frauen gilt dies nicht in gleicher Weise.

Der Zusammenhang zwischen Erfolgserwartung und Abstinenz am Ende der Therapie bei Frauen entspricht der Theorie der sich selbst erfüllenden Prophezeiung und dem Selbsteffizienzkonzept nach Brandura (1977). Für Männer unserer Gruppen hat die Erfolgserwartung erstaunlicherweise auf den kurzfristigen Erfolg keine Auswirkungen. Andere Faktoren sind hier vermutlich wichtiger.

Selbstinstruktionen stellen für Frauen anscheinend wirkungsvolle Alternativen zum Rauchen in Streßsituationen dar, während diese Strategie bei Männern nicht in gleichem Maße hilfreich zu sein scheint. Frauen können also vermutlich von den angebotenen kognitiven Entwöhnungsstrategien während der Therapie mehr profitieren als Männer. Dieses Ergebnis hat wichtige Implikationen für eine schwerpunktmäßig kognitive Ausrichtung einer Raucherentwöhnung für Frauen.

Zusammenfassung

Es sind eine Reihe geschlechtsspezifischer Unterschiede in bezug auf den *kurzfristigen* Abstinenzerfolg in unserer Untersuchung deutlich geworden.

Insgesamt scheint die Suchtgefährdung für Frauen größer zu sein als für Männer. Dies würde auch mit dem häufig berichteten Phänomen übereinstimmen (Gritz 1980; Dicken 1978), daß Frauen trotz gleicher Entwöhnungsbemühungen weniger häufig als Männer erfolgreich sind. Nach Faust und Mensen (1974) sind Raucherinnen durch individuelle Probleme mehr belastet als rauchende Männer. Sie verfügen vermutlich über weniger soziale Problemlösekompetenz, z. B. benötigen sie die Zigarette in der Hand zu ihrer Sicherheit.

Frauen sind offenbar in ihrem Verhalten leichter beeinflußbar (Geschwister, Arzt) als Männer und weniger um Unterstützung bei ihren Entwöhnungsanstrengungen bemüht (mangelnde soziale Kompetenz). Eine Förderung von kognitiven Methoden in der Raucherentwöhnung von weiblichen Entwöhnungswilligen scheint nach unseren Ergebnissen sinnvoll. Sowohl eine positive Erfolgserwartung als auch förderliche Selbstinstruktionen sollten Frauen verstärkt vermittelt werden.

Für den Abstinenzerfolg von Männern ist offenbar wichtig, daß sie vor und während der Therapie weder vom beratenden Arzt

noch vom Therapeuten in ihrem Entscheidungsfreiraum eingeschränkt werden. Sowohl die männliche Tendenz zu Abgrenzung
und reaktivem Widerstand (Arzt, Geschwister) als auch ihr
Wunsch nach sozialer Unterstützung sollten in Zukunft bei Entwöhnungstherapien von Männern stärker berücksichtigt werden.
Bei Frauen müßten mehr ihre Tendenzen zur Anpassung und kognitiven Selbstinstuktion ausgenutzt werden.

Eine weitere Überprüfung der Aussagekraft geschlechtspezifi-
scher Prädiktoren für den *längerfristigen* Entwöhnungserfolg ist
wünschenswert.

Literatur

Bandura A (1977) Toward a unifying theory of behavior change. Psychological
Review 84:199–215

Bundeszentrale für gesundheitliche Aufklärung (BzgA) (1987) 15 Sekunden
zum Nachdenken. Druckhaus, Gummersbach

Dicken C (1978) Sex roles, smoking, and smoking cessation. Health Social Behavior 19 (3):324–334

Digiusto E, Small D, Seres V, Batey R (1988) A new measure of nicotine dependence – The Westmeat Nicotine Tolerance Scale. In: Aoki M et al (eds)
Smoking and Health. Elsevier Science Publishers BV, Amsterdam, pp
853–855

Faust V, Mensen H (1974) Zur Psychologie des Rauchens. Hippokrates
45:210–225

Faust V, Mensen H (1985) Epidemiologie und Psychologie des Rauchens. Deutsche Apotheker Zeitung 125 (20):1005–1007

Gritz E (1980) Problems related to the use of tobacco by women. In: Kalant O
(ed) Research Advances in Alcohol and Drug Abuse. Wiley, New York

Janke W, Erdmann G, Boucsein W (1985) Streßverarbeitungsfragebogen (SVF).
Hogrefe, Göttingen

Jarvis M (1984) Gender and smoking: Do women really find it harder to give
up? Br Addiction 79:383–387

Krampen G (1981) IPC-Fragebogen zu Kontrollüberzeugungen. Hogrefe, Göttingen

Mantek M (1979) Aufklärungsansätze der Bundeszentrale zum Themenbereich
Rauchen – mit dem Schwerpunkt eines Nichtraucherprogramms. Suchtgefahren 5:235–244

Office an Smoking and Health (1980) The health consequences of smoking for
women: a report of the surgeon general. US Government Printing Office,
Washington DC

Page RM, Gold RS (1983) Assessing gender differences in college cigarette smoking intenders and nonintenders. JOSH 53 (9):531–535

Radius SM, Dielmann TH, Becher MH, Rosenstock IM, Harvarth WJ (1980) Health beliefs on the school-age child and their relationship to risk-taking behavior. Intern Health Educ 23:277–335

West G, Graham S, Swanson M, Wilkinson G (1977) Five-year follow-up of smoking withdrawal clinic population. Am Public Health 67:536–554

Spezifika der Tabaksucht und eine neue Kombinationsmethode zu ihrer Behandlung

G. Buchkremer und N. Rath

Einleitung

Erst seit einigen Jahren ist es wissenschaftlich unumstritten, daß das Rauchen von Zigaretten süchtig machen kann und vielfach süchtig macht (Tölle u. Buchkremer 1989). Der abhängigmachende Stoff Nikotin (eigentlich Nicotin, nach seinem Entdecker Jean de Nicot, einem französischen Gelehrten des 16. Jahrhunderts) ist nicht der in erster Linie gesundheitsschädigende Bestandteil im Rauch; schädlich sind vor allem Kohlenoxid, Teerverbindungen, Nitrosamine und Cadmium. Bedenkt man, daß weltweit jährlich etwa 2,5 Millionen Menschen an den (Spät-)Folgen des Rauchens sterben (Grundmann 1989), so wird das Ausmaß der Gesundheitsgefährdung durch Rauchen deutlich.

Zigarettenrauchen gehört zu den sozial weitgehend akzeptierten Formen der Sucht. Es wird um so eher akzeptiert, als es neben dem Typus des eigentlichen Suchtrauchers auch andere Typen von Rauchern wie die des Gelegenheits- oder des Genußrauchers gibt. Zudem verbreitet die Zigarettenwerbung das Bild des kontaktfreudigen, umgänglichen, erfolgreichen und beliebten Rauchers. Daß die Wirklichkeit häufig anders aussieht, daß Raucher häufiger gestreßte, einsame und ängstliche Menschen sind, steht auf einem anderen Blatt als die schönen Trugbilder der Werbung.

Spezifika der Tabaksucht

Nikotinsucht ist im Vergleich etwa mit der Alkoholsucht die sozial unauffälligere, sozusagen weniger geräuschvolle Suchtform. Das durch sie bedingte Ausmaß an Gesundheitsgefährdung ist dennoch nicht geringzuschätzen. Wie auch bei der Tablettensucht gibt es fast unmerkliche Übergänge zwischen unproblematischem Gelegenheitskonsum und schweren Formen der Abhängigkeit.

Die Frage nach Spezifika der Abhängigkeit vom Nikotin ist nicht leicht zu beantworten. Offenbar ist die zugleich (zentral) anregende und (peripher) entspannende Wirkung des Nikotins der wesentliche, von den Rauchern gesuchte Bonus des Rauchens. Der süchtige Zigarettenraucher inhaliert, um immer wieder Nikotinspiegelspitzen im Blut zu erzielen (Horstmann 1989). Daß es sich bei vielen Rauchern um eine echte psychophysische Abhängigkeit und damit um Sucht handelt, ergibt sich schon aus den Erfolgsraten von Rauchertherapien; einen langfristigen Entwöhnungserfolg erreichen bislang auch bei den besonders erfolgreichen, in Gruppen durchgeführten Verhaltenstherapien kaum mehr als 30 % der entwöhnungswilligen Raucher. Mit anderen Worten: Mehr als zwei Dritteln der zur Abstinenz entschlossenen, therapierten Raucher gelingt es entgegen ihrem eigenen Willen nicht, ihre Abstinenz sechs Monate oder länger aufrechtzuerhalten.

Transdermale Nikotinsubstitution

Eine Kombination von verhaltenstherapeutisch eingeführten Selbstkontrolltechniken mit der Verabreichung von über die Haut zugeführtem Nikotin (TNS: transdermale Nikotinsubstitution) kann offenbar die genannten Erfolgsquoten verbessern (Buchkremer et al. 1988). Eine derartige Verbindung von psychologischen und pharmakologischen Entwöhnungsmethoden scheint langfristige Erfolgsraten von 35% – 40% erzielen zu können (Halbjahreskatamnesen) (Stögbauer et al. 1989).

Noch ist allerdings nicht abschließend geklärt, worauf die spezifische Wirksamkeit dieser Kombinationstherapie beruht. Anschlußforschungen sollten noch klären, ob die aversive Wirkung von zusätzlich zur transdermalen Nikotinzufuhr gerauchten Zigaretten für den verbesserten Entwöhnungserfolg mitverantwortlich ist – in diese Richtung deuten Ergebnisse von Bents u. Buchkremer (1987, 1989) – bzw. welche Faktoren hier eine Rolle spielen. Jedenfalls liegt nicht nur ein bloßer Placeboeffekt des Hautpflasters vor (Howald et al. 1989). Offenbar erhöht die Entkopplung von psychischer und physischer Abhängigkeit die Wirksamkeit dieser Kombinationsbehandlung. Der eingefleischten Gewohnheit, zur Zigarette zu greifen, begegnen die verhaltenstherapeutisch eingeführten Selbstkontrollmethoden, und zugleich lindert die permanente Nikotinzufuhr durch das Hautpflaster die körperlichen Entzugserscheinungen. Auch Untersuchungen zur Pharmakokinetik des Nikotins und der transdermalen Nikotinsubstitution (Horstmann 1989, Hauffe et al. 1989) sprechen für eine Verwendung derartiger Nikotinpflaster in der Entwöhnungsbehandlung.

Jedoch sind weitere Forschungen auf dem Feld der Kombinationsbehandlung notwendig, um die noch offenen Fragen nach den Spezifika der Wirkung, nach einer Verbesserung des Wirkungsgrades und nach Möglichkeiten einer Individualisierung bzw. gruppenspezifischen Modellierung der Raucherentwöhnungstherapien zu klären. Denkbar wäre z. B. die Entwicklung unterschiedlicher Therapiekonzepte für verschiedene Adressatengruppen. Handreichungen zur Raucherentwöhnung müssen anders aussehen, ob nun Ärzte oder Kranke, Sucht- oder Genußraucher, rauchende Studenten oder Senioren, Raucherinnen oder Raucher angesprochen werden sollen. Das gilt auch und gerade für die zur Verbesserung des Wirkungsgrades der transdermalen Nikotinsubstitution zu entwickelnden Manuale zur Einübung von Selbstkontrolltechniken.

Geschlechtsspezifische Unterschiede bei der Entwöhnung

Daß sich Raucherinnen und Raucher in den besonderen Bedingungen und Folgen ihrer Sucht unterscheiden, ist das Thema des Beitrags von Block u. Buchkremer (1990). In der Abhängigkeit vom Rauchen und im Abstinenzerfolg gibt es offenbar deutliche geschlechtsspezifische Unterschiede. Zur Interpretation der teilweise überraschenden Ergebnisse dieser Untersuchung sollen im folgenden einige Fragen und Hypothesen zur Diskussion gestellt werden.

Offenbar tragen solche Variablen, die geeignet sind, die Autonomiefähigkeit rauchender Männer zu bestärken, zum (zumindest kurzfristigen) Abstinenzerfolg besonders bei. Variablen, die das männliche Selbstbild, zu Autonomie fähig zu sein, in Frage stellen, vermindern hingegen eher die Wahrscheinlichkeit eines Entwöhnungserfolges. Eine Erklärung für die Widerstandsreaktion auf den ärztlichen Rat an Raucher, das Rauchen aufzugeben, und für die (positive) Rolle rauchender Geschwister für die Entscheidung zur Abstinenz könnte darin liegen, daß Männer sich – gesellschaftlichen Rollenerwartungen von Männlichkeit entsprechend – als „Herren ihrer eigenen Entschlüsse" fühlen wollen. Der häufige Wechsel zur Alternativdroge Alkohol, der Frauen aus Gründen größerer gesellschaftlicher Mißbilligung eher verschlossen bleibt, läßt es allerdings als fraglich erscheinen, ob die Fähigkeit zu realer Selbstbestimmung immer gegeben ist. Männer kompensieren offenbar den Verlust der Zigarette in anderer Weise und durch andere Surrogate als Frauen.

Alkoholkonsum durch Frauen in der Öffentlichkeit ist negativ sanktioniert; nicht einmal vermehrtes Essen als Kompensation ist für sie wegen des herrschenden Schönheitsideals des Schlankseins ohne weiteres zugelassen. Für den weiblichen Entschluß zur Entwöhnung spielen wahrscheinlich die für Frauen eher als für Männer vorausgesetzten Verhaltensmuster der Anpassungsbereitschaft und Kooperationsfähigkeit eine Rolle. Das jedenfalls könnte erklären helfen, warum nur für entwöhnungswillige Frauen nichtrauchende Geschwister von Bedeutung sind (Wunsch nach Harmonie im sozialen Nahbereich) oder warum Frauen eher bereit sind, dem ärztlichen Rat zur Entwöhnung zu folgen (Konsensbedürfnis). Im Gegensatz zu Männern ist es für zur Abstinenz entschlossene Frauen offenbar wichtig, daß an ihrem Arbeitsplatz nicht geraucht wird (Minneker et al. 1989). Frauen können möglicherweise soziale Disharmonien (Widersprüche zwischen Erwartungen an sie und ihrem realen Verhalten) im allgemeinen schlechter ertragen als Männer, diese wiederum interne Dissonanzen (Widersprüche zwischen Selbstbild und realem Verhalten) schlechter als Frauen. Daß der Wunsch, unterstützt zu werden, bei der Abstinenzentscheidung von Frauen im Gegensatz zu der von Männern keine besondere Rolle spielt, könnte damit zusammenhängen, daß Frauen von den an sie herangetragenen Rollenerwartungen her eher auf eine aktiv unterstützende, helfende Rolle festgelegt sind.

Von solchen Befunden her läßt sich fragen, ob das Zigarettenrauchen für das Selbstbild von Männern etwas anderes bedeutet als für das von Frauen (Buchkremer 1981). Männer könnten ihre

Nikotinabhängigkeit als eine Einbuße an Autonomie erleben und somit als ein Defizit im Sinne der von ihnen geforderten und als Ich-Ideal internalisierten Kompetenz, „Herren ihrer selbst" zu sein. Früher mögen Frauen die Möglichkeit zu rauchen vielleicht gerade als eine Befreiung von Bevormundung und somit als ein Mittel, die eigene Emanzipiertheit unter Beweis zu stellen, erlebt haben. In der Entwöhnungstherapie müßte deutlich werden, daß es sich dabei nur um eine Scheinemanzipation, um eine vermeintliche Freiheit gehandelt hat. Wenn Männer ihre Autonomiefähigkeit durch ihre Tabaksucht gefährdet sehen, so können sie den Verlust der Zigarette durch einen Gewinn an Selbstwertgefühl ausgleichen. Frauen können den Wegfall der Zigarette demgegenüber schlechter kompensieren, vielleicht am ehesten noch durch den Effekt der wiedergewonnenen sozialen Harmonie (im beruflichen und familiären Nahbereich).

Zusammenfassung

Bislang ist ungeklärt, warum Männer – selbst bei stärkerer Abhängigkeit – offenbar eher als Frauen in der Lage sind, vom Suchtrauchen loszukommen (Tölle 1989). Bei den hier vorgetragenen Überlegungen handelt es sich um Erklärungshypothesen für noch nicht vollständig gesicherte Befunde. Sollten sie sich in der Tendenz in weiteren Forschungen bestätigen, so müßte das auch Konsequenzen für die Entwöhnungsbehandlung nach sich ziehen. Wenn der erfolgreiche Entwöhner vor allem die „Herrschaft über sich selbst" durch den Kampf gegen die Sucht wiedergewinnen will, dann muß er in anderer Weise angesprochen werden als die Entwöhnerin. Bei ihr müßte eher die Kooperations- und Verantwortungsbereitschaft angesprochen werden. Daß ein solches Ansprechen auf Resonanz stoßen kann, dafür ist die große Zahl von Raucherinnen, die zumindest während einer Schwangerschaft aufhören zu rauchen, ein Indiz. Zugleich müßten die sozialen Kompetenzen weiblicher Entwöhnungswilliger in der Therapie trainiert werden, so daß Frauen lernen, in konfliktreichen Situationen andere Bewältigungsstrategien einzusetzen als das Rauchen, das für sie häufig eine sozial akzeptierte Möglichkeit ist, negative Emotionen zu bewältigen. Ärzte und Therapeuten sollten vor allem männlichen Rauchern gegenüber keineswegs als autoritative Figuren auftreten, um eine Widerstandsreaktion zu vermeiden. Den Raucherinnen sollten sie zu vermitteln versuchen, daß im Freisein von der Sucht zu rauchen mehr Autonomie und Emanzipiertheit liegen als im Rauchen selbst.

Literatur

Bents H, Buchkremer G (1987) Raucherentwöhnung – psychologische und pharmakologische Methoden. Dtsch med Wschr 112:559–564

Bents H, Buchkremer G (1989) Kombination psychologischer Raucherentwöhnungsmethoden mit transdermaler Nikotinsubstitution. In: Buchkremer G (Hrsg) Raucherentwöhnung. Psychologische und pharmakologische Methoden. Thieme, Stuttgart New York, S 89–93

Block M, Buchkremer G (1990) Geschlechtsspezifische Unterschiede in der Abhängigkeit vom Rauchen und im Abstinenzerfolg. In diesem Band

Buchkremer G (1989) Methoden der Raucherentwöhnung. In: Buchkremer G (Hrsg) Raucherentwöhnung. Psychologische und pharmakologische Methoden. Thieme, Stuttgart New York, S 76–80

Buchkremer G (1981) Psychologie, Prävention und Therapie des Rauchens bei der Frau. In: Deutsche Hauptstelle gegen die Suchtgefahr (Hrsg) Frau und Sucht. Hoheneck, Hamm, S 151–160

Buchkremer G, Bents H, Minneker E, Opitz K (1988) Langfristige Effekte einer Kombination von transdermaler Nikotinzufuhr mit Verhaltenstherapie zur Raucherentwöhnung. Nervenarzt 59:488–490

Grundmann E (1989) Rauchen als Ursache bösartiger Tumoren. In: Buchkremer G (Hrsg) Raucherentwöhnung. Psychologische und pharmakologische Methoden. Thieme, Stuttgart New York, S 29–34

Hauffe S, Imhof PR, Müller P (1989) Pharmakokinetische Untersuchungen mit dem transdermalen Nikotinsystem (TNS). In: Buchkremer G (Hrsg) Raucherentwöhnung. Psychologische und pharmakologische Methoden. Thieme, Stuttgart New York, S 48–57

Helmkamp M, Buchkremer G (1989) Kann man auf psychologische Therapiestrategien verzichten? In: Buchkremer G (Hrsg) Raucherentwöhnung. Psychologische und pharmakologische Methoden. Thieme, Stuttgart New York, S 94–97

Horstmann M (1989) Pharmakokinetische Aspekte der Raucherentwöhnung. In: Buchkremer G (Hrsg) Raucherentwöhnung. Psychologische und pharmakologische Methoden. Thieme, Stuttgart New York, S 35–47

Howald H, Abelin T, Ehrsam R, Bühler-Reichert A, Müller PH, Imhof PR (1989) Zwei placebokontrollierte Doppelblindstudien zur Wirksamkeit des transdermalen Nikotinsystems (TNS) bei der Raucherentwöhnung. In: Buchkremer G (Hrsg) Raucherentwöhnung. Psychologische und pharmakologische Methoden. Thieme, Stuttgart New York, S 133–145

Stögbauer E, Minneker E, Buchkremer G (1989) Überblick über die Münsteraner Raucherentwöhnungsstudien: Zur Effizienz einer Kombination von transdermaler Nikotinsubstitution und Verhaltenstherapie. In: Buchkremer G (Hrsg) Raucherentwöhnung. Psychologische und pharmakologische Methoden. Thieme, Stuttgart New York, S 81–88

Tölle R (1989) Einführung: Warum ist Raucherentwöhnung notwendig? In: Buchkremer G (Hrsg) Raucherentwöhnung. Psychologische und pharmakologische Methoden. Thieme, Stuttgart New York, S 1–3

Tölle R, Buchkremer G (1989) Zigarettenrauchen. Springer, Berlin Heidelberg New York London Paris Tokyo Hong Kong

Sachverzeichnis